救命饮食

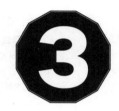

3

营养学的未来
The Future of Nutrition

著　[美] T. 柯林·坎贝尔（T. Colin Campbell）

　　[美] 纳尔逊·迪斯拉（Nelson Disla）

译　尚书

U0256118

中信出版集团 | 北京

图书在版编目（CIP）数据

救命饮食 . 3，营养学的未来 /（美）T. 柯林·坎贝尔，（美）纳尔逊·迪斯拉著；尚书译 . -- 北京：中信出版社，2022.12（2025.4 重印）
书名原文：The Future of Nutrition
ISBN 978-7-5217-4715-7

Ⅰ.①救… Ⅱ.① T… ②纳… ③尚… Ⅲ.①饮食－关系－疾病－调查报告－中国 Ⅳ.① R195.4 ② R151.4

中国版本图书馆 CIP 数据核字（2022）第 163678 号

救命饮食 3——营养学的未来

著者：　　　[美]T. 柯林·坎贝尔　　[美] 纳尔逊·迪斯拉
译者：　　　尚书
出版发行：中信出版集团股份有限公司
　　　　　（北京市朝阳区东三环北路 27 号嘉铭中心　邮编　100020）
承印者：　　北京盛通印刷股份有限公司

开本：787mm×1092mm　1/16　　　　印张：19.75　　　字数：292 千字
版次：2022 年 12 月第 1 版　　　　　印次：2025 年 4 月第 3 次印刷
京权图字：01-2021-4564　　　　　　书号：ISBN 978-7-5217-4715-7
　　　　　　　　　　　　定价：69.00 元

版权所有·侵权必究
如有印刷、装订问题，本公司负责调换。
服务热线：400-600-8099
投稿邮箱：author@citicpub.com

名家推荐

我刚读完这本书，就忍不住把它推荐给周围的所有人。实在是太精彩了！这是柯林·坎贝尔有关以植物为本的天然饮食（"天然蔬食"）的最新力作。只要你关心健康、关注癌症，想了解为什么一种明明经过科学验证的生活方式却变得如此富有争议性，你就千万不能错过这本书。坎贝尔为天然蔬食如何引领我们拥有最理想的生活方式奠定了基调。

——大卫·范伯格（David Feinberg）

医学博士，"谷歌健康"团队负责人

坎贝尔博士对饮食和健康方面的文献进行了全面的研究，探索了长期困扰消费者、否认循证营养学在预防和治疗疾病方面的作用的机构偏见。这本书简直令人爱不释手。

——迈克尔·格雷格（Michael Greger）

医学博士，畅销书《救命！逆转和预防致命疾病的科学饮食》的作者

柯林·坎贝尔堪称营养学界的一位传奇人物。他过去 60 年的科学研究工作和大力倡导，改变了全世界对食物与癌症之间关系的认知。在《救命饮食 3——营养学的未来》一书中，坎贝尔大胆构想了一个更健康的未来世界：全民采纳天然蔬食，身体素质大幅改善。为了帮助我们实现这一目标，坎贝尔揭露了前进道路上存在已久的一头拦路虎——陈腐的营养学观念。我们必须拥抱现代科学，改变过去落伍的观念。他以毒辣的眼光和过人的智慧为我们揭开了学术、政治及工业上的阴谋。在过去的一百多年里，正是这些"引人入胜"（甚至可谓骇人听闻）的阴谋阻碍了我们改善国民的饮食习惯。针对如何让社区居民采纳更加健康的、以证据为基础的饮食方式，坎贝尔提供了决定性的

指导方针。《救命饮食 3——营养学的未来》作为坎贝尔的又一巨著，会让你重新思考如何理性探讨健康饮食，你所听说的饮食指南是否科学，以及下顿饭应该吃什么。如果你关心营养问题，希望通过一位先驱的视角深入了解这个腹背受敌的领域，那么这本书一定不容错过。

——威廉·李（William W. Li）

医学博士，《纽约时报》畅销书《吃出自愈力》的作者，
血管生成基金会主席兼医学总监

坎贝尔博士此前曾在《救命饮食》一书中针对植物性食品相较于动物性食品的好处发表了相关的研究结果，"打响了全世界都能听到的一枪"。在《救命饮食 3——营养学的未来》中，坎贝尔再次打响了同样的一枪。这本书有很多必读的理由，其中最重要的一个理由是，我们能否健康生活就取决于我们是否针对坎贝尔博士提供的临界点证据采取相应的行动。他揭露了使用纳税人缴纳的税款故意误导美国公众的幕后贿赂和贪污行为。他准确描述过了过去的现象，而遗憾的是，这些现象现在依然如故。坎贝尔博士才华横溢（还带有一丝讽刺性幽默感），致力于挖掘档案，通过细致的引证来揭露被有意隐藏的与食物和金钱的力量有关的信息及腐败行为。我们正处于一场由人类自己引起的大规模灭绝之中，而阻止这场灾难的途径就是通过遵循合理的步骤来停止对环境的破坏。我们尚未失去一切，但亡羊补牢的前提是要有足够多的人开始响应坎贝尔博士的行动号召，我们只有这样才能意识到自己的错误所在，明白怎样扭转航向，停止与大自然的斗争并与其和谐共处。我也要在此呼吁大家：尽可能推荐你周围的人一起来阅读这本书，因为我们必须立刻行动起来。

——露丝·海德里希（Ruth Heidrich）

博士，遵循天然蔬食的铁人三项运动员，
《生命竞赛》（A Race For Life）和《老年健身》（Senior Fitness）的作者

作为一名大提琴手，我深知，真正的音乐绝不仅仅是不同部分的组合。当灵魂与肉体达到和谐时，就会产生一种言语无法解释的魔力。在读完这本书以后，我发现整体主义和与自然和谐共处的真理远不只是有理有据的科学。所有事物结合为一个整体才催生了音乐。这本书对我个人产生了巨大的影响，我认为它同样也会帮助很多人改善自己的生活。

——丹尼尔·顿波（Daniel Domb）

纽约爱乐乐团、波士顿流行交响乐团、芝加哥交响乐团、美国国家交响乐团、

克利夫兰管弦乐团及世界三大男高音演唱会的大提琴独奏者，卡内基音乐厅、阿姆斯特丹音乐厅及威格莫尔音乐厅的单独演出者

柯林·坎贝尔博士是一位杰出的科学家和营养学研究员。他带领我们了解有关营养和癌症研究的激烈争议，为我们答疑解惑。坎贝尔博士阐述了营养学及其在预防、逆转和治疗慢性疾病方面的深远潜力，令人信服。对那些寻求提升健康水平、改善社区和地球环境的人来说，《救命饮食 3——营养学的未来》是一本重要的读物！

——迈克尔·C. 霍利（Michael C. Hollie）

医学博士，美国生活方式医学会（ACLM）会员，

"与医生共进晚餐"（Dinner with the Doctor）天然蔬食项目发言人

《救命饮食 3——营养学的未来》是柯林·坎贝尔博士为我们带来的又一部杰作！这本书阐明了营养学与医学之间许多复杂的细微差别。相关的历史叙述构成了这一深刻讨论的重要背景。坎贝尔博士向我们介绍了许多鲜明的科学依据，清楚地表明了天然蔬食对治疗慢性疾病的帮助。在撰写这本书时，美国及全世界大部分地区正处于一场疫情之中，人们的健康状况普遍不佳，正常的生活方式也被彻底打乱。面对无可争议的事实证据，此刻医学界应当坦然承认，植物性饮食能够消除慢性病给我们的生活带来的影响。这本书是内科医生、医学科学家及大众的必读书。

——巴克斯特·蒙哥马利（Baxter Montgomery）

医学博士，美国心脏病学会（ACC）会员，

得克萨斯大学休斯敦健康科学中心心脏病学 / 心脏电生理学部临床助理教授

柯林·坎贝尔是一位专门研究营养学的科学家。然后呢？他碰巧也是世界领先的营养学专家之一，但还不仅如此。正如他在这本书中所言，如今真正的营养学家屈指可数，因为整个食品科学的大厦从上到下都彻底腐败了，罪魁祸首就是西方世界对肉类的过度依赖。种种迹象表明，如同所有的吸毒成瘾者一样，西方的营养机构在过去几个世纪的时间里已经编织出一张谎言的网来合理化自己的行为，这对其他人造成了严重的伤害。这是造成当前全球环境危机的一个主要因素，它正在危害我们的身体健康和经济发展，也导致每年至少 700 亿只陆栖动物要在工厂化养殖农场里度过短暂而痛苦的一生。值得一提的是，坎贝尔曾在进行一场有关食品的汇报时受到一位食品研究员（他竟然还是麻省理工学院的教授）的抱怨，后者语气激动、充满自怜地说："柯林，你现在说的可是好食物，

请不要把它从我们身边夺走！"但坎贝尔是一位真正的食品科学家，他的工作就是举起一面真理的镜子，照出我们对肉类上瘾的丑陋面孔。在坎贝尔的新书中，他罗列出了清晰易懂的基本事实。这是否足以鼓励人们彻底戒掉肉类？效果还有待观察，但除此之外他也无能为力了。

——戈登·麦肯齐（Gordon Mackenzie）

英国杜伦大学哲学一等学位获得者，在东欧担任英语教师，在法国和比利时担任翻译

准备好开启一段精彩之旅吧！《救命饮食 3——营养学的未来》一书为读者提供了一个不加掩饰的前排视角，让读者了解到，是什么力量对我们的盘中餐产生了深远的影响，无论这影响是好是坏。争议、既得利益、排斥和偏见……这些通常只在肥皂剧中出现的主题，也深刻地影响了我们对食物的选择。几十年来，坎贝尔博士一直沉浸在这个领域之中，他是道德的支柱，在这个领域占有一席之地。这场无与伦比的冒险之旅颠覆了正统思想和现行规范，最后以强有力的行动呼吁收尾。

——罗伯特·奥斯特菲尔德（Robert Ostfeld）

医学博士，理学硕士，美国心脏病学会会员，
蒙蒂菲奥里医疗中心医学教授和预防心脏病学主任

1960 年以来，坎贝尔博士的科研成果在营养学的茫茫黑暗中投下了永恒不灭的光芒，而这本一丝不苟地引用参考文献的新书则记录了他 60 年来的旅程。主要基于他针对这个重要话题所获得的知识，我终于明白，如果不能将动物排除在食物之外，我们就永远无法学会与自然和谐相处，从而将我们的文明（以及人类自身）的未来置于极度危险的境地。因此，如果我们智人得以成功避免自身的种族灭绝，那么这在很大程度上应该归功于柯林·坎贝尔。

——J. 莫里斯·希克斯（J. Morris Hicks）

《抗议、健康饮食、健康世界》（Outcry, Healthy Eating, Healthy World）及
《四叶健康指南》（4 Leaf Guide to Vibrant Health）的作者

反流是一种非常常见的医学疾病，它给数百万人带来了巨大的痛苦和困扰。同大多数慢性疾病一样，反流源于患者的饮食习惯。单靠饮食就可以预防和逆转反流的症状，防止包括食管癌在内的一系列并发症。问题在于，对于包括这本书所讨论的无数疾病，人们掌握的信息有限，有时甚至还是错误的。在《救命饮食 3——营养学的未来》一书中，柯

林·坎贝尔博士全面介绍了以公众愿意倾听、能够听懂并做出相应改变的方式传播营养学信息的难点。他的个人经验及其对营养学领域的产业和政治影响的了解，为营养学在预防和逆转慢性疾病方面落后于饮食习惯变化的原因提供了诸多答案。

——克雷格·H.扎尔万（Craig H. Zalvan）

医学博士，美国外科医师学会（American College of Surgeons）会员，

菲尔普斯医院语音和吞咽障碍研究所耳鼻喉科主任及医学总监，

霍夫斯特拉大学–诺斯韦尔医疗中心唐纳德和芭芭拉·朱克医学院耳鼻喉科教授

坎贝尔博士在这本书中详细描述了他 45 年来在康奈尔大学一路从学生到研究员再到教授的经历，揭示了他在学术界复杂的政治环境中摸爬滚打的经历。在这种环境下，大学出于自身利益的考虑，常常将性命攸关的知识排除在课程设置之外。在康奈尔大学的求学之旅中，我曾多次遇到这样一个基本事实：学术界总是受制于过时的传统、教条和利益相关者，正是这些因素影响了知名学府在课堂上教授的内容。坎贝尔博士在书中提供的背景知识则能帮助各个专业的学生批判性地思考他们所接收的信息，并认识到由产业主导的各方会受益于某些特定形式的知识传播。

——克洛伊·卡布雷拉（Chloe Cabrera）

康奈尔大学 2019 届理学学士，康奈尔大学研究生在读（预计于 2021 年毕业）

在《救命饮食 3——营养学的未来》一书中，坎贝尔博士利用自己 60 年来开创性的科学研究，探索了自古至今强权机构对食物、健康及疾病的复杂影响。他拉开帷幕，揭露了企业在学术界日益壮大的影响力，这种影响力如同已经扩散到整个社会体系的癌症一般。作为一名千禧一代[①]，同时也是一位对普及植物性饮食饱含激情的教育工作者，我认为此刻的我们及未来的几代人迫切需要争取营养正义。坎贝尔博士关于食物如何疗养身体的研究为这一斗争铺平了道路。

——埃拉·斯蒂芬斯（Ella Stephens）

康奈尔大学 2017 届理学学士（营养学专业），荷兰瓦格宁根大学研究生

---

① 千禧一代指 1983—1995 年出生的一代人，这代人的成长时期几乎与互联网及计算机科学的形成和高速发展时期吻合。——译者注

坎贝尔博士阐明了医学和营养学领域缺乏诚信的问题。他认为，个别的缺陷实则反映了一个系统性的社会问题：面对从长期来看有利于社会的解决方案，当权者反而会主动选择在短期内牟取资本和个人利益。作为康奈尔大学营养学专业的毕业生，这本书罗列的证据既证实了我在本科阶段的经历，也撼动了我过去对医疗领域的理解。这本书不仅揭示了在营养学和医学领域的流行观点和困惑背后的真相，而且揭示了倘若我们不采取行动来实现对未来的一些切实愿望，那么数亿人的生命及未来的变革者将会面临何种终极危险。

——伊莎贝尔·陆（Isabel Lu）

康奈尔大学 2020 届理学学士（营养学、不平等研究专业），
北卡罗来纳大学研究生（公共卫生学硕士、注册营养师）

学术自由实际上是神圣的，没有学术自由，学生就无法获得拯救生命的营养方面的有力信息。在《救命饮食 3——营养学的未来》一书中，坎贝尔博士讲述了机构权力、偏见和简化体系是如何导致公众在营养和健康方面受到危险的错误信息影响的。我们听从坎贝尔的号召、继续为科学自由而战是至关重要的。

——杰西·斯塔尔（Jessie Stahl）

"纯植物性饮食社区"（PlantPure Communities）项目高级政策和项目协调员，
康奈尔大学 2017 届理学学士（营养学专业），杜克大学护理学专业在读

谨以此书献给我在这个行业最初结识的朋友（大约在 1990—1991 年），他们言行一致，帮助我从研究界传达出富有意义的信息（以下排名不分先后）：安东尼娅·德马斯、汉斯·迪尔、考德威尔·埃塞尔斯廷、艾伦·戈德哈默、道格·莱尔、约翰·麦克杜格尔、迪恩·奥尼什和帕姆·波珀。

　　此书也一如既往献给我的家人：我的妻子凯伦；我们的 5 个孩子纳尔逊、利安娜、基思、丹和汤姆，以及他们的配偶金、伊娃、莉萨和埃琳；我们的 11 个孙子孙女惠特尼、柯林、史蒂文、纳尔逊、劳拉、凯瑟琳、麦肯齐、阿利斯泰尔、斯凯、威廉和米拉。

目　录

1　第一部分

挑战疾病护理

2　第二部分

营养学中的困惑

前言与致谢

在分享自己对营养学的了解、它的过去及未来之前，我首先必须对一些人表示由衷的感谢。从童年一路到现在，要是没有他们的帮助，我根本不可能拥有现在的这番成就，也不可能写出这本书。

在此有必要强调的一个背景是，在我的实验研究生涯中，我常常遇到一些实验结果，它们不仅出乎我的意料，而且挑战了公众及同行抱有的诸多信念。即便证据值得追查，决定挺身而出挑战这些信念也绝非易事。首先，我不想断了自己科研的经济支持，而这需要同行的专业认可作为前提；其次，我不想被人当作傻瓜。尽管困难重重，但有些发现依然不容忽视，因为它们对社会的未来有着深远的影响。

在这里，我首先要感谢父母对我的大力支持，他们含辛茹苦，将我和弟弟妹妹抚养成人，同时经营着一个家庭奶牛场，全年无休——毕竟奶牛是不会休假的。我母亲照料的菜园堪称一流，为我们提供了一年四季大部分的食物。当我既不在谷仓也不在地里与父亲和弟弟们一起干活时，母亲就让我在菜园里帮忙。

我的父亲是来自北爱尔兰的移民，他在年仅 7 岁时就来到美国纽约的埃利斯岛。他上过几年学，此后一直辛勤工作，兢兢业业。我父亲没有接受过正规的学校教育，因此他格外重视对孩子的培养，希望我们可以接受他没能接受的教育。他不想让我上当地的农村中学，因为那里毕业率不高，考上大学的可能性也很小。但距离我们家最近的一所不错的免费公立高中远在 50 多英里 ① 以外的华盛顿特区。所以曾有 5 年，我每天开着家里的车往返 100 多英里去上学。我叔叔开的小建筑公司就在我上学的路上，油费都是他承担的，这让我几乎不用花钱就能接受高质量的教育。然而，要兼顾学校课业和农场的工作并不容易，每天放学后都有工作在等着我，除了在学校的自习时间，我几乎没有时间写作业。

高中毕业后，我被一所本科院校（宾夕法尼亚州立大学兽医学预科专业）录取，本科毕业之后读了一年的兽医学校（佐治亚大学），接着又读了研究生（康奈尔大学营养生物化学专业的硕士和博士学位）。求学路上，我曾多次得到导师和其他人慷慨、主动的支持。许多人（主要是教授和行政人员）对我伸出过援助之手，很多时候我并未主动开口，有些人甚至与我也并不相识。如果没有他们的慷慨和善意，我可能都成不了家里的第一个大学生。

那么，我是如何走上营养与健康这条职业道路的呢？我的专业颠覆了我们对食物的传统信念，更何况这些信念在我的成长过程中发挥着不可或缺的作用。是我不尊重自己的职业所基于的学科吗？是我不尊重那些帮助我取得职业成就的人吗？还是我不尊重自己的家庭传统或者我少年时在农场里辛勤劳作的那些牧民呢？

那些推动我职业发展的研究发现往往在文化和经济方面具有挑战性和破坏性。但这些成果也与我刚才描述的个人故事息息相关。研究发现首次（并随后多次）表明，牛奶蛋白将成为史上最具杀伤力的化学致癌物，一经官方验证，对动物蛋白之健康价值提出疑问的研究成果就会对文化和经济构成挑战，然而这对我个人而言也很有挑战性。表明在癌症发展过程中营养远比基

---

① 1 英里约为 1.61 千米。——译者注

因重要的研究发现也会对文化和经济构成挑战，然而这也颠覆了我至今仍对其心怀感激的恩人教给我的知识。这些发现挑战了整个现状，而正是这种现状孕育了我的职业生涯。其他类似的例子也不胜枚举：有的研究发现会破坏制药产业的发展；有的表明仅仅通过消除营养方面的刺激，就能实现实验性疾病进展的可逆（也就是可以治愈疾病）；有的证明美国第三大或第四大死因（这些死因却没有被列出来）就是处方药的使用；有的表明最理想的营养状况比任何药物搭配治疗都更能增进人类的健康；有的证明营养既能预防也能治疗多种疾病，其益处往往在几天到几周内便能显现。

值得庆幸的是，我觉得自己别无选择，只能尽我所能诠释我们的研究发现，无论它们多么具有煽动性和挑战性。当我想到这一挑战时，我又想起了我的父母，尤其是我的父亲，是他让我充分认识到职业道德与诚实结合所产生的力量。他不止一次地提醒我，我应该"说出真相，全部的真相，除了真相什么都不说"，而这种提醒不止一次地成为我的盔甲。

我相信科学界的大多数人都能与我追求这些研究发现所秉持的精神产生共鸣。这也是我非常喜欢科学界的一个重要原因。大多数科学家都无意于追求发家致富。他们受到好奇心的驱使，明白在最理想的情况下，科学会以一种引发激烈讨论的方式来寻求真理。这些经历既是个人的，同时也关乎整个社会。虽然我经历过并珍视这样的交流，但我也知道，这往往不是科学在公众心目中的印象，理由也十分充分：遗憾的是，由于机构的期望和界限，科学家往往无法自由表达他们内心的真实想法。这对营利机构来说是可以理解的，因为这些机构所雇的科学家负有合同义务且愿意待在一定的界限内。但学术机构则完全是另一回事。无论是在实验室、演讲厅还是政策会议室，学术机构都被赋予了寻求真理的公共责任，无论这些真理会带我们走向何方。科学家受到学术机构和公众之间信任的约束，上下求索，寻觅真理，而一旦这种信任被打破，全社会就要付出代价。

可悲的是，近几十年来，我们已经严重偏离了这一理想。学术终身职位的授予，以及它所保护的言论和思想自由的严重退化，使当今学术界的许多科学家，尤其是与人类健康相关学科的科学家变得脆弱不堪。截至 2017 年，仅有 17% 的美国教师获得了终身职位，非终身教职（临时教师）的比例自 1975 年起已经翻了两番。[1] 现在，大多数新教师签的合同中都含有特定年限的雇用条款，这就意味着，倘若过度偏离学术机构的"政党路线"，他们在任期结束时就可能不会被续签。由于仍然没有终身职位，这些教师必须谨小慎微，丝毫不敢威胁他们所在机构的既得利益。更糟糕的是，大多数学术机构日益依赖外部的资金来源。

　　虽然我将在本书的后面详细讨论这一话题，但如果不在此提及学术自由，这篇致谢就将是不完整的。我非常幸运，在 50 年前，也就是 1970 年就获得了终身职位。[①] 没有这一优势就不会有这本书，以及在此之前的几本书。除了我父母的指导，终身教职是我职业生涯中的另一个关键因素。

　　但只有两条腿的凳子是不稳定的。凳子的第三条腿就是我的妻子凯伦，我们结婚已经 58 年了。凯伦虽然没有受过科学方面的训练，但她有一种更珍贵的天赋。在我们初次见面后，她就向我表达了这一点，告诉我她从不说谎。事实也的确如此。2002 年，正是在她的强烈督促下，我才撰写了第一本书《救命饮食》（与我的儿子汤姆合著，他现在是一名家庭医生）。凯伦和我是一个团队，她继承了我父亲的遗志，只要有她在我身边，我无论如何都会坚持实话实说。

　　我之所以会思考说实话的问题，不是因为这个问题对我来说很独特，而是因为它反映了我在研究和学术生涯中选择这条道路的某些原因。这条道路有时令人愉悦，但有时也蜿蜒曲折，给人带来麻烦。《救命饮食》（2005年首版、2016 年修订版）旨在与公众分享我无法忽视的最具煽动性的研究。《救命饮食 2》（出版于 2013 年）则旨在解释支撑该研究的基本理念和证据。

_____

① 　这本书的英文原版出版于 2020 年。——编者注

在此，我想回答另一个问题：为什么营养问题仍然如此不为人知？我说的不仅是我个人最近面临的困境，而且是几个世纪以来的规律。于我个人而言，尽管当时的我并不知晓，但这本书的筹备工作始于1985年，当时我正在牛津大学休假，与我的同事理查德·皮托爵士和吉尔·博勒姆一起工作。我花了相当多的时间在牛津和伦敦的图书馆翻阅资料，试图理解对我的科研同事、食品和健康政策制定领域的同行，以及大众来说，营养学为何如此难以理解。因此，我很感激同事们能给我时间做这项研究。我在那一年写就的报告，总结了我在癌症和营养学历史方面的发现，也是这本书的原始根基。从牛津传真过来的模糊的报告副本（那是我第一次见到传真文件），我保存了很多年，直到数字营销总监萨拉·德怀尔在计算机上将文件重新打了一遍，我才终于能够讲述这个故事，解释这个故事与我60多年的研究所得有何关联。

这让我想到了我指导过的许多研究生、本科荣誉学生，还有博士后。如果没有这些经历，无论是私人关系还是专业教学，我都不会有今天的成就。资深技术人员马蒂·鲁特（Marty Root）博士和琳达·扬曼（Linda Youngman）博士各花了大约15年管理我的实验室。我们中国研究项目的主管巴努·帕皮亚（Banoo Parpia）博士也值得称赞。没有他们，就不会有我写就的这几本书。我也感谢我的所有同事，包括在我的实验室工作过的20多位同事，其中有许多来自中国的客座教授和资深科学家。我要特别感谢陈君石博士（他是一位医学博士），作为第一位访问美国的中国资深科学家，陈博士曾作为客座教授在我的实验室工作了一年，后来又与我及另外两位同事（前文提到的来自牛津大学的理查德·皮托爵士和中国的黎均耀博士）共同担任中国项目的主任。我们的合作跨越了25年之久。在很多人看来，理查德·皮托爵士过去是，现在也仍然是世界领先的生物统计学家和流行病学家。在由英国的牛津大学出版社、美国的康奈尔大学出版社和中国的人民卫生出版社联合出版的一本长达896页的专著中，他和来自牛津大学的吉尔·博勒姆博士主要负责组织、整理和展示原始的数据。

接下来的内容也许看起来有点儿奇怪，但我是严肃认真的。在我们的社会中，有少数代表强权机构的人，他们以牺牲公共利益为代价牟取私利。我要感谢他们。大学里的这些人从企业顾问工作和高额报酬中获得个人资金，有时还会获得机构资助，好为这些公司的利益开展重点研究项目。我要感谢这些人，因为正是他们证明了强权机构对学术研究和政府政策施加控制所带来的危险，这种控制大多不为公众所知。以我的经验来看，这些人的存在证明了我们必须消除有违道德的行为。我们有非常重要的事情要做，而不必遭受代价高昂的分心，有时也不必因为与他人分享真相这样一件基本的事情而面临职业毁灭的威胁。

我也很感谢将科学的天然蔬食作为运营核心内容的非营利组织，包括：由珍妮·米勒（Jenny Miller）、杰森·沃夫（Jason Warfe）等人领导的营养研究中心（Center for Nutrition Studies），该中心目前的主任是我的女儿利安娜·坎贝尔（教育及课程发展专业博士）[1]；由营养研究中心赞助的"纯植物性饮食社区"项目，该项目的创始人是我的儿子纳尔逊，负责人是乔迪·卡斯（Jody Kass）[2]；由我的儿子汤姆（医学博士）和他的妻子埃琳主持的罗切斯特大学医学中心的研究项目，该项目也得到了营养研究中心的部分资助。[3]

我必须感谢我的家人，我们大家庭里的 22 个人——我的孩子、他们的配偶及我的孙辈。他们不仅容忍我长时间坐在电脑前，而且全身心接受了天然蔬食的生活方式。除了有一个人偶尔会偏离方向，其他人都始终坚持这种饮食方式。有 11 个家庭成员以不同的方式在这个领域奋斗。他们对我的多

---

[1]　www.nutritionstudies.org/courses/plant-based-nutrition.

[2]　www.plantpurecommunities.org.

[3]　汤姆：www.urmc.rochester.edu/people/27426401-thomas-campbell；埃琳：www.urmc.roch-ester.edu/people/22553782-erin-campbell。

方面支持是无价的。在此感谢我的儿子纳尔逊对本书手稿进行了仔细的审校。我的外孙纳尔逊·迪斯拉以最高荣誉从北卡罗来纳大学毕业，也是本书的合著者，以我的经验来看，他的写作技巧可谓无与伦比。

最后，我想对莉亚·威尔逊、亚莉克莎·史蒂文森、詹姆斯·弗雷利、艾丽西亚·卡尼亚、莫妮卡·劳里、珍妮弗·坎佐尼里及 BenBella Books 出版社的其他所有工作人员的辛勤努力致以最崇高的敬意。

推荐序

二战期间，我在美国蒙大拿州的一个大型奶牛场长大，我从来没有怀疑过我们所产食品的价值和质量。我相信，来自我们农场的牛肉和牛奶就是决定未来人类健康的关键因素。在面临未来职业的选择时，童年的成长经历深深影响了我。尽管畜牧业算不上一本万利，但我坚信，随着世界人口的不断增长，这个行业总归是有前途的。

在决定从事食品生产行业以后，我掌握农业技术的下一步就是获得一张大学文凭。因此我就读于蒙大拿州立大学，获得了农业生产专业的理学学士学位。此刻我已经准备好进军食品生产领域一展身手了。

然而，我很快便意识到一个问题：食品生产商多如牛毛，而买家却屈指可数。摆在我面前的只有两个选择，要么扩大农场的规模，要么被迫淘汰出局。我选择了前者，最终拥有了数千英亩①庄稼和数千头牛。我的生产流程完全遵循我在大学时上过的课程：使用化学制品控制杂草，通过工厂化饲养场养肥肉牛，利用大型设备种植、收割粮食。我的确已经注意到土壤质量在下降，饲养的动物变成了一纸数字，而非受到珍视的同伴。但我忙得不可开交，根本抽不出时间来思索这些问题。我当时的想法是：要是这些问题真的

---

① 1英亩约为 4 046.86 平方米。——编者注

那么重要，大学课程里怎么没教过呢？此外，我的个人生活也变得忙碌起来：我结婚了，还有了五个孩子。

接下来发生的一件事改变了一切。我腰部以下失去了知觉，被确诊为脊柱肿瘤。在接受手术之前，医生告诉我，如果肿瘤位于脊柱内，我术后恢复行走能力的概率大约只有百万分之一。这番话刺激了我。手术前一晚，我想了很多，包括不断恶化的土壤状况，以及我和动物之间的关系。我当即下定决心，无论手术结果如何，我都要努力改正这些问题。

肿瘤确实位于脊柱内部，幸运的是，尽管恢复的概率很小且困难重重，我还是得以顺利走着出院了。我觉得这是一个奇迹。在漫长的康复过程中，我没有忘记解决土壤和动物的问题。

手术后的我暂时没办法从事体力劳动。我发现阅读是打发时间的好办法。也就是在那时，我第一次知道了康奈尔大学的研究员柯林·坎贝尔博士。但在我人生的那个阶段，他的研究成果对我来说实在是遥不可及。

在康复过程中，我逐渐相信，自己的耕作方法对环境造成了严重的破坏。我决定成为一个"有机农民"。然而，当我把这个计划告诉银行工作人员时，他却笑了，说银行是不会借钱给我的，除非这些钱能通过当地的化学制品经销商实现借贷循环。我无法改变自己的耕作方式，还背负着沉重的债务，面前只有两个选择：继续传统的农业生产方式，或者进行破产清算。这一次，我选择了后者。

在国会竞选中败给一位连任的议员后，我接受了一份工作邀约，是在华盛顿特区的一个小型家庭农场组织进行游说工作。对一个来自蒙大拿州的农村男孩来说，在政府大楼工作真的让人大开眼界。相比过去只能在公民学的书中读到相关的内容，近距离观察国会一举一动的感受有着天壤之别。

在华盛顿工作期间，我依然保留着过去在农场时的饮食习惯。但由于运动量大幅减少，我的身材犹如一头准备上市的猪。我知道，再不采取行动，我可能很快就要心脏病发作了。

这时我想起了坎贝尔博士的书，决定悄悄改变我的饮食习惯。在为肉类和乳制品生产商奔走工作的同时，我本人却成了一个素食者，陆续减掉了100多磅[①]。

几乎与此同时，一个叫作疯牛病的新问题出现在了英国。我曾在农场中被工厂化饲养的牛身上见过与疯牛病类似的症状。人们认为，出现疯牛病的原因是将动物粪便喂给活牛，而这是美国大多数工厂化饲养操作的常见做法。这不仅是畜牧业面临的一个重大问题，现在人们还普遍认为，在食用受感染的牛肉之后，人类可能也会罹患疯牛病。这个问题有可能会给价值数十亿美元的整个动物饲养产业带来翻天覆地的变化，而对养牛业来说，为了维持正常的业务运转，花再多的钱也不为过。

科学的基础是真理，但美国人的饮食建立在如此多的谎言之上，以至于几乎不可能分辨真伪、去伪存真。农业公司绝不想澄清这种情况，也不想让美国消费者发现自己一直以来信以为真的东西其实是错误的。他们屡试不爽的策略就是破坏科学，利用从众心理。我们一次又一次地被告知要随大溜。

当我第一次在办公室见到坎贝尔博士时，我正忙着推广"超越牛肉"（Beyond Beef）运动。我们都在农场长大，十分投缘，很快便建立了友谊，并且友谊一直延续至今。

就在此次会面后不久，知名脱口秀主持人奥普拉·温弗瑞决定做一期关于疯牛病的节目。作为为数不多的就这一问题公开发表过演讲的人之一，我受邀参加节目。这期节目将会有数百万名观众收看，养牛业人士顿时惊慌失措。代表该产业的是和我在国会共事过的一位说客，我很了解他，但他在节目中却表现欠佳。奥普拉最终在节目上表示，她再也不会吃汉堡包了。可想而知，这对养牛人来说是多么大的灾难！整个产业陷入了彻底的混乱之中。

在养牛人挺过这件事带来的风波之后，一部分人认为，要想阻止媒体对

---

① 1 磅约为 0.45 千克。——译者注

疯牛病的报道，其中一个方法就是起诉我和奥普拉，索赔数百万美元。这场官司打了好几年，但每次都是我方胜诉。我们的辩护就是基于坎贝尔博士的研究成果及《救命饮食》一书。由于养牛人在动物蛋白与癌症的关联研究中找不到任何漏洞，他们无法将诉讼建立在事实的基础之上。我们在陪审团眼中占了上风，不仅因为我们享有言论自由，还因为我们的陈述基于科学和真理。

在坎贝尔博士的新书《救命饮食3——营养学的未来》中，我们可以找到同样的证据，证明食品、医疗和制药产业与政府既得利益集团勾结，共同抹杀植物性饮食给人体带来的益处。当我阅读这本书的时候，我所能想到的是，倘若在我努力成为素食主义者的时候，这本书就在手边，那么我整个饮食习惯的转变一定会容易许多。很高兴能从一位天才科学家那里读到真相。

我欠柯林·坎贝尔博士的人情恐怕这一生都无以偿还。在我看来，他值得一个诺贝尔和平奖。

霍华德·F. 莱曼
《红色牧人的绿色旅程》的作者

序

  几乎没有什么东西比食物的选择更能刺激大众的神经，无论是出于食物对健康的影响，还是就人们对食物选择的敏感性而言。任何关于改变饮食习惯的建议都可能引起骚动。这种情况至少已经持续了 40 年，而自大约 60 年前我的职业生涯起步以来，我就拥有了不同寻常的"特权"，多次近距离目睹并亲身体验了这种骚动。我在麻省理工学院和弗吉尼亚理工大学工作了 13 年，在牛津大学工作过一年，也在位于华盛顿特区的美国实验生物学学会联合会（FASEB）总部工作过一年（担任联合会的美国国会联络代表），还在我的母校康奈尔大学待了 45 年。在所有这些经历当中，有一段经历格外突出，可以说明营养问题的敏感性和争议性。

  1980 年，应美国国家科学院（NAS）之邀，我加入了一个由 13 名成员组成的专家小组，负责研究饮食和营养与癌症之间的关系。1977 年，由参议员乔治·麦戈文担任主席的美国参议院委员会发布了一份具有里程碑意义的报告，报告的主题就是饮食和心脏病。这份报告最终提出的饮食目标并不激进，只是鼓励民众适当降低脂肪摄入，多吃水果和蔬菜。[1] 然而，这份报告依然引起了食品产业权贵的不满。几年后，参议员麦戈文告诉我，这份报告是他政治生涯里最引以为傲的成就，但这份成就也来之不易。他透露，1980 年，他的六名参议院同僚就因为支持这份报告的调查结果而失去连任的机会。他们都来自农业大州，当地的农业企业拥有巨大的政治影响力。

公众自然想知道饮食对其他常见的疾病（尤其是癌症）是否也有类似的影响。这个问题十分合理：最适合控制心脏病的饮食建议是否也适用于控制癌症？这方面的权威人士本应是阿瑟·厄普顿博士，他在美国国立卫生研究院（NIH）下属的美国国家癌症研究所（NCI）担任主任，曾被邀请前往参议院做证。①但遗憾的是，厄普顿博士无法就这个问题给出令人满意的回答，反而揭露了癌症研究所对营养研究的疏忽态度。当被问及他的预算中有多少用于营养学研究时，厄普顿回答道："2%到3%。"参议院在1980年年初做出回应，拨款100万美元给国家癌症研究所，用于对营养和癌症方面的文献进行审阅。国家癌症研究所转而与国家科学院签订合同，委托后者进行该项研究。研究的组织者是来自国家科学院的苏什玛·帕尔默（Sushma Palmer）博士和癌症研究所新成立的癌症预防部门的主任彼得·格林沃尔德（Peter Greenwald）博士，两人都对探究膳食营养与癌症之间的关系表达了各自的兴趣。

政治考量立即变得激烈而丑陋起来，哪怕是决定应该由哪个小组来撰写报告也要经历一番搏斗，这也再次凸显了此类报告的争议性之大。在国家科学院（就坐落在国会大厦所在的街道上，与其他大型的大理石建筑相互掩映，而这些宏伟的建筑也象征着或隐或显的国家权力）内部，食品与营养委员会（FNB）立即争取到了控制权。20世纪40年代初以来，该委员会负责每5年评估一次并公布单个营养素的推荐每日供给量（RDA）。在他们看来，准备营养和癌症报告是他们机构的权利和责任。他们也清楚地知道，一份相关话题的报告会有多大的煽动性。但他们无权做此决定。出于对委员会几个成员参与的食品产业协会的顾虑，国家科学院时任主席菲尔·汉德勒（Phil

---

① 厄普顿博士在做证前曾将他拟定的证词发给我和康奈尔大学营养学部主任，征求我们的意见和建议。

Handler）博士选择聘请一个全新的外部专家委员会，也就是我当时被邀请加入的 13 人小组。

可以想见，食品与营养委员会对这个决定并不满意。1980 年，就在我们启动工作的时候，委员会发表了一篇长达 24 页的报告，标题是《迈向健康饮食》[2]。我后来才逐渐明白，撰写这篇报告的目的就是先发制人，破坏我们的工作，否定我们可能得出的任何结论。以下是该报告的摘要：

> 对于病因复杂且了解不足的疾病，比如癌症和心血管疾病，有种假说认为，改变饮食习惯就可以有效地预防，这是有争议性的。这些疾病并非主要涉及营养问题，尽管营养有作用，但其重要程度存在个体差异……
>
> 那些……寻求改变国民饮食以期预防此类退行性疾病的专家认为，改变饮食习惯的风险是最小的，他们还严重依赖流行病学证据来支撑他们对这种做法的信心。但在缺乏合理证据的情况下，我们既不能假定饮食习惯改变所带来的风险的程度，也无法假定我们从中受益的程度……
>
> 目前许多人对食品和营养的态度中掺杂了过度的希望和恐惧，委员会对此表示关切。均衡的营养也并不是什么灵丹妙药。提供适度营养的美食既不应被视为毒药，也不应被看作药品或者护身符。我们理应尽情地享用美味佳肴。

不熟悉营养政策的人可能没看出来，这份报告字里行间其实充斥着立场和评论，旨在维护当下的现状，也就是麦戈文的报告和我们的报告试图颠覆的现状。首先，它聪明地认可了一些广为接受的看法（例如，我们并不了解疾病的起因，饮食习惯的改变极具争议性，改变带来的影响将因人而异，由饮食习惯改变引发的过度的希望和恐惧令人担忧），这可以作为一种屏蔽一切营养方面建议的手段。接着，该报告假定当权者便是其作者，而他们比其他任何人都更理性，更能保护公众，了解的信息也最全面，以此拒绝外界一切可能威胁企业利益的公益建议。

从某种意义来说，这篇文章的作者是绝对正确的："有种假说认为，改变饮食习惯就可以有效地预防（疾病），这的确是有争议性的。"（此处的强调词"的确"是我加的。）但报告暗示，由饮食建议引起的争议有损这些建议的真实性，这显然是一个错误的假定。无论证据具有多大的争议性，争议本身永远不足以排除证据。此外，"争议"并不一定意味着存在相互矛盾的证据。吸烟致癌的观点曾被认为是极具争议性的，不是因为大量证据证明焦油和尼古丁对健康有益，而是因为它不符合当时的普遍认知。有观点认为，制药和食品等大型产业向患者销售最终反而加重了他们的病情的特定产品，从而"大赚一笔"，这种观点也富有争议性——这是理所应当的！对现状提出异议的证据总是有争议性的，不管这证据是真是假，因为这就是争议的定义：与传统看法的分歧。有趣的是，同样的定义适用于所有科学：如果一个理论不能在科学上被质疑、反驳或证伪，它通常就会被视为伪科学。换句话说，争议是科学发出的声音。"有争议性"是轻视科学证据的理由，但也恰恰是科学受到推崇的根本原因。

我所在的"外部"专家小组花了三年时间撰写报告，召开了六次每次为期三天的会议，工作人员都投入了相当多的精力，集思广益。报告由两部分组成：一篇长达 478 页的现有科学依据摘要[3]，以及一篇长达 74 页的研究需求建议。[4] 报告于 1982 年发表后，迅速成为国家科学院史上最受欢迎的一份报告，这是福也是祸。一方面，报告所激发的兴趣程度证实了公众对这一信息的兴趣和该话题的重要性。另一方面，随之而来的高度关注并非毫无后果。尽管在我看来，这份报告已经十分克制，但就像此前麦戈文的报告一样，它一下子激怒了食品产业的权威机构、它们的顾问和在科学学术界的辩护者。其中一个重要的声音来自加利福尼亚大学的汤姆·朱克斯（Tom Jukes）教授，他甚至哀叹这一天是"食物被宣称有毒的日子"。[5]

在短短两周内，由产业操控的美国农业科学技术理事会^①以一份他们自己撰写的摘要 ⁶ 作为回击，其中包括 45 位科学家（有 42 名大学教师以增加权威性）的批评意见。他们大多数人都受惠于农业产业。有些人正是上述食品与营养委员会的重要成员，被排除于那份论述营养与癌症之关系的报告的撰写工作之外。此外，535 名美国参众两院议员的办公桌上都摆放着这份评论文章的复印件。因此，一个看似合法的科学权威团体把怀疑主义摆在了金盘子上呈给国会，而公众也同样通过他们对此有所耳闻。

除此之外，我还了解到，美国营养学会^②因为我们委员会发布的报告勃然大怒。该学会由专业的营养学研究人员组成，我也是其中一员，始终恪尽职守。我是在上了当时还算比较新的消费者杂志《人物》，受邀参与美国公共广播公司（PBS）的《麦克尼尔－莱勒新闻一小时》节目，并向众议院和参议院委员会提供专家证词后，才特别意识到这一点的。由于日益增加的曝光度，我在专业营养科学界成了一个靶子，营养学会很快便开始杀鸡儆猴。首先，执行委员会对我担任学会主席的提名和接下来的选举都被取消了。^③其次，学会撤销了给我颁发其最高荣誉奖项的提名。最后也最重要的是，学会的两名最有影响力的成员提交了一份请愿书，要求将我逐出学会。尽管在华盛顿特区举行的一场正式听证会最终以一致意见否认了我存在任何不当行为，但显而易见的是，我已经违反了太多的潜规则。被营养学会除名将会对我的声誉造成毁灭性的打击，因为该学会是同类中唯一的专业性组织，入会

---

① 美国农业科学技术理事会（CAST）成立于 1972 年，是一家 501（c）（3）非营利组织，根据其使命宣言，该组织旨在"向政策制定者、媒体、私营部门及社会公众收集、解释和传播可靠、平衡、科学的信息"。在其众多的赞助会员中，你或许可以认出几个可靠、科学信息的忠实拥趸，包括拜耳作物科学公司、可口可乐公司、蓝多湖乳业、泰森食品，以及默克动物健康公司（这命名堪称荒谬）。

② 美国营养学会原名为 American Institute of Nutrition，缩写为 AIN，现更名为 American Society for Nutrition。

③ 消息源自一名了解计票情况的营养学会工作人员。

的前提是申请者必须获得营养学博士学位，并发表至少五篇同行评议论文。事实上，我有幸成为该学会史上第一个试图除名的目标。

营养学会拼命诋毁我的企图尽管恶毒，但最终也不过是任性发脾气罢了。虽然当时的我备感震惊和愤怒，但现在的我却心存感激。要是没有这些小插曲，我就不会获得现在的成就，我不会用任何东西来交换我如今的地位。我之所以要在今天分享这些往事，其实是想说明，当机构所拥护的传统理念及其权威受到挑战时，它们究竟会变得多么敏感，报复心会有多强。

也许在这场闹剧中最令人惊讶的是，我们在国家科学院的报告中所列出的饮食目标已经极为克制。同此前麦戈文的报告一致，我们也建议减少膳食脂肪的摄入，增加水果、蔬菜和全谷物的摄入。虽然我坚持在报告中加入一个章节，阐述蛋白质与癌症之间的关系（这也是我过往研究及本书的重点），还为这个章节的内容草拟了大纲，但这主要是为了鼓励未来的研究，报告也并未建议彻底从饮食中移除肉类产品。[3] 但是对委员会的大多数成员来说，即便是纳入蛋白质这一部分内容也已经超出了他们的接受范围。后来，营养学会理事会的一位了解选举取消及试图将我除名的内幕的同事告诉我，我已经"从根本上背叛"了营养学研究界的利益。我错就错在不该发表那份超出"可接受"知识范围的营养学研究报告，尽管这项研究已经通过了两次专业的同行评议，一次是为了获得研究经费，另一次是为了在专业期刊上进行发表。

因此，基于前文的观点，凡是威胁到营养学研究现状的证据都是富有争议性的，无论这证据是真是假。支持减少膳食脂肪摄入量的证据在当时具有争议性，现在也依然如此。尽管并未就此提出任何饮食上的建议，但仅仅是纳入一个有关蛋白质和癌症关系的章节就已经极具争议性了。

自那以后，我目睹了无数的例子，见证了科学界是如何选择性地禁止讨论某些"有争议性的"话题的（当它们威胁到现状时）。甚至早在 1982 年的那篇报告发表之前，我就已经目睹并经历了在癌症和营养学研究领域同样的思想上的胆怯和停滞不前。在几乎所有的科学场景，包括实验室、教室、卫生政策会议室和公共演讲厅中，我都看到了同样的规律。很多时候我都备感压力，不得不放弃提出有争议性的问题，转而"回归大溜"（我在之前的书，特别是《救命饮食》和《救命饮食2》中，已经在一定程度上讨论过这一点了）。

这本书将要提出的问题是：为什么？为什么动物蛋白这一话题被禁止在营养学的研究和论述中出现？为什么有关癌症的研究和讨论中禁止谈及营养学？为什么这些问题从一开始就被定性为具有煽动性？

利用天然蔬食所引发的争议

基于我自己的研究生涯及他人的研究成果，我在《救命饮食》中提出并在《救命饮食2》中进一步加以拓展的研究，支持通过采用以植物为本的天然饮食（天然蔬食）来促进健康，以及预防和治疗疾病。我的研究始终具有极大的争议性，我认为这也给科学及整个社会所面临的诸多挑战和机遇提供了一个典型的案例。但我们首先要来回顾一下我在这里说的"天然蔬食"到底是什么意思。

最简单也最容易理解的解释是，天然蔬食可以用十几个词来描述，并归纳为如下两条建议：

1. 食用各种天然的植物性食品。
2. 避免摄入动物性食品。

天然蔬食和纯素饮食并不是一回事。纯素饮食单指不吃一切动物性食品，但天然蔬食还特别强调要摄入各类天然的植物性食品。所谓"天然"，指的是摄入某种食物的全部营养成分（不管食物是切丁、切片、煮熟还是榨汁），同时也意味着，应该尽量少添加食用油和精制的碳水化合物，比如蔗糖。薯片之类的方便食品都算不上天然。由于含有大量的精制成分，方便食品会全方位地损害人体健康：它们热量有余却营养不足，长期食用绝对无法予人"方便"。（哪一种冠状动脉性猝死的场景称得上"方便"呢？）①

我是在大量证据的基础之上提出这些最有利于健康的饮食建议的。证据包括：

- 实验室动物研究发现，适度偏高的动物蛋白摄入量（任何热量超过约10%的食物）与癌症之间存在很强的因果关系，但在摄入植物蛋白时却并未观察到此种效应。
- 实验室动物研究发现，这种动物蛋白效应至少有10种作用机制，涵盖癌症的早期启动阶段和随后的促进阶段（增加了研究人员所称的"生物学上关联的合理性"，并且表明癌症的发展并非由其他因素导致）。
- 广泛的国际相关性研究表明，动物蛋白与多种癌症、心血管疾病及其他慢性疾病呈线性相关。
- 人类干预研究表明，不含动物蛋白、由以植物为本的天然食品构成的饮食方式可以逆转心脏病。
- 其他补强证据。

没有其他的饮食方式被证明不仅能预防而且能逆转心脏病，也没有大规模的国际相关性研究显示相反的效果（证明动物蛋白摄入量的增加与心脏病、癌症等疾病的缓解之间存在关联）。

---

① 虽然后面会进行更深入的探讨，但只要谈及天然蔬食，一个往往逃不开的话题就是体重控制。人们普遍认为，采用天然蔬食的方法不需要计算热量的摄入量，在大多数情况下，我对此表示同意。然而值得注意的是，对那些减肥失败、无法维持减肥效果的人来说，是否摄入过多热量（尤其是高热量食物，比如坚果或牛油果）或者是否缺乏锻炼，也是重要的考虑因素。

此外，动物性食品所含的营养几乎全都能从植物性食品中找到更好的来源。表 0.1 展示了在完整的植物性和动物性食品中发现的五种营养素的含量对比。二者可以说有着天壤之别，对人类健康的相应影响也迥然不同。抗氧化物、复合碳水化合物和维生素都是植物特有的[①]，若以天然食品（而非保健品）的形式摄入，则可以有效地预防和治疗心脏病、癌症及其他慢性退行性疾病，这一点已经得到了反复的证实。此外，针对权威机构一直以来推荐的脂肪和蛋白质参考摄入量，单靠植物性食品就能轻松获得，而动物性食品提供的脂肪和蛋白质往往过剩。[②]

表 0.1　营养成分表 *

成分	植物	动物
抗氧化物	仅能从植物中获取	几乎不含
复合碳水化合物	仅能从植物中获取	不含
维生素	可以从植物中获取	几乎不含
脂肪	9%~11%	15%~20%
蛋白质	9%~11%	15%~20%

* 加工食品种类繁多，情况可能更糟。

关于以上种种支持天然蔬食的铁证，由于我已经在《救命饮食》等其他书中进行了详细的探究和解释，在此不做赘述。我要表达的重点是，多年来，通过书（《救命饮食》《救命饮食 2》《低碳饮食的骗局》）、纪录片（《刀叉下的秘密》《纯植物饮食国度》），以及《救命饮食》于 2005 年出版以来

---

① 根据定义，维生素 A（动物性视黄醇）不是一种维生素，因为当我们摄入由植物产生的 β-胡萝卜素时，身体会自然分泌我们所需的全部视黄醇，而 β-胡萝卜素才是真正的维生素 A。同理，在适当的阳光照射下，我们的身体会产生维生素 D，只有生活在两极附近的人才会面临维生素 D 缺乏症的问题。
② 某些特定植物（例如坚果和牛油果）的脂肪含量较高，但将其作为天然食物摄入，也远远好过摄入单独的油和脂肪。

我在世界各地开展的近 1 000 场公共演讲和专业性讲座（在那之前还有许多场），我有幸与广大民众分享了这些证据。在这段时间里，特别是在 2005 年我开始更公开地分享这一信息之后，我了解到，天然蔬食在某些群体中引发了有趣的争议。

我认为争议主要基于以下三个原因：

1. 天然蔬食及其依据的研究成果挑战了人们对疾病的一贯看法，包括病因和治疗手段。对癌症来说尤其如此。长期以来，癌症一直被认为是由环境中的致癌物触发的一种遗传性疾病，而非营养不良所致。同理，传统上被视为最佳的癌症治疗方法也是具有侵入性和针对性的治疗方案，比如手术、放疗和化疗，而非营养调理（后者固然还需要额外的研究论证）。天然蔬食及其所依赖的证据可能会严重冲击人们长期以来的信念和做法。

2. 天然蔬食及其依据的研究成果挑战了人们对营养本身的一贯看法，尤其是对动物蛋白的传统态度。动物蛋白一直被视作最具影响力的营养素，在我们的饮食偏好中发挥着决定性的作用。

3. 或许最根本的原因是，天然蔬食及其依据的研究成果挑战了人们对什么是可靠的科学及科学证据的一贯看法。现代科学日趋专业化、简单化，倾向于产出技术性的解决方案。在"营养科学"中，这就意味着要生产药品和营养保健品。天然蔬食之所以具有争议性，就在于它对这一现行规范提出了异议，要求我们更加全面地看待证据。

在剖析这些争议点时，一幅更大的图景随即浮出水面，即研究机构如何以及为何规定，什么样的科学（什么样的假设、研究计划和数据解释）能或不能得到资助、出版并作为政策制定的依据。这反过来又将影响我们使用或误用过去科学成果的方式及未来科学发展的可能性。简而言之，通过探究上述三大争议点，我们可以深入了解科学与机构之间错综复杂的关联，包括康奈尔大学这样的学术机构、美国营养学会这样的专业机构、公共政策机构，以及美国膳食指南咨询委员会这样的咨询机构。

我很高兴能详细阐述这一争议及其背后的机构失灵，因为这已经超越了天然蔬食、营养学甚至一般科学的主题。在营养学领域，它导致人们普遍对最科学合理的饮食方式，甚至营养的运作原理产生了困惑，给我们社会的健康带来了毁灭性的后果。但它也对其他领域产生了举足轻重的影响，对政治和伦理提出了至关重要的问题。我所描述的机构失灵，不仅导致医疗费用高企，环境问题加剧，还造成了公众和专业人士的困惑、幻灭乃至袖手旁观。

路线图

本书将围绕上述三个争议点展开论述。我们将对其逐一探究，各个击破，致力于让大众更加关注我们在营养、科学及全社会的健康方面面临的挑战。最后，针对未来如何发展，以及如何完善具有科学影响力的机构（涉及资金、出版、教育等），我们会给出一系列建议，从而改变营养学的未来——通过为公众赋能，改善他们自身的健康、社区的健康和整个地球的健康状况。

我最大的希望并不是让每位读者最终都采纳我本人的饮食习惯（尽管我极力推荐这种饮食），因为我认为，本次调查的主题和影响其实更宏大、更具普适性。我之所以在本书中专门讨论营养学，并不是为了给这些话题分门别类，而是因为这是一门我已经研究了 60 多年的科学。同理，我之所以探究天然蔬食所引发的争议，并不是为了疏远或者改变任何人，而是因为我根本无法逃避这个争议，并且它提供了我脑海中最深刻的机构失灵案例。

本着这种精神，我在此便无意揭穿时尚饮食的真相、推广超级食品和速效药，抑或是对业已存在的争议进行大肆渲染。我对这些都没有兴趣。相反，我想要接受争议的存在，对其加以承认以供检视——并非因为具有争议性的证据就显然是错误的，而是因为争议是挑战现状的必然结果。因为事关重大，我想弄清争议的起源及其传播的过程。人类健康的现状是极其糟糕的：每天都有人因本可避免的疾病致贫、致残，甚至致死。这种现状难道值得维系吗？因此，我回到争议上来，尝试理解争议，这样我们或许才能真正理解我们自己。

第一部分
挑战疾病护理

第 1 章

今天的疾病护理

错失的机会千金也难买。

——小杰克逊·布朗

　　我们不能再否认了——整个社会的健康正处于危急状态，而且这种状态已经持续了很长一段时间。罪魁祸首一是与生活方式相关的各类可预防疾病，包括心脏病、中风、癌症、2 型糖尿病、肥胖症、肾病、类风湿性关节炎，以及其他与饮食等生活方式的选择密切相关的疾病；二是社会对这些疾病来源的根本性误解。

　　你很有可能同绝大多数人一样，亲身经历过上述当中一种或多种疾病。也许你曾因心脏病、中风或癌症失去亲朋好友，或者你自己也曾与某种疾病斗争。这些疾病都是现实恐怖故事中的反派，它们给社会造成的损失，无论是金钱的代价还是人员的伤亡，都绝对不容小觑。

　　仅因心脏病而过早死亡的患者每年就多达 64.7 万人，简直触目惊心。这比美国不少城市的人口都要多，比如巴尔的摩、孟菲斯、亚特兰大、迈阿密、阿尔伯克基和萨克拉门托。你能想象在可预见的未来，每年失去相当于其中一个城市的人口数量吗？想象一下，倘若每年都有 64.7 万名美国人死于一场针对假想敌的非必要战争，那么公众会有何反应，会发生多么强烈的抗议。更糟糕的是，想象一下，如果这件事已经发生了，却没有一个人站出来解决问题！而这还只是心脏病而已。其他的可预防疾病又如何呢？美国疾病预防控制中心（CDC）列出了 2017 年的五大死因[1]：心脏病（64.7 万人）、癌症（59.9 万人）、意外事故（17 万人）、慢性下呼吸道疾病（16 万人）和中风（14.6 万人）。但关键就在于，这些死亡并非无法避免。据估计，90% 的心脏病死亡[2]、70% 的癌症死亡[3]、50% 的中风死亡[3]，加上我所估计的80% 的医疗事故死亡（更多的手术和癌症治疗意味着更大的事故概率），都可以通过合理的营养调理加以预防。

这些疾病可以预防，这给我们带来了一线希望——理应如此。但与此同时，这也相当于否认了我们现行的做法。如果通过营养调理就可以避免如此多的痛苦和随之而来的代价，那我们为什么不照做呢？难道我们忘记了，这些绝不只是数字而已，更是千千万万过早逝去的生命，以及无数被抛下的家庭？和你一样，我也有过这方面的亲身经历。1969 年 3 月，我的岳母发现自己的大便带血，便去了一趟医院，医生匆匆开了一服泻药便把她打发回家了。当时她手里没钱（也没有保险），不知道问题出在哪儿，也不知道如何才能加以避免，她就是一个糟糕系统的受害者。她既没有把情况告诉她的女儿（也就是我的妻子），也没有再去咨询别的医生。9 个月后，当她再次回到医院时，我们才得知这一情况，却无奈为时已晚。这次她终于得到了正确的诊断：结肠癌晚期。刚过 50 岁生日的她在医院里度过了接下来的 3 个月，这也是她生命里的最后 3 个月。1970 年 3 月，在首次预约医生一年后，她离开了人世。

两年后，我在菲律宾工作时，我的父亲因心血管疾病而猝然离世。我的母亲和家里的一位朋友需要花大约 20 分钟穿过乡村小路才能把他送到最近的医院，他不幸没能撑住。得知消息的我大为震惊。父亲并未超重，每天要在室外的农场辛勤劳作很长时间，吃的也是被普遍认为健康的美国饮食，堪称当时所提倡的"良好"行为的典范，可他还是去世了。

自那以后的几十年几乎没有变化。如果一定要说有什么不同，那就是疾病已经日益成为美国人生活中司空见惯的一部分，这一点从制药产业的持续增长中也可见一斑。2017 年，美国人的平均自付药费（包括买了保险的人）达到惊人的 1 162 美元。[4] 55% 的美国人服用处方药，平均每天 4 种[5]，其中许多人，以及许多并不经常服用处方药的少数群体，还要服用膳食补充剂。美国还是全世界仅有的两个允许直接向消费者，而不是只允许向合格的医生投放处方药电视广告的国家之一。[①] 无论以何种标准衡量，美国都比世界上其他任何国家更加痴迷于灵丹妙药。这并不意味着美国人更加健康，反而意味着疾病的常态化。

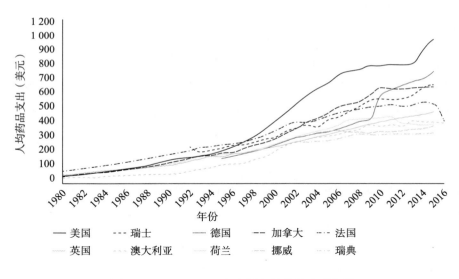

图 1.1　1980—2015 年各国人均药品支出趋势

可预防疾病的经济成本与美国目前的治疗方法都是不可持续的，而且这

---

① 新西兰是另一个允许直接向消费者投放处方药广告的国家，在撰写本书的时候，新西兰的一位记者告诉我，他们国家正在修订法规。[6]

一成本还在不断上升：2020 年，美国的医疗费用占国家预算的近 18%，相比 1960 年的 5% 增加了两倍多，总额达到 3.5 万亿美元。[7] 美国公共广播公司的一期电视节目报道了一项全面的医疗调查[8]，发现美国在医疗方面的人均支出是 35 个同样富裕的国家［经济合作与发展组织（以下简称"经合组织"）的成员国］的 3.5 倍。[9] 这并非某些人可能预期的由基础设施或劳动力成本上升造成的结果。事实上，每 1 000 个美国人仅有 2.4 名医生和 2.6 张病床，二者都低于经合组织其他国家的平均水平（每 1 000 人有 3.1 名医生和 3.4 张病床）。根据这些平均值[9]，我通过计算得出，美国在药品上的花费占其医疗费用的比例远高于经合组织的其他国家（大约是其他国家的 4.3 倍）。我所说的"药品强度指数"这一估值，实则反映了美国过度依赖药品作为主要的医疗手段，对药品的重视程度堪称空前地高。

这种治疗方法的成效究竟如何呢？依我看来，收效甚微。尽管公众和媒体中有许多评论人士指出，预期寿命的统计数据可以证明健康状况得到了改善，但我们对这些统计数据应当持怀疑态度。预期寿命作为衡量健康状况的简单指标，存在一定的局限性。我们不仅要知道我们可以活多久，还要知道我们可以活得多好。如果寿命很长，却伴随着令人痛苦的疾病和伤残，维系生命会对整个家庭造成沉重的负担，这并不是大多数人想要的生活。尽管如此，预期寿命的变化的确是我们集体健康史的一个重要组成部分，值得关注。在过去的两个世纪中，当大多数西方国家从贫穷向富裕过渡时，预期寿命也同步攀升。这是因为总死亡率在下降，主要是由于儿童传染病减少了。[10] 1840 年以来，预期寿命以每年 3 个月的速度增长，直至 20 世纪五六十年代，这一增长速度才放缓至每年 2 个月（一旦我们降低了传染病的死亡率，继续延长寿命的空间就变小了）。

我们的预期寿命继续以每年 2 个月的速度增长，从 1960 年的 71 岁增长到 2014 年的 78 岁以上。[11] 但在 2015 年，增长速度下降了一半，那一年仅增长了 1.2 个月。这引发了人们的担忧，尽管有人认为这不过是一个统计上的意外。事实却并非如此。在接下来的三年里（2016—2018年），平均预期寿命实际上从78.8岁降低到了78.6岁，这是1915—1918年以来预期寿命持续下降时间最长的一次，彼时预期寿命下降的"部分原因是第一次世界大战造成的伤亡和1918年毁灭性的流感疫情"[12]。预期寿命减少0.2岁，虽然看似不多，但在统计学上却具有显著意义。在3亿人口当中，预期寿命减少0.2岁就意味着有600万人无法多活10年，或者有300万人无法多活20年。①

美国疾病预防控制中心主任称，此次预期寿命的倒退为我们"敲响了警钟"。[13]许多人将其与服药过量和自杀率攀升联系起来，但我认为，这些死亡绝非凭空发生，且很可能与有关生活方式的可预防疾病有关联。可预防的慢性病是对人类生活质量的慢性消耗，因此会对心理健康造成深远的负面影响，从而导致服药过量和自杀行为。有些人可能会反驳说，相比健康问题，服药过量和自杀与经济困难的关系更密切，但正如高昂的医疗费用所表明的那样，这些现象水乳交融，密不可分。疾病的经济代价很高，尤其是慢性病。

在《美国医学杂志》上发表的一项全国性研究中，来自哈佛大学和俄亥俄大学的研究人员发现，在2007年发生的破产中，62.1%可以归因于医疗费用。[14]接下来的情况更糟。上述3/4的债务人配有医疗保险，大多数人"接受过良好的教育，拥有房产，从事中产阶级职业"。换句话说，这个体系已经支离破碎，即便是富人，最终也会背负累累债务。剩下的那些没这么幸运的人又该如何是好呢？他们反而更容易受到生活方式相关疾病的影响。与2001年的一项研究相比，"由医疗问题导致的破产比例上升了49.6%"。数字令人愤慨，但考虑到标准治疗费用上升，这一切也就不足为奇了。用心脏支架和他汀类药物治疗心脏病每年至少要花费2万美元，而一轮化疗的平均

---

① 这些数字是由我的朋友达蒙·德马斯（Damon Demas）博士推导并提供的，他是一位专业的数学家。

费用从 2 万美元（门诊治疗）到 2.6 万美元（住院治疗）不等。[15]

不过，到 2015 年，预期寿命确实有所提高。这肯定是进步的标志，对吧？是，也不是。有些人可能会惊讶地发现，从 20 世纪 60 年代直到近期，我们的预期寿命不断增加，与其说是由于健康状况的改善，不如说是由于应对疾病事件的策略得到改善。越来越多的癌症、中风、肥胖症和糖尿病患者都能够比以前活得更久，而心脏病患者生存率的提高尤为显著。事实上，1960 年以来，我们的总预期寿命不断提高，其中大约 60% 可以归功于对心脏病的快速治疗响应。[16] 然而，在此期间，我们的整体健康状况并未得到显著改善。心脏病和中风的发病率（新增病例）保持相对稳定，癌症的发病率略有下降（主要是因为与吸烟有关的肺癌病例减少了），糖尿病的发病率不降反升（与肥胖率的升高有关）。诊断后个人生活条件的改善（例如压力管理、身体训练和常规医疗保健项目的普及）引起了患者寿命的小幅提升，但疾病并未得到根除。[10, 17]

把所有这些趋势放在一起，有人可能会做出初步判断，认为我们已经成功改进了疾病的治疗方法。通过更快地应对危机和改善生活条件，我们比以往更好地控制了发病率。然而，我们并没有解决造成这些疾病的根本原因，也没有努力探索在使用药物以外更有效的治疗甚至扭转疾病的手段。其结果就是更多的人需要治疗，这进一步加重了医疗系统的负担。这种现象可以被称为"成功的失败"，而且可能会每况愈下。一些人可能会指出，尽管药品费用的增长速度在很长一段时间内超过了医疗总成本的增长速度，但截至2019 年，这一增长速度已经开始放缓。但是美国的药品费用占医疗总成本的比例仍远高于其他经合组织成员国。[18] 只要我们继续依赖药物来维持生命，对影响疾病流行的因素视若无睹，我们就得继续承受财务及生活质量方面的后果。这种"成功的失败"根本不是真正意义上的成功，真正的成功是在提高预期寿命的同时减少疾病的发生。然而，"欢庆的"队伍仍在继续行进。

尽管在疾病的管理方面取得了一些改进，但在治疗疾病方面仍然困难重重。困难的主要原因之一在前文已经提及：我们对药物过度依赖，而药物只治标不治本，无法从根源上解决生活方式的问题，反而分散了寻求其他策略的资源和注意力。此外，这些药物本身也造成了健康危机：

- 来自哈佛大学萨夫拉伦理学中心的唐纳德·莱特（Donald Light）发表了一篇报告称，"很少有人知道，处方药在获得批准之后，有20%的概率会出现严重不良反应"（我在此强调"之后"一词），每年大约有274万人的住院可以归因于药物的不良反应，这还不包括误开处方、服药过量及未遵医嘱自行服药的情况。[19]
- "大约8 100万次不良反应发生在1.7亿名服用药物的美国人身上。"[19]
- 公众健康研究小组的一份报告显示："美国每天有4 000多名患者会出现药物不良反应，严重到需要住院治疗。"[20]
- 2014年，根据医疗资讯平台WebMD引用的《消费者报告》[5]，近130万人"因为处方药的不良反应挂了急诊，约12.4万人因此死亡"。
- 处方药的使用是美国第四大死因，这一估计与斯塔菲尔德在1998年做出的估计近似。[21] 2018年美国食品药品监督管理局（FDA）的报告显示，美国每年由处方药不良反应导致的死亡人数估计为10.6万。[22]

对这些惊人数字的一种反驳言论是，如果想要正确地评估药物的作用，我们就需要比较药物相关的不良反应发生率与受益于药效的人数。正如一份报告所述，"如果我们假设所有人（2014年估计有1.7亿名药物服用者）都能受益（于药物），那么270万例严重反应大约只占1.5%"[19]。然而，此处对不良反应的估计严重偏低，何况前提是所有服用者都能从药物中受益（这个假设显然过于乐观了），也没有考虑未导致住院治疗的不良反应，其数量比导致住院病例的多30倍。[19]

当然，我并不是要贬低我们在过去几十年里取得的医学进步，尤其是更快的响应时间所带来的回报。倘若是在今天，我的父亲或许可以更快赶到医院，知道这一点我很欣慰。同样，整个医疗系统的护理人员也令我印象深刻。根据凯泽家族基金会的统计，全美共有超过 1 300 万名护理人员，他们可能是我们的邻居、朋友，还可能是专家和各种各样的医务工作者。[23] 我敢肯定，他们每个人都是兢兢业业、富有同情心的健康卫士。但总的来说，我们依然步履维艰。预期寿命的下降使得美国在这方面仅仅排在全球第 44 位[24]，鉴于美国以远超第二名的绝对优势坐拥全世界最高的人均医疗费用，这排名着实令人震惊且深感不安。我们要如何调和这巨额的医疗账单与如此低的排名之间的矛盾？考虑到所有这些趋势和统计数据（极高的药物服用率、不断下降的预期寿命，以及异常低的预期寿命排名），很难相信美国正走在正确的道路上。

倘若放任不管，这个问题并不会自行解决。几乎所有提倡使用药物的报告都受利润驱使，而其中的利润也是无可争辩的。2017 年，全球制药收入总计 1.143 万亿美元，预期增长率为 4.1%。[25] 这超过了 5 个国家以外所有国家的政府预算收入。[26] 巨额的财富带来了巨大的权力，而巨大的权力会对公众和专业人士的看法产生更大的影响力。简而言之，只要制药产业拜倒在肥沃市场之神的脚下，继续从患者的疾病中大肆敛财，我们对药物的过度依赖就会一直持续下去，无论这种方法被证明是多么百无一用。如果我们迟迟不采取行动，社会的健康状况就将进一步恶化。

营养不良的作用

因此，答案不是要研发更多或者更好的药物，而是要真正理解和解决这些疾病背后的罪魁祸首：营养不良。

我用"营养不良"这个词是经过深思熟虑的。虽然这个词通常用来描述缺乏热量或缺少某些必需营养素的饮食，但其字面意思（缺乏营养）也适用于饮食过量，而饮食过量对大多数美国人构成了更大的威胁。[①] 这当中也包括不少贫困人口。由于价格低廉，社会中最贫穷的底层民众通常会食用单糖和余油含量较高的食物，而这两种物质都会导致肥胖，增加罹患糖尿病和心血管疾病的风险。几十年前的研究，包括曾持续长达数十年、具有里程碑意义的弗雷明汉心脏研究[27]，早已将心脏病与各种风险因素联系了起来，其中就包括高血胆固醇和高血压，而这些都是营养不良的症状。此外，一系列的国际[28]和移民研究[29—31]表明，饮食作为一种环境因素，在心脏病风险中起的作用不是次要的，而是最重要的。60多年前的实验研究也证实了这一点：在1946—1958年的一项研究中，莱斯特·莫里森（Lester Morrison）博士[32]将一群心脏病发作的幸存者分成两组，一组为对照组，另一组为实验组。在实验组中，他要求患者减少脂肪和膳食胆固醇的摄入量，从80~160克脂肪和200~1 800毫克膳食胆固醇减少到20~25克脂肪和50~70毫克膳食胆固醇。12年后，对照组的所有患者都相继去世，而实验组却有38%的患者存活了下来。近期的一项研究[2, 33]表明，相比莫里森设计的低脂方案（例如，在他的研究中，患者仍被允许食用少量瘦肉），如果对患者饮食进行更为彻底的转变，这38%的存活率依然有进一步提高的空间（超过90%）。然而，研究结果已经再清楚不过了：饮食在心脏病的预后方面发挥着至关重要的作用。类似形式的证据，包括国际相关性研究、移民研究和实验动物研究，同样将饮食与癌症、糖尿病、肥胖症、肾病等联系起来。

如前所述，对营养不良之潜在影响的保守估计表明，大量由心脏病[2]、癌症[3]、中风[3]和医疗事故（假设对药物及其他医疗干预手段的需求会下降，从而减少了医疗事故发生的概率）导致的死亡都可以通过营养调理加以预

---

① 虽然我认为美国人的饮食模式是过度的，但某些方面的营养不足也是普遍存在的。许多美国人的饮食中都缺乏只存在于植物中的纤维、维生素和矿物质。

防。①结合这项研究及上述估计，你就可以看到前文CDC所列的死因的变化。

表 1.1　大量死亡可通过营养调理加以预防

2017 年的六大死因	将营养不良调整为第七大死因后
心脏病：64.7 万人	心脏病：6.5 万人
癌症：59.9 万人	癌症：18 万人
意外事故：17 万人	意外事故：17 万人
慢性下呼吸道疾病：16 万人	慢性下呼吸道疾病：16 万人
中风：14.6 万人	中风：7.3 万人
医疗事故：25 万~44 万人	医疗事故：5 万人
	营养不良：127.4 万人

　　仅在美国，每年就有 100 多万人死于不必要的疾病。如果说有哪个情形符合"增长空间"一词，那么这个最贴切不过了。有了适当的营养，这些死于不必要的疾病或早发性疾病的生命就可以得到挽救，巨大的财政负担也可以转而用于资助旨在改善社区福祉的项目和政策。

　　如果正如证据所示，我的评估是正确的，那为什么没有更多的人将营养调理作为解决方案呢？莫里森的心脏病研究明明开展于我父亲第二次致命的心脏病发作之前，但为什么他和其他许多人都依然对这项研究一无所知呢？为什么在心脏病学家、肿瘤学家及其他医学从业者的培训和实践中没有充分融入与营养相关的内容呢？既然心脏病是美国人健康的头号杀手，为什么我们没有兴趣汲他人之所长，向心脏病发病率极低的其他文化学习他们的饮食

---

①　虽然这些数字都是近似值，但我还是出于谨慎，做出了相对保守的估计。例如，虽然营养调理可以有效治疗慢性下呼吸道疾病，但具体的影响比例很难估计，因此我选择保持这个数字不变。在医疗事故方面，我使用了医疗事故造成的死亡人数的较低估值（也就是 25 万，尽管最高的估值可达 44 万）。[34] 此外，我甚至还没有列出前六名之外的许多可预防疾病（也许其中最典型的要数 2 型糖尿病，它几乎完全可以通过营养调理进行治疗）。

模式呢？[35] 为什么我们总是对营养的重要性轻描淡写，反而将大把的时间和资源投入侵入性手术和治标不治本的药物呢？

两个基本的观察有助于回答这些问题。第一，社会中流行的文化观念告诉我们，营养不良和疾病之间仅存在一定的联系。人们对此的相信程度取决于具体的疾病（例如，人们认为营养对心脏病的治疗效果比对癌症好），但总的来说，美国社会并不认为营养不良是造成大多数疾病的主要原因，当然也不相信营养调理是首选的治疗方法。即便在某些情况下我们承认营养的作用，它也往往只是个次要的角色。例如，可能曾经有人建议你吃得好一点儿，从而减少罹患遗传疾病的风险。营养不仅可以将这种风险降到最低，甚至可以彻底消除这种风险，而且在许多情况下可以战胜基因决定论，这种观点并没有得到广泛的认同。我们口口声声推荐"有益心脏的饮食"之类的营养方案，但所有的讨论都是浅尝辄止，而且总是与其他生活方式，譬如锻炼结合在一起。

然而，至关重要的是，除了不信任，我们对营养的另一种态度是困惑。这是第二个基本观察：流行的文化观念告诉我们，即便营养与健康真的密切相关，我们也仍然无法确定，最健康的饮食到底是什么样的。

在本章的剩余部分及接下来的两章中，我将重点关注上述第一个观察，即人们并未充分认识到营养（不良）是疾病和健康的重要决定因素。至于第二个观察，即我们的困惑影响了我们对营养的态度和运用，我将在本书的第二部分和第三部分进行重点阐述。不过，现在需要重申的一点是，天然蔬食依然是一种极富争议的生活方式，因为它同时挑战了在美国社会中流行的这两种观念。

以癌症为例：一场永无止境的战争

营养和营养不良的问题最不受重视的领域非癌症莫属了。这也恰恰是我在研究生涯中投入了大部分时间的领域，因此，相比其他领域，要谈及人们对癌症的态度，我最有发言权了。

以下"调查结果和目的声明"是直接从美国国会通过的法案[36]中复制、粘贴过来的。我喜欢这个例子，因为它比大多数例子更好地说明了美国医疗系统的失败之处。

1. 国会认定并宣布：

（1）癌症的发病率正在上升，癌症已成为当今美国人面临的最主要的健康问题。

（2）新的科学线索倘若得到积极、全面的利用，就可以大大加快预防和治疗癌症手段的研发进程。

（3）在美国，癌症是导致死亡的主要原因之一。

（4）我们目前对癌症的认识是生物医学全面发展的结果。

（5）对这一可怕疾病的认识在近期取得了一些进展，这为大力开展一项防治癌症的国家计划提供了宝贵的机会。

（6）为了对癌症发起最有力的攻击，我们必须充分利用美国国立卫生研究院的所有生物医学资源。

（7）包括国立卫生研究院在内的研究机构的计划，推动形成了世界上迄今为止最富有成效的专注于健康和疾病议题的科学团体。

2. 本法案的目的是扩大国家癌症研究所和国立卫生研究院的权力，以推进国家防治癌症的行动。

你或许会认为这是个不错的开端，这也可以理解。毕竟，要加大与癌症做斗争的力度，协调使用国立卫生研究院的全部资源，还要扩大参与这场关键斗争的机构的权力，谁会反对呢？诚如法案所述，癌症是导致死亡的主要原因之一，所以这些努力似乎都恰如其分，也恰逢其时。

至少，它们看起来似乎恰如其分、恰逢其时，直到你意识到，这项法案——《国家癌症法案》，并不是近期才通过的。很抱歉刚才误导了你，但我认为这很能说明问题。这项法案并不是近两年通过的，而是早在1971年就通过了，就在我岳母去世之后，我父亲去世之前。同年，时任总统尼克松签署了一项宪法修正案，将选举人的投票年龄降至18岁。那一年，40美分就够买整整1加仑 ① 汽油，阿波罗14号载人登月飞船成功发射，几个月后，一家名为"迪士尼世界"的主题公园盛大开业。

显然，国会于1971年通过《国家癌症法案》之后的近50年来，时移世易。但我最关注的还是那些未曾发生改变的事情。在50年后的今天，癌症仍然是造成死亡的主要原因。生物医学各方面的进展依然令人瞩目，对增进"我们目前的理解"做出了巨大贡献，但我们从理解中又获得了什么好处呢？我们治疗癌症的能力并没有得到提高，尽管我们为此投入了大量的资源。最后也最重要的一点是，营养的作用依然被严重低估，尚未得到充分的利用。

1971年的《国家癌症法案》被誉为打响"抗癌之战"的第一枪，塑造它的并非恶意，而是一个错误的前提。它改革、重组了国家癌症研究所，建立了新的癌症研究中心，还标志着我们主动向最可怕的疾病发起了一场新运动。破坏这场运动的错误前提是一个未经证实的有缺陷的假设，即国家癌症研究所和国立卫生研究院已经为抗癌之战配备了适当的武器，而事实上，它们的"军械库"一直以来都缺少对抗癌症最有力的武器：营养。在国立卫生研究院下属的27个研究所和研究中心中，没有一个是专门从事营养研究的。

会批评这场抗癌之战的不仅是营养学的捍卫者，许多知名的癌症专家对此也表示同意。在几年前发表于医学学术期刊《柳叶刀》的一篇文章[37]中，一位评论家很好地描述了这场战争："尽管我们在了解疾病的发病机理方面取得了非凡的进展，但在大多数情况下，对大多数形式的癌症来说，这场战

---

① 1加仑约为3.79升。——译者注

争并未取得胜利。"以下是该文作者对 21 世纪的癌症现状最发人深省的担忧，我相信你也一定深有同感：（1）"癌症治疗非常昂贵"；（2）癌症治疗"只能产生短暂的临床效益"；（3）"在转化后的癌细胞中，人类基因组的工具性突变和重新排列极其复杂"，因此极难进行研究。

然而，作者最终并没有要求在策略上进行彻底的转变，也没有要求突出营养在抗癌方面的作用，反倒是重点强调了"战争"这一隐喻。他描述了一种"军事作战空间"战略，它能够"囊括在所有相关的地理位置有关敌人的特征和装备、所有潜在战场和战区的精确地形图、天气及其他环境因素，以及友军及其力量的一切信息"。简而言之，他提倡的是更精细、更复杂的作战计划，但最终仍然依赖于对癌症和药物的技术性理解。作者并没有贬低抗击癌症的努力，而是主张将我们学到的知识更好地应用在技术上："尽管'抗癌之战'和'杀死癌症的灵丹妙药'这两个隐喻是有用的，但考虑到癌症科学和医学知识的显著进步，我们现在应该对二者加以完善。"（我在此强调"是有用的""现在应该对二者加以完善"。）他没有质疑"灵丹妙药"的前提，即每一种特定的疾病都可以用一种特定的药物来进行治疗，且没有任何副作用，而是鼓励我们发明一种更加完美、更具针对性的"灵丹妙药"，它只会击中目标，而对其他组织毫无损害。假设这样完美的事物果真存在（这可是个大胆的假设），我很好奇，我们究竟要花多长时间才能找到它？

与此同时，战火的硝烟已经蔓延到了全世界。在《柳叶刀》的另一篇文章中，来自世界卫生组织国际癌症研究机构的研究员保罗·维内斯（Paolo Vineis）和克里斯托弗·P. 怀尔德（Christopher P. Wild）[38] 指出："越来越大的（抗癌）负担（正）落在低收入和中等收入国家的肩上……我们需要采取紧急行动……初级预防是对抗癌症最有效的方法。"这三句话我全都同意。然而，这里只提到了初级预防策略，而我要补充的一点是，现在我们也应当考虑同样的营养方案对癌症治疗的效果。如果我们的初级预防策略无法融入癌症方面最有力的研究成果，包括涉及营养的研究成果，那么组织性和结构性的干预措施将永远无法充分发挥潜力。在抗癌之战中不幸牺牲的人数与日俱增，这对我们的资源和关注提出了更高的要求，只是现在，这一切不只发生在美国，而是发生在全球范围内。

对于癌症研究人员的策略，我可以批评一整天，但我们也不能忘了生物医学的其他分支。如果说专门研究疾病的研究人员就好比躲在地堡里研究敌人的防御手段的战略家，那么在战场上有一群骁勇顽强的士兵，我们称之为医生。我不是在责怪任何个体，我责怪的是整个系统，以及它对营养的忽视。这些士兵正在打一场注定会失败的仗，因为他们的武器、思想和行动都有局限性。有了手术刀、药片和放射治疗后，他们并不认为（或者理解）草莓、土豆和菊苣才是健康的代理人。

他们怎么理解得了呢？没有一所美国医学院在培训医生时会教授营养学方面的知识。在大约 130 个可以报销费用的官方医疗专科中，营养被排除在外。医生和护士就是医疗产业的门面，负责向公众提供信息和治疗，但他们在营养方面的服务或者在营养领域（那些堪称医学奇迹的研究发现上）的教育却得不到任何经济补偿。就好比他们被蒙上了眼睛，转了一圈又一圈，还被要求给人带路。他们有时看似在黑暗中磕磕绊绊，这也就不足为奇了吧？

相比我能想到的其他所有例子，这场抗击癌症的失败之战最突出地展示了当代人类对营养和疾病的态度。一如社会健康的广泛趋势，这场战役也体现了一种冥顽不化但并未得到回报的坚持。近几十年来，由吸烟导致的肺癌病例不断减少，癌症的发病率有所下降，但总的来说，我们还是会输掉这场战争。或许有人认为，面对如此艰苦卓绝的斗争，我们应该会以更加开放的心态坦然接受其他的应对手段，但事实并非如此。我们看到的是几近相反的情况。尽管传统的癌症预防和治疗策略被证实无能为力，但医疗机构依旧抱残守缺，不思进取。营养几乎没有受到重视，任何提倡关注营养的建议都无一例外地遭到怀疑。

要理解营养为何得不到充分利用，以及对待营养的这些态度为何一直延续至今，我们不妨来回顾一下有关营养与疾病（尤其是癌症）之间关系的研究史。正是在这段历史中，关键的模式逐渐浮出水面。这些模式迄今仍在无意中主宰着我们的态度和实践。

第 2 章

不为人知的营养与疾病史

过去之所以美好，大抵是因为人们善忘。

——富兰克林·皮尔斯·亚当斯

我在序里介绍过的那个小插曲，也就是 1982 年美国国家科学院发表的那篇有关饮食和癌症的报告，以及随之而来非比寻常的一片反对之声，是我职业生涯中的一个关键时刻。这不仅是因为它粉碎了我的天真，揭示了有关蛋白质的饮食建议多么具有争议性，也是因为这次经历为我提出了许多问题，让我在接下来的几年里得以探索。它鼓励我反思机构在信息传播方面所发挥的作用、机构内不同意见的责任，以及普遍意义上科学进步所带来的痛苦的副作用。最重要的是，它还鼓励我更深入地探究营养和疾病研究的历史，尤其是涉及癌症的历史。

与国家科学院委员会的其他成员一样，我也以为我们在饮食、营养、癌症三者之间的关联方面的发现是比较新的，科学上的新观点难免会招致批评。毕竟，报告中引用的大多数研究都发表于 20 世纪六七十年代，引用的最早的一篇研究论文发表于 1931 年。[1]然而，我隐隐感觉到，在我们收到的反馈中，可能藏有一些更有害的东西，值得进一步考察。报告的所谓新颖性无法解释我们面临的批评的程度。在我看来，这个故事不仅仅是新旧科学的对立。事实上，这种批评似乎已经超出了智力的范畴，它强烈、热切，发自肺腑，显然与食品产业的利益密切相关，尤其是那些以动物蛋白为基础的食品。

最终，我决定向过去要答案。我深入研究了营养和癌症的历史，希望借此找到更多的背景，找到另外的视角来解释我在个人层面和职业层面经历的这一切尖刻的指责。1985—1986 年，我在牛津大学度过了长达一年的学术假期，那正是我做这件事的绝佳时机。这一年来得正是时候。在深入研究历史时，我尽量阅读原始的手稿和报告。因此，那一年的大部分时间我都待在四座图书馆里，分别是牛津大学的博德利安图书馆和惠康基金会图书馆，以及伦敦的皇家外科医学院和皇家内科医学院。

我不确定癌症和营养这两门学科在何时何地曾经发生重叠（如果有过重叠），我有的一点儿认知也不过是皮毛罢了。不过幸运的是，在我康奈尔大学实验室的博士后汤姆·奥康纳①的推荐下，我没过多久便找到了一个切入点——弗雷德里克·霍夫曼撰写的《癌症与饮食》（出版于 1937 年）。[2]

霍夫曼：一位不为人知的先驱

此前我从未听说过霍夫曼，而《癌症与饮食》一书堪称杰作：这本长达749 页的书中含有大量的参考资料，探究的是营养与癌症之间是否具有存在关联的可能性。出乎我意料的是，这本书很快就明确地向我证明，1982 年美国国家科学院发表的那篇报告并不够新，而关于营养和癌症的研究也确实发生过重叠。在我最初浏览这本书时，霍夫曼全面的钻研给我留下了格外深刻的印象。用他的话来说，"除了摘要部分，书里引用的所有文章我都从头到

---

① 汤姆·奥康纳（Tom O'Connor）现在是爱尔兰科克大学的高级教授。

尾仔细阅读过，确保没有遗漏任何重要的内容"。他还表示，他参考的文献[2]的来源仅限于大约200家权威机构，因为他"既没有体力也没有时间去其他图书馆扩充和完善更多的文献"。[①]

毫不夸张地说，阅读这本书着实令我大开眼界。200家机构难道还算少吗？支持1982年国家科学院委员会结论的科学依据出乎意料地深刻，也许比我们想象的还要丰富许多。我相信，在这一认识中蕴含着一个有关科学本质的宝贵教训和忠告。很多时候，当今的所谓"先驱者"其实未能调查所有的科学文献。他们往往自鸣得意，认为自己的发现是史上独创。就连国家科学院委员会亦不能免俗，我们自以为对过往文献的调查已经足够详尽，但实际不过是蜻蜓点水、浅尝辄止罢了。

霍夫曼的《癌症与饮食》一书堪称无价之宝，它不但内容翔实，整体的写作也极为专业。但这本书也引发了不少问题。首先，弗雷德里克·霍夫曼究竟是何许人也？为何我以前从未听说过他？他于1946年逝世，只比我们1982年的报告早了36年，但他对我来说却完全是个谜。我对他的著作了解得越多，就越对他的不着一痕感到困惑。从各种意义上来说，他都是我遇到过的最高产、最专业的科学家之一，但很难找到关于他生平的细节。不过，我确实还找到了一位名叫弗朗西斯·西弗（Francis Sypher）的作者，他在2012年发表的一篇期刊文章中也提出了类似的问题：为什么霍夫曼在死后会被如此迅速地遗忘在历史的尘埃里？[3]

流传下来的仅有的生平内容，寥寥几句便可讲完。[3]霍夫曼于1884年从德国来到美国。青年时期的他不太安分，家境也不富裕。事实上，他上不起中学，也从没念过大学。霍夫曼早年渴望周游世界，学习新鲜事物。也许是为了维持这样的生活方式，他打过各种各样的零工，直到最终在新泽西州纽瓦克市的保诚保险公司找到一份稳定的工作，并在那里工作了40年。尽

---

① 1937年，霍夫曼出版这本书的时候，大约已经是他患上帕金森病的第十个年头了。

管霍夫曼没有受过正规教育，但他在统计学方面的天赋使他成为精算工作（包括计算和预测疾病风险）的理想人选。他在这方面显然天赋异禀，如鱼得水，优秀到得以跻身专业统计领域的高层，并最终当选为美国统计协会主席。[4]

通过以上这些生平细节，我们或许得以一窥他在癌症研究的历史上未曾得到正名的原因。霍夫曼贫穷的移民出身、正统教育的缺乏，无一不与他此后的局外人身份相符。然而不同寻常的是，尽管障碍重重，但他还是取得了如此杰出的成就。他的职业道德不容否认，学术成果也足以与当时享有最大特权的研究人员匹敌。西弗告诉我，霍夫曼在其整个职业生涯中，一共发表了"1 300 部作品，包括 28 本 100 页以上的主要著作"。在职业生涯的早期，他特别感兴趣的是"灰尘行业"[4]（工人暴露在大量灰尘中的职业，包括喷砂工、石墨矿工和地毯厂工人）对肺结核等呼吸系统疾病的影响，以及"花岗岩行业中的尘肺病"。[3] 他在这一领域的研究对有关职业危害劳动法的制定产生了深远的影响。[5] 因此，他也是美国结核病协会的一名创始成员。[4]

但其实癌症才是霍夫曼关注的重点，尤其是在他职业生涯的巅峰时期。仅就这一个问题，他就撰写了 16 本书，发表了大概 100 篇专业文章。[5] 他早期的兴趣是试图理解为什么 20 世纪初以来，癌症的发病率会急剧攀升，以及为什么在美国国内[6]和国际上[7]癌症发病率的差异都如此之大。1915 年，霍夫曼出版了一本长达 826 页的大部头来直面这个问题，他在书中记录了世界各地癌症发病率的巨大差异。[7] 8 年后，他研究了美国和其他地方的 22 个城市和地区相同年龄人群的癌症死亡率。[6] 在我看来，这项研究最有趣的细节之一是，他还调查了受访人群对不同类型食物的摄入情况，包括"绿色蔬菜、新鲜水果、谷物、白面包、罐头食品、肉类、糖、盐等"。

鉴于霍夫曼在晚年时期的默默无闻，他另一个引人注目的生平细节就是牵头建立了美国癌症协会（ACS，建立之初的名称是美国癌症控制协会）。1913 年，霍夫曼在美国妇科学会发表了一场备受期待的演讲，题为"癌症的威胁"。在演讲中，他对不断上升的癌症发病率发出了警告。[8]美国癌症协会在其亚特兰大总部大厅展示的一张照片上说明，正是这场演讲直接推动了该协会的成立。在那场演讲中，霍夫曼建议"分析营养在诱发癌症方面的影响"。他还呼吁采取更积极主动的行动："从现在开始，全国都应该重点关注预防和控制（癌症）的问题。"在24年后出版的《癌症与饮食》一书中，他更加坚定了自己的信念，认为营养在癌症发展中起了关键的作用。他表示，当时的证据已经"充分证明，从很早的时候开始，癌症就被视为一个涉及饮食和营养方面的问题"[2]。

不是只有你一个人对营养和癌症之间存在紧密联系这样大胆的断言感到惊讶。几十年来，癌症的研究和治疗一直遵循着与其完全相反的思路。在我发现霍夫曼之前，从我研究过的最早时期开始，人们并不认为癌症是一个涉及饮食和营养方面的问题。相反，从我职业生涯的开端直到现在，癌症都始终被视为一个涉及遗传因素的问题，讨论的中心是诱发突变的环境毒素（诱变剂），而这也符合"癌症是特定的局部性因素所致"这一假设。（关于癌症的局部性理论，我将在接下来的内容中详细阐述。）同理，局部性治疗方案也完全占据主导地位。"饮食和营养与癌症的发展或治疗相关"的理念与现有的观念相去甚远，以至于无论当时还是现在，许多专业人士都不假思索地拒绝接受。然而，这里却出现了一位似乎颇具权威性的人物——美国癌症协会成立过程中的核心人士，而他竟然持与主流观念完全相反的意见。这当中显然出现了一些变故。

我又在想，为什么我们从未听闻这个消息？根据许多人的说法，霍夫曼参与创立了美国癌症协会。对我来说，这一事实意味着，他远不只是一个被遗忘的统计学家那么简单。一个才华横溢但不那么显眼的专业人士可能确实会随着时间的推移而淡出人们的视线，这很容易理解，当然也是常有的事。但霍夫曼则不同。他很显眼，显眼到甚至发表了许多人眼里的协会创始演讲。他确实是一个被遗忘的统计学家，但也是一位被抛弃的领袖。

他对加强研究营养在预防和治疗癌症方面的作用所发出的呼吁、他的警告，以及他发现的证据全都被忽视了，就好像有人一声令下，他的痕迹便被全部抹除。

你可能认为，霍夫曼的寂寂无名还有另一种解释。也许到20世纪80年代，当美国国家科学院委员会开始查阅有关癌症和营养的文献时，他的观点就已经通通过时了？也许到了现在，这些观点已经变得更加过时了？也许只是因为他的研究发现根本经不起时间的考验，后来被证明是错误的？这些虽然都是很好的假设，但与历史证据并不相符。仔细看一看，你就会发现他得出的许多结论历久弥新，有些甚至干脆就是预言。

霍夫曼1915年关于癌症死亡率的大规模研究[7]无疑堪称经典。这本书引用了579份参考资料，还在书的前221页中详细介绍了研究采用的统计方法和结论。此外，他还对使用年龄标准化数据的重要性做了重要的说明。这是一种鉴于不同人群的人口分布存在差异而进行数据调整的方法，如今已经被广泛运用于流行病学研究。这项研究本身已经足够惊艳，同时它还为美国历史上第一次癌症普查奠定了基础。[9]换句话说，霍夫曼的工作远未随着时间的流逝而变得无足轻重，反倒是为这个领域未来的发展奠定了基础。

1923年，他组织了旧金山癌症调查，在接下来的11年里发表了9份报告。[6]在这次调查中，他首次分析了烟草的影响，最终得出结论："在美国及其他许多国家观察到的肺癌发病率的攀升，在一定程度上与吸烟的普遍习惯和二手烟的吸入直接相关。后者无疑会加大癌症病程发展的危险。"[10]他还对女性吸烟日益普遍的趋势提出了警告。当然，现在看来，这些结论已经显而易见，但霍夫曼的发现比温德和格雷厄姆[11]以及多尔和希尔[12]发表的关于吸烟和肺癌的经典研究早了20年，比美国卫生部长关于吸烟的报告早了33年[13]，比20世纪80年代中期（那时我才第一次发现霍夫曼所做的研究工作）关于吸烟和肺癌的争论早了50多年。理查德·多尔爵士是牛津大学著名的流行病学家，他因在 20 世纪 50 年代发现吸烟与肺癌之间的关系而数次获得诺贝尔奖的提名。当我问他是否知道霍夫曼在 20 世纪 30 年代开展的研究工作时，他一开始并没有记起来。经过一番提醒，我发现他确实还有印象，但他只记得霍夫曼是个"搞保险的"。这个例子也生动地说明，科学家们（有时甚至连我自己也难以幸免！）常常记不住前人的发现，而面对并非来自权威科学机构的其他观点，他们有时也无法接受。尽管如此，霍夫曼的研究成果却格外地历久弥新。这并不是说他的发现全然没有争议，而是说他可能已经走在了时代的前面。

他对癌症和饮食到底是什么看法呢？他的立场毫不含糊："营养过剩"要么是导致癌症的"主要原因"，要么"至少是最重要的影响因素之一"。他所说的"营养过剩"是指工业化国家常见的过度摄入富含营养的食物，尤其是肉类。

开始阅读霍夫曼的书时，我其实已经在这些问题上做了 20 多年的实验研究，所以当意识到我自己在研究中也得出过与他的发现同样的结论时，我深深地被书中的内容吸引，尽管这些内容在医疗机构眼里只会令人生厌。但我对这些相似之处的第一反应并不是高兴或者满足。作为一名科学家，我只觉得羞愧难当、无地自容，因为这些信息在 1937 年就发表过，时间并不算久远，文章还回顾了过去漫长而具有启发性的研究历史，可我却从未听说过。我既困惑不解，又忧心忡忡，但主要还是对这场大规模的集体失忆感到难堪。1913—1937 年，几乎没有人对我们了解癌症病因的贡献能超过霍夫曼。但人们对此毫无察觉。今天，我甚至找不到一篇文献引用过他那篇关于吸烟的论文 [10]，或者参考过他于 1937 年出版的那本关于饮食与癌症的不朽著作。[2]

显然，当时的癌症研究大佬们很愿意让霍夫曼为癌症普查搜集数据，却不愿意让他解释自己搜集的数据。在 1926 年于莫宏克湖举行的美国癌症协会会议上，荷兰格罗宁根大学的病理学教授 H. T. 迪尔曼（H. T. Deelman）

承认霍夫曼在 1915 年绘制的癌症图谱"很好、很有用"，但随后又转而攻击霍夫曼对数据的解释权利。迪尔曼表示，在霍夫曼"自以为是癌症研究者"[14] 的那一刻，他就已经超出了身为统计员的职权范围。还是在那次会议上，迪尔曼重申了英国肿瘤移植①研究员欧内斯特·巴什福德（Ernest Bashford）的怀疑论调。[15] 巴什福德认为，就像霍夫曼引用的数据一样，关于世界各地不同癌症发病率的统计数据通通不可信。（巴什福德声称，关于爱尔兰癌症发病率的统计数据不如英国的准确，而来自贫穷国家的统计数据则更不准确，但我从未找到任何令人信服的证据来支持这种臆断。）简而言之，迪尔曼坚决否认癌症和饮食之间存在任何关联。他未经思索就对霍夫曼等人的研究嗤之以鼻，称他们得出的结论是"似是而非的陈述"，还对他们喊话："拿出你们的证据来！"这可真是一个极具讽刺意味的提议，因为：（1）目前已经提供的统计数据他都不愿意去看；（2）他喊话的对象因为受到排挤，根本就参加不了这样的会议。

霍夫曼和营养与癌症的其他研究人员到底构成了什么样的威胁呢？基于我本人在职业生涯中遭受的类似抵制，我能想到许许多多的可能性。他们的观点是否威胁到了手术服务的市场？毕竟我有时也会这样。[16, 17] 他们倾向于素食主义的观点（尽管并不总是明确支持素食主义这个标签）是否扰乱了社会规范，并且让他们显得胆怯和柔弱？有关饮食、营养和癌症的报告总是遭到忽视和诋毁，会不会是因为营养问题过于复杂，而外科医生和其他医务人员又没有接受过这方面的培训，此类问题超出了他们的理解范围？

具体到霍夫曼，是因为他在第八次旧金山调查年度报告[6] 中得出的结论"当今主要的饮食错误在于摄入过多的蛋白质和……糖分"激怒了相关的食品产业吗？还是因为他对其他议题发表的观点？他曾就大量极具争议性的话题发表讲话或者文章，包括生育控制[18]、公共卫生政策[19, 20]、国家医疗保

---

① 此类研究会将肿瘤组织从一种动物移植到另一种动物身上，看组织是否会继续生长。

险 [21]、种族 [4,5] 和职场立法。[21—25] 他是否因为讨论这些问题而惹恼了同行？ ①
他是否威胁到了机构与公众沟通的首选方式，从而削弱了美国癌症协会 [26, 27]
和大英帝国癌症运动（BECC）等机构发挥的作用？[28—30] 美国癌症协会总经
理乔治·索珀（George Soper）清楚地说明了 [31, 32] 他是如何看待癌症机构所
扮演的角色的：他认为机构应该由医生，特别是外科医生来发展、管理和传
递信息，外科医生应该作为公众了解癌症相关信息的主要渠道（如果不是唯
一渠道）。② 霍夫曼的研究不受待见是因为他不服务于任何一家医疗机构吗？
尽管这给了他更大的自由去探索各种各样的假说，但他作为局外人的身份是
否也削减了这些机构对他的尊重？

类似的问题是否也适用于 21 世纪的癌症研究乃至整个医疗行业呢？

我并不是说霍夫曼就不会犯错，把他当作偶像是一个十分危险的错误。
然而，他的确对当时和如今的癌症研究人员起了很好的衬托作用。与他的许
多同事不同，他并没有带着对营养学先入为主的看法进入癌症研究领域。在
许多场合，他都谨小慎微，不会过度延伸自己的观点。他几乎总是鼓励进一
步的研究，而不是宣称自己证据确凿。在他于 1924 年 [35] 开始并于 1937 年 [2]
报告的大型病例对照研究中，他得出结论，称自己并未发现有证据支持吃
肉会增加患癌风险。这并不是他为吃肉辩护的证据，只能证明他是一位称
职的科学家。在该研究中，大约 99% 的实验组和对照组成员都有肉类摄入，
因此限制了他可能得出的任何结论。在某些情况下，他甚至可能过于保守。
1925 年 [36]，他表示，当代的手术、放射治疗及早期诊断的治疗流程是控制
癌症的最佳手段。这一结论基于支持这些流程的现有数据（这些数据在许多

---

① 他早期关于非裔美国人死亡率趋势的某研究受到了批评，但目前没有迹象表明，正是这项
　研究导致他遭到排挤，也没有迹象表明这与他在癌症方面的研究存在任何关联。

② 这背后的逻辑很清楚。用霍华德·利连索尔（Howard Lilienthal）的话来说，"医生属于开
　明的阶层，这类人至少大体上相信早切除恶性肿瘤的疗效" [33]（相较其他替代性方法，
　比如营养调理）。在英国，有一位癌症专家甚至声称，宣传可以在癌症控制方面起一定的
　作用。[34]

方面都存在严重的缺陷，我将在第3章进行详细讨论）。然而，与他的大多数同事不同的一点是，他不怕重新评估自己的观点，甚至在某些情况下还会重新评估数据的有效性。1927年，他开始犹豫，自己是否应该继续支持使用癌症存活数据来评估治疗方法。在研究来自墨西哥的数据[37]时，他"倾向于认为，将非恶性肿瘤误诊为恶性肿瘤的情况比反过来的情况更常见"。

如果不是因为健忘，现在的癌症研究机构会如何评价霍夫曼呢？对于霍夫曼愿意接受新的观点，从不妄下结论，而且总是保持开放的心态，他们会有何感想呢？这种灵活性是否与目前主导该领域的心态存在根本性的冲突？我们不应把霍夫曼奉为偶像的另一个原因是：灵活、开明和警惕这些特质，仅能证明他是一位称职的科学家。不是只有天才或者圣人才能拥有这些品质。它们应该成为衡量所有研究人员的准绳。倘若在一个世界中，灵活和开明只是例外而非常态，那么这个世界一定无法成为孕育真理的沃土。

就此而言，当今世界的癌症研究机构又会如何看待霍夫曼的同行和前辈呢？

留下或者抛弃的伙伴

在对这段历史进行深入研究时，我尽可能多地阅读霍夫曼引用过的文献。结果，我发现了其他许多历史人物，他们也都在努力解决我所遇到的那种有关营养与癌症的问题。在我"成年"时，这些问题显然都是不可触碰的禁区，仅仅是提出这些问题就足以破坏我在同行中的声誉。这表明，自霍夫曼等人所属的年代起，围绕癌症和营养研究的讨论越来越受限。不过彼时的讨论也并非完全自由、不受束缚。在我调查过的那个时代，职业声誉的问题（不管是真实存在还是主观臆测）必然一直影响着霍夫曼，提醒他什么该说，什么不该说。不可否认的是，他触碰了许多红线。但早在霍夫曼之前，特别是在19世纪，还存在更加开放、兼收并蓄的氛围，至少可以允许人们探讨争议性话题。

在霍夫曼参考过的 200 年的文献中，许多食物被认为是造成癌症流行的原因。然而，主流建议是避免"过度营养"（与霍夫曼警告过的"营养过剩"是一个意思）。过度营养的特征不仅是热量过量，还包括摄入过多的食物类型。针对具体的食物类型，最常见的膳食建议就是反对摄入肉类制品，鼓励食用更多的蔬菜和水果。霍夫曼表示，蛋白质是与过度营养相关的第一种也是最常见的营养物质。关于最后一点，霍夫曼提到了威廉·拉姆（William Lambe）和 19 世纪早期这个阶段。

威廉·拉姆是伦敦皇家内科医学院的成员。在 1809 年[38]和 1815 年[39]，他都曾提醒人们警惕"食物摄入过量的危害，尤其是肉类和其他蛋白质制品"。[①]他曾两次提出要在伦敦著名的米德尔塞克斯医院研究"蔬菜饮食"对乳腺癌患者的影响，但两次都被他的同事一口回绝。[40]有记载表明，在这些人的眼中，拉姆就是个怪人，他所倡导的无肉饮食（"素食"一词直到 19 世纪中叶才成为正式的术语）遭到了许多人的冷嘲热讽，其中就包括曾在米德尔塞克斯医院[40]否决其研究计划的癌症外科医生。因此，拉姆可以说是一个重要人物，是癌症与营养关系研究的先驱，但由于遭到严重的排挤，他没能充分发挥自己的潜力。

但这并不意味着他的建议就完全没有得到支持或者应用。事实上，和他同时代的一位颇受尊敬的人物约翰·阿伯内西（John Abernethy）就曾建议："大家不妨试试拉姆博士推荐的（饮食）方案。"用他的话来说，拉姆博士在 18 岁之前一直"体弱多病"。18 岁那年，拉姆"终于"（在 1806 年 2 月）下定决心尝试"他已经考虑了一段时间的事情——完全放弃动物性食品及一切类似的食物，持续只吃蔬菜"。他写道，他"从未发现这种饮食变化带来了任何真正的不良后果……无论是体力、肉体还是精神都没有出现任何衰退的

---

① 这条评论曾于 1908 年被 W. 罗杰·威廉斯（W. Roger Williams）（见第 31 页）引用，霍夫曼也曾引用这句话。这可能是对拉姆强烈反对肉类摄入的观点的改述，因为我翻遍了拉姆写的书，都找不到这句话的出处。但这句话其实准确地反映了他在其他地方发表的观点。

迹象"[41]。根据另一位朋友兼同事的说法，72岁的拉姆——

> 彬彬有礼，外表可敬……他告诉我……他现在的健康状况比40岁时还要好……（而且）他认为自己大概率可以再活30年……虽然他已经72岁高龄了，但他每天早上都要步行到离家3英里远的镇上去，晚上再步行回家。[41]

抛开个人生活不谈，拉姆后来"开始用他自己的饮食方式来治疗癌症患者"，这一做法再次得到了阿伯内西的支持。阿伯内西断定，"蔬菜足以使身体得到充分的滋养"，"相比药物，改变饮食和生活方式更有可能引发重大的体质变化"，"对某些疾病来说，人们都知道药物于事无补，而外科手术也只能暂时缓解病情"，此时拉姆的饮食方式便能"给病人希望和宽慰"。然而，尽管拉姆得到了知名人士阿伯内西的支持，但他的同事还是两次否决了他的研究计划。[①]

在霍夫曼看来[2]，"第一个明确指出癌症是一种营养性疾病"的不是拉姆，而是1849年的约翰·休斯·贝内特（John Hughes Bennett）。贝内特是爱丁堡大学临床医学专业的一名高级教授，负责研究癌症与体脂之间的关系。对于这种关系，他表示："过度的细胞发育（正如癌症）必须通过减少高脂肪元素来加以纠正，而高脂肪元素最初是为了滋养基本的颗粒和细胞核；阻止

---

① 200多年后的现在，拉姆提出的针对乳腺癌患者的试验终于开始了。我的儿子汤姆和他的妻子埃琳都是医生，两人终于开启了一项经专业机构批准的乳腺癌四期患者研究。经过他所在的机构罗切斯特大学医学中心的机构审查委员会的仔细审查，这项新研究才得到批准。得到批准是一个漫长且艰难的过程。对于拉姆说的"蔬菜饮食"所提供的营养是否与癌症之间存在任何关系，尤其是作为一种潜在的治疗方法，癌症研究界依然深表怀疑。审查委员会对这项研究计划提出了条件，要求限制对天然蔬食的测试，只将其作为传统药物治疗的辅助手段，而不能单独测试，这也体现了医疗机构谨慎的家长式作风。即便患者自愿选择单独采用天然蔬食作为疗法，医疗机构也坚持必须同时使用药效"经证实"的化疗药物，尽管这些药物的效果要么高度可疑，要么未经证实。

肥胖和脂肪的形成似乎自然而然可以预防癌变的倾向。"[42] 简而言之，凡是能减少脂肪形成的行为（包括饮食）都应该能降低癌变的风险。1865 年 [43]，他仍然坚信肿瘤生长与"营养过剩"相关，并补充了一条更具体的建议："在出现恶性肿瘤的情况下……身体……多半脂肪过多，此时应该以减少食物中的脂肪为目标。"现代的科学证据也证实了这些观点，有相当多的证据表明，肥胖和癌症相关。当然，他的断言也并非全都无懈可击。基于现代的科学证据，他的减少脂肪摄入必然可以控制身体脂肪水平这一主张过于简单化了。

在 1849 年贝内特写的那本书 [42] 的后记中，他推荐了乔治·麦基尔文（George MacIlwain）于 1845 年出版的一本书。[44] 麦基尔文也是一位医生兼研究员，他认为癌症与饮食过量有关，还强烈警告人们远离"油脂、肥肉和酒精"，因为它们对肝脏有毒性作用。麦基尔文进一步表示："至于癌症的病因，我至少可以确定，要么是食物中含有某些不寻常的东西，要么是某些消化器官以某种不寻常的方式对其起作用，要么二者兼而有之。这似乎是毋庸置疑的。"在我看来，麦基尔文的独特之处在于，他考虑的是整个饮食对癌症的综合影响，而不仅仅考虑特定的营养成分。毫无疑问，他原本或许会和贝内特一样，对膳食脂肪心存忧虑，但他的关注点远没有贝内特那么单一。

几十年过去，这种医学权威宣扬饮食对癌症的作用的风气并没有消失的迹象。英国皇家外科医学院的约翰·肖（John Shaw）在 1907 年 [45] 建议在饮食中增加蔬菜的摄入量，同时减少动物性食品、酒精、茶、烟草和药物的摄入，以控制癌症。仅仅一年后，伦敦皇家外科医学院成员 W. 罗杰·威廉斯出版了一本关于癌症历史的巨著，他认为营养应该在癌症研究中发挥核心作用。按照霍夫曼的说法，这本书本应成为业界的经典："（它标志着）癌症文献的一个新纪元，以绝对公正的态度审视整个主题，最终成就了一本最具分量的癌症研究经典著作。"

威廉斯写道："在所有因素中，营养过剩或许最能决定癌症在易患病人群中的发病概率。"如今，这种对营养过剩的担忧已经屡见不鲜了。为了进一步阐述这一点，威廉斯将"大量摄入以肉类为首的蛋白质（也正是这个时代的特征）"、蔬菜摄入量不足和久坐不动的生活方式作为其他影响因素。（我很好奇，在一个多世纪后的今天，威廉斯会如何看待我们的肉类摄入量，以及我们愈演愈烈的暴饮暴食现象？）

威廉斯的书中最后一个有趣的地方是，他特别强调了癌症的环境起源和移民对患癌风险的影响。疾病在美国及世界各地的不均衡分布也是吸引霍夫曼的一个主题。结合对移民的研究（我们在本书第 1 章提到过），疾病的分布不均表明，癌症与生活方式的因素（也称"环境因素"）息息相关。早在 1846 年，著名的医生兼研究员沃尔特·海尔·沃尔什（Walter Hayle Walshe）[16] 就曾表达类似的观点。他提供的癌症死亡率数据表明，癌症主要是一种基于"文明"的疾病。

唤醒沉默者

我当然可以用一整本书来介绍这些人及其最伟大的作品，不过我觉得我已经清楚地表达了自己的观点：对营养和癌症关系的研究由来已久，很早之前就已经开始有人相信，营养在癌症（以及其他所有疾病）的形成中发挥着重要的作用。倘若真如人们所说，这一领域的研究进展太过缓慢，那么这既不是因为努力不足，也不是因为兴趣寥寥，至少对某些科学家来说是这样的。他们在研究上面临着重重阻碍，就好比前文提到的拉姆，他原本研究饮食对癌症影响的计划被他的外科同事无情拒绝了，又好比被遗忘在历史尘埃中的霍夫曼。类似的例子数不胜数。越是哀叹可靠证据不足的权威人士，在面对大量现有证据时往往就越是选择视而不见，甚至还不怀好意地从中作梗。我并非暗示这是一个彻头彻尾的阴谋，不过是在陈述一个客观的历史事实罢了。

这一时期还有其他许多人的研究可以引用。根据我对早期文献的调查

（虽然还远远不够全面）经验，霍夫曼所著的《癌症与饮食》只纳入了有关营养与癌症的一小部分论述（可能有 20%~30%）。然而，从现代证据的角度来看，这些发现中有不少是极富洞察力的。以下为部分精华内容：

- 1811 年，英国皇家外科医学院成员、一系列癌症实践观察著作的作者约翰·霍华德（John Howard）[47]，以及接下来 175 年里的其他许多作者 ［包括在 1932 年发表大量评论的 W. B. 汤姆森（W. B. Thomson）[48]］一致认为，便秘是癌症的一个重要预测因素。霍华德在积累了 40 年的癌症患者治疗经验之后得出了这个结论。同现在一样，当时在业界达成的共识就是植物性食品可以预防便秘。正如丹尼斯·伯基特（Dennis Burkitt）在 1975 年所称，多年来，人们一直将结肠癌等西方常见疾病与便秘之间的联系归于膳食纤维摄入不足，而膳食纤维是一种只存在于植物中的营养成分。[49]

- 约翰·休斯·贝内特在 1849 年 [42] 提出建议，营养标准应当同时反映上限和下限，他表示："一方面，我们应该竭尽全力使营养水平达到甚至高于平均水平（以降低罹患结核病的风险）；另一方面，我们需要将营养水平降低，使其达到甚至低于平均水平（以降低罹患癌症的风险）。"

- J. 布雷斯韦特（J. Braithwaite）在 1901 年 [50] 提出，致癌的三个主要原因是盐、高营养（尤其是肉类）及"营养不良（无效）的衰老细胞"。

- 弗朗西斯·黑尔（Francis Hare）在 1905 年 [51] 描述了"业内一个老旧的观点，即恶性疾病的增加在某种程度上与世界粮食供给日益低廉的价格和不断改善的质量息息相关"。一个老旧的观点……这句话竟然出自 1905 年？

- 1908 年 [52]，前文提到的罗杰·威廉斯证明了当今"良好的营养"（包括更多肉类制品的丰富饮食）与癌症、心脏病、糖尿病、关节炎和胆结石之间的平行关系。

• 汤姆森在 1932 年[48]声称："食物在癌症的研究中无疑是非常重要的。"无疑是非常重要的……这句话竟然出自 1932 年？他还担心，"对于食物对疾病的产生、控制或治疗有影响的想法，许多外科医生、放疗医生和化疗医生都嗤之以鼻，他们对自己的立场坚定不移，在病人手术后和放疗期间就让他们立刻恢复至普通的饮食"。在这一点上，从古至今几乎没有任何变化。癌症专家继续忽视营养带来的影响，严重依赖手术、放射学和化疗手段，我们现在也时常听闻医院在患者手术后提供"普通的饮食"。

需要强调的是，正如 1982 年的国家科学院报告只是一个更宏大进程中的小小一步，这些 19 世纪、20 世纪的癌症专家也是如此。关于饮食、营养和癌症的文献可以追溯到很久以前，比大多数当代读者想象中的还要早得多，至少可以追溯至古希腊时期[53]和中国古代[54]。这对我来说实乃意外。黑尔表示，营养与癌症之间存在联系的观点古已有之，此话真是一点儿不假。我们只是忘记了这个古老的智慧。

20 世纪 80 年代，当我发现这项研究工作的时候（当然直到今天也是如此），大多数人都相信，癌症是一种遗传性疾病，营养调理对它几乎无能为力。正如我在前一章所述，我们对其他与生活方式相关的疾病的研究和治疗也充斥着类似的态度。但早在 1676 年，理查德·怀斯曼（Richard Wiseman）[55]就认为，癌症"可能源于错误的饮食方式，肉和饮料的辛辣①遇上第一步消化②的故障，之后在消化道下段也没有得到改善，最终这具有刺激性的物质被送入血液"。他的首选治疗方式是什么呢？要对"饮食和生活方式进行精确的控制，建议不要吃盐和辛辣的肥肉，以免影响人体血液"。没错，医生们一直在呼吁通过饮食干预来预防甚至治疗癌症，已经呼

---

① 指辛辣的味道或其他身体感觉，辣味；刺激性；火辣。

② 指在胃和肠道里进行的（食物）消化。

吁了超过 350 年！可谁又记得他们的声音呢？

回到第一部分的中心主题，我要再补充一个新的想法。天然蔬食是富有争议性的，因为它挑战了人们传统的态度和关于疾病起因及治疗手段的流行说法。但很明显，这些态度并非始终是传统的，这些说法也并不总是流行的。虽然本章提到的许多历史人物并没有像我一样大力提倡天然蔬食，但他们和我的思路大体是一致的：我们摄入的食物确实十分重要，尤其是在涉及癌症时；某些食物（尤其是含有动物蛋白的食物）在这方面尤其有害。这一理念遭到禁止的过程值得关注，也因此向我们提出了诸多问题：

- 科学界是如何记录和保存历史的？
- 人们为研究这段历史做出了哪些努力？
- 在科学领域，话语是如何塑造而成的？这个过程是否已经随着时间的推移发生了变化？
- 研究问题和被批准的研究方法是如何被话语塑造的？
- 研究成果是如何被传递给公众的？

我越关注这些问题，就越发现我们习惯性的健忘可以追溯至癌症研究机构的成立，这些机构拥有巨大的权力，可以塑造上述所有话题——历史、教育、话语、研究问题、可接受的研究方法、与公众的沟通等。

第 3 章

疾病护理制度化

哲学不是一套理论，而是一种活动。

——路德维希·维特根斯坦

过去有许多评论家认为，营养是导致癌症的一个重要因素，这一点至关重要，也引人深思，但有其局限性。显然，有关营养与癌症之间存在联系的论述同当代癌症（或者说大多数发达国家的常见疾病）的研究和治疗已经格格不入，所以问题依然存在：是什么发生了改变？

要解释为什么营养的倡导者都被忽视，我们就必须更加细致地审视早期围绕营养和其他治疗手段的争论。在这些争论中，我们发现了一个深刻影响人们对营养的作用接受与否的问题：癌症到底是一种局部性疾病还是全身性疾病？癌症专家从一开始就在努力解决这个问题，因为它决定了癌症应对方法的方方面面，从预防到治疗，从做什么实验研究，到教育和公共政策的制定。

按照这些术语的定义，局部性疾病是一种仅攻击身体某个特定部位并有具体成因的疾病，因此可以进行针对性的处理。这里的关键词是特定性、具体性和针对性。局部性癌症理论的早期支持者认为，癌症由孤立的因素导致，比如伤口、细菌、寄生虫和病毒。（如今，专注于单基因突变或单一环境毒素的癌症研究人员也体现着同样的原则。）由这种信念推导出的必然结论就是针对癌症可以进行局部（且简单）的治疗。在这场争论之初，"局部性"治疗就意味着手术。很容易理解这个理论是如何流行起来的。外科医生坐拥声望和权力，而这种理论的简洁性又强烈吸引着我们理性的思维。它可以很好地用于诊断疾病（"这是乳腺癌，由乳房这种特定的因素导致"）和提供治疗方案（"切除乳房从而消除癌症"）。

另一方面，全身性癌症理论则认为，癌症具有更深层次的起源，可能涉及以营养功能为特征的复杂代谢途径。[1, 2] 相较于局部性理论对特定致癌因素的依赖，全身性理论提出了更难以解释的致病原因。全身性癌症理论的早期支持者甚至认为其中可能涉及多种因素，而不是局部性理论支持者所认为的伤口、细菌、寄生虫或病毒这些单一因素。[3—5] 许多出版物都曾提出，癌症可能是由多种因素导致的：

- 1888 年，前文（第 2 章）提到的 W. 罗杰·威廉斯引用了英国外科医生坎贝尔·德摩根（Campbell De Morgan）的结论，即无论有多少用陶土烟斗的吸烟者得唇癌，或者有多少扫烟囱的人得阴囊癌，"大多数人其实并不会罹患癌症，无论对他们施加怎样的刺激"[6]。具有讽刺意味的是，德摩根赞同局部性理论，但他在此处的陈述和威廉斯的解读却清楚地表明，在唇癌和阴囊癌的例子中可能涉及一些不太明显的因素，甚至多种因素综合的结果。
- 1924 年，J. E. 巴克（J. E. Barker）医生猜测癌症是由维生素缺乏症引起的[7]，对此，另一位医生安德烈亚·拉巴利亚蒂（Andrea Rabagliati）[3]回应道，总膳食发挥了更大的作用。（由于不久之后人们发现，营养是由多种复合维生素和其他协同作用的因素共同组成的，因此，但凡认为营养与癌症相关的说法都是对多致癌因素理论的论证，也支持了疾病的全身性理论。）

- 1907年[8]和1912年[4]，R. 拉塞尔（R. Russell）反复强调了癌症的多种致病因素。虽然他把摄入动物肉列为主要原因之一，但他也颇有远见地警告说："在没有其他刺激物的情况下，动物肉本身并不一定会引发癌症。"[8]

关于最后一点，我自己的实验发现和其他人的证据都与拉塞尔的观点一致。动物蛋白的摄入和癌症风险之间的相关性非常强，但这个等式并不像"动物蛋白 = 疾病"这样简单。（有时人们会反对这个假想敌，但其实这种过度简化的理念也并不能真实反映我本人的理解。）摄入动物蛋白对癌症的影响包括直接的和间接的。一个间接的影响是，一个人吃动物性食品越多，就越少摄入含有抗氧化物、纤维和其他保护性营养成分的可以预防癌症的植物性食品。[9]回想一下本书序中关于营养成分的论述，因为表0.1很好地说明了这一点。特别要注意的是，动物性食品几乎不含至关重要的抗氧化物、复合碳水化合物和维生素（除了在刚食用过植物不久的动物的组织中偶尔会发现少量的抗氧化物和维生素）。

与局部性理论拥护者的外科手术方法有所不同，营养是一个极其复杂而又相互关联的过程。但凡证实营养在致癌或预防癌症方面起作用的人，就必然支持多因素理论。这在早期评论表达的细微差别（甚至不确定性）中是显而易见的。弗雷德里克·霍夫曼表示[10]，内科医生卢修斯·邓肯·巴克利（Lucius Duncan Bulkley）在1921年就认识到了营养在诱发癌症中所起的作用[11]，但他也警告说："要理解和正确地治疗癌症的系统性病症（这确实是癌症的基本致病因素），人们就需要全面地看待与代谢和营养相关的复杂过程。"霍夫曼本人在1923年[12]就曾质疑"能否找到导致癌症的单一'原因'，因为癌症似乎更有可能是多种条件作用的结果"。他随后又分别在1924年[13]、

1933 年[14] 和 1937 年[10] 多次重申了这一观点。霍夫曼还引用了德国法兰克福大学病理学研究所所长伯恩哈德·费舍尔-沃塞尔斯（Bernhard Fischer-Wasels）的评论，后者曾在 1935 年强调了营养的复杂性。前文提到的威廉斯也认识到多种因素的重要性。[15]1908 年，在面对如此复杂的生物学问题时，他坚决反对单一解决方案的概念（例如当时被广泛推销的化疗）。他写了很多关于营养"过剩"的文章，而谈及营养话题自然就离不开无数相互作用、错综复杂的营养成分。

那么，我们在历史上看到的就是两种几乎互不相容的理论。然而，这二者并非在所有层面都互不相容。例如，我们可以将癌症视为一种全身性疾病，但与此同时，依然通过手术来应对肿瘤，尤其是当有足够的证据表明，被切除的肿瘤是独立的，比如良性或非转移性肿瘤时。区别就在于如何看待疾病的成因，以及在手术之后采取的措施。局部性癌症理论的支持者会专注于避免环境中特定的致癌因素，无论是有毒的化学物质（毒药）、病毒还是伤口，并将切除肿瘤视为对抗癌症所取得的胜利。他们并不认为营养是癌症预防或治疗的重要组成部分。相反，由于一系列不只与癌症相关的其他因素，全身性癌症理论的支持者也会避免环境中的毒素和病毒，但他们同时也会在术后跟进相关策略，来解决他们认为导致癌症的潜在原因，比如营养问题。

这两种理论变得更加互不相容的情况就是完全采纳全身性癌症理论，因为这会在很大程度上降低对一切局部性治疗方案的需求。同理，完全采纳局部性癌症理论也会排挤全身性治疗方案，即便只将后者作为一项补充措施。就像完全采纳全身性理论会质疑局部性治疗方案的必要性一样，完全采纳局部性理论也会降低我们对疾病的全身性起源和治疗的关注度。由于癌症专家被迫在这两种理论之间选边站队，可选治疗方案的广度和多样性因此受到了限制，这就对公众利益造成了极大的损害。

局部性理论的流行

这两种关于致癌原因的理论斗争了一个多世纪，但如果考虑到涉及两种立场的不同基本信念和假设，那么这场斗争肯定持续得更久。早在1784年，来自爱丁堡的本杰明·贝尔（Benjamin Bell）就认为乳腺癌是一种局部性疾病，最好的治疗方法就是手术。[16]1816年，约翰·阿伯内西医生对这一观点表示反对，同时期的威廉·拉姆[17, 18]和约翰·霍华德[19]也持反对意见。阿伯内西表示："如果身体中的病变倾向是积极且强大的，那么即便是在最佳时机进行最佳手术也只会带来耻辱。"[2]

几十年后的1844年，在巴黎举行的法国国家医学院外科医生大会上，约翰·休斯·贝内特[20]报告称，法国内科医生让·克鲁维里尔（Jean Cruveilhier）的观点让他成为少数人："癌症总是依赖于一种全身性紊乱，局部性疾病是其结果而非原因，消除结果而允许原因继续存在，是一种不合理的做法。"但正如你所料，外科医生一直以来都倾向于局部性疾病理论，在这方面，克鲁维里尔的外科同事们亦不能免俗。他们认为："要遵循的最佳实践规范只能是尽早切除（肿瘤）。"换句话说，他们主张的理念更符合他们自身的业务。

在整个19世纪，这场争论以同样的方式反复进行。1874年，伦敦病理学会[21]发起了一场关于癌症究竟是局部性还是全身性疾病的辩论，引起了人们对这一问题的广泛关注，也进一步凸显了这一话题对医学未来的重要性。在伦敦举行的这场辩论并没有得出任何实质性的结论（无论是好是坏，辩论最后都以僵局告终），很大程度上是因为简洁的局部性理论仍然受到许多人的青睐，尤其是外科医生。1879年，R.米切尔（R. Mitchell）仔细思考了局部性理论，他表示："每一种特定疾病的起源和存在都依赖于单一且不可分割的原因，而不是多种原因综合的结果。"而其中的首要原因，或者至少是最常被指控的因素，包括槟榔、烟灰和发烫的陶土烟斗，每一种因素都被认为会导致不同类型的癌症，比如口腔癌、阴囊癌、唇癌，而且这些因素都被外科医生毫不犹豫地接受了。① 前文提到的巴克利 [11, 23] 很好地描述了和他同时代的人对单一致癌因素的狭隘关注："人们始终在寻找一些外部因素，比如寄生物感染（以及'局部的创伤和刺激'），但每次都无功而返。"

考虑到外科手术在当代医疗机构的普及程度，局部性理论不太可能被打败。外科手术不可能突然消失或者屈服于营养控制理论。然而，只要给予更多的关注和资源，疾病成因的全身性理论就有可能最终赢得胜利，从此改变历史的进程。但事实并非如此。在上述这场争论持续一个多世纪后，舆论的风向非但没有逐渐转向全身性理论，反而强烈且果断地转向了局部性理论。这并不是因为全身性理论被证明是错误的，也不是因为外科手术特别优秀，而是由于两种新兴技术的出现：放射疗法和化学疗法。支持全身性理论的人不仅在面对外科医生时寡不敌众，同时还要面对一批新的放疗医生和化疗医生。放疗和化疗技术都是在非常精确的局部层面应对疾病，与外科手术的治疗方式有着相同的风格，这就使得那些积极探索癌症复杂病因的人成了更渺小的少数人群。

随着化疗和放疗的兴起，全身性理论逐渐失去了其合法地位。支持局部性理论的阵营取得了胜利，而自那以后人为因素在局部性理论占据统治地位的过程中发挥的作用绝对不容小觑。虽然我们很容易陷入这场争论中更抽象和更理论化的层面，或者就简单与复杂的吸引力进行哲学探讨，但我们永远不能忘记隐藏在这一切之下的人为因素。最重要的是，由于无效的癌症预防和治疗方案，无数人不幸失去了生命。任何与癌症打过交道的人，无论是患者、医生还是患者的至亲，都无一例外受到了 20 世纪初期癌症研究"进展"的影响。但无论是当时还是现在，都有许多专业人士由于自己的观点而被忽视，甚至遭到惩罚。由于批评外科手术，时年 83 岁的巴克利被他所在的专

---

① 顺便一提，当今的证据表明，单一致癌物在典型的暴露水平下几乎不足以增加患癌风险；虽然像米切尔这样的早期研究人员在当时的条件下无法知道，但现在的许多专业人士没有理由对支持单一致癌化学物质的可疑证据一无所知。

业机构美国癌症研究协会（AACR）开除了[24]；我之前已经讨论过霍夫曼被从历史上抹去的问题，尽管他的研究具有开创性，而且他在美国癌症协会的建立中发挥了关键的作用。

我还认为，傲慢的态度也对这场争论产生了深远的影响，加速了手术、放疗和化疗主导地位的形成。认为极其复杂的疾病可以通过非常简单的方法成功治愈，这种想法说得好听点儿是天真，但更多的只是一种傲慢。这种态度一直持续到近期，正如著名的癌症研究者琼·奥斯托克（Joan Austoker）[25]在谈及乳腺癌手术时所说的那样。迈克尔·希姆金（Michael Shimkin）也许是半个世纪内癌症领域最具影响力的发言人，他在 1957 年再次在人们的脑海中固化了这一信念。[26] 草率地拒绝其他观点也是傲慢的表现。早期关注复杂营养因素的科学家就真的一无是处吗？局部性理论的支持者经常争辩说，全身性理论的关注点不够集中，因此根本就不科学。这种认为只有一种科学方法具备价值的态度真是既保守又傲慢。纽约综合医学院的外科教授 W. S. 班布里奇（W. S. Bainbridge）在其 1914 年出版的《癌症问题》（*The Cancer Problem*）一书[27]中，将这种傲慢的态度展现得淋漓尽致："外科技术已经发展到如此完美的程度，人们可以胸有成竹地说，通过外科干预手段完全有可能治愈这种疾病。"（我在此处强调"如此完美的程度"；我马上就会探讨外科干预手段究竟有多么"完美"。）班布里奇还诋毁怀疑论者为"无知者和……胆小怕刀的人"。

好吧，我承认，这句话简直都不是"傲慢"二字所能形容的了。这完全算得上公然宣扬的谬论，是针对批评者本人而非其言论的人身攻击，也无异于对逻辑的攻击。

主要的治疗方案

尽管局部性理论大获全胜，人们也为局部性治疗方法成为首选方案而欢呼雀跃，但在 20 世纪初期，支持手术、放疗和化疗的证据却并不起眼。

放射疗法是一种对受影响区域（如肿瘤）施加高强度的聚焦辐射以杀死癌细胞的治疗方法，于 20 世纪初被引入临床治疗。[28] 在之后的 25 年里，放射疗法引起了广泛的兴趣，但这种兴趣其实缺乏强有力的证据支持。在规模最大的一项对放射疗法的研究中，外科医生查尔斯·L. 吉布森（Charles L. Gibson）[29] 检视了纽约医院 1913—1925 年的 573 例不同类型的癌症病例，最后总结道："我们得出的个人印象是，放射疗法并没有取得实质性的改善。"（我在此处强调"并没有取得实质性的改善"。）

尽管得出了这样的结论，但大众对放射疗法莫名的信心仍在持续膨胀。正如美国癌症协会全国委员会会议的记录[28]所示，在 1914 年[30]和 1921 年[31]，该组织发现有必要抑制公众的乐观情绪。1925 年，美国癌症协会的总经理乔治·索珀开诚布公地谈到了放射疗法在英国的失败。[32]同年，霍夫曼[33]及其他人[34, 35]的一系列报告指出，过度的射线照射与癌症风险及其他严重伤病的增加有关。然而到了 1928 年[36]，美国癌症协会不再试图抑制公众对放射疗法的信心；事实上，他们甚至发布了一份备忘录来缓解公众的恐惧心理，以便放射疗法的信徒们继续开发更好的产品。

截至 20 世纪 30 年代，放射疗法的最好结果是：

- 选择性放疗（靶向放射治疗）对实验室培养的癌细胞可以产生抑制细胞生长的效果。
- 辐射同时具有致癌性（通过引起突变诱发癌症）和癌症抑制作用（通过破坏细胞抑制癌症，但前提是射线束能够集中瞄准目标）。
- 人们也许最终会发现关于放射疗法有效性的有用信息，但前提是要在放射生物学领域进行详细的研究。[28]

当代支持放射疗法的证据要么平淡无奇，要么根本就不存在。比较接受放疗和接受手术的患者存活率的研究[29]或许是最令人印象深刻的。但我们面对这些研究的数据需要持怀疑态度，因为其中充满重大的分析缺陷，我稍后会就此进行详细论述。

与此同时，在新兴的化疗（一种主要使用剧毒化学物质来杀死癌细胞的治疗方法①）领域，几乎没有任何支持该疗法的证据。[37,38]事实上，化疗与当时庸医、江湖郎中和好心却误入歧途的医生所使用的一大堆狗皮膏药几乎难以区分。显而易见的是，随着化疗的概念在19世纪、20世纪之交变得更加流行，在江湖医术和名医疗法之间划清界限的必要性便日益凸显。[28]这表面上看起来像是一件好事。只有傻瓜才会反对打击医学界的招摇撞骗，对吧？你可能会这么想。但是，我们至少应该先仔细审视一下由我们的"名医"设置的用来定义庸医的界限，看看他们提出了什么样的解决方案。

我们审视之后的发现却平淡无奇。1926年，美国癌症协会在纽约的莫宏克湖召开了一场具有里程碑意义的会议，主题是评估支持化疗的证据。根据时任协会副主席、哥伦比亚大学临床病理学教授弗朗西斯·卡特·伍德（Francis Carter Wood）的说法[37, 38]，会上展示的当时最有效的化学疗法是"布莱尔·贝尔法"，即静脉注射胶状铅（在一个疗程中要注射超过600毫克）。在化疗发展的前期和后期，其他许多化学物质也被考虑在内（例如1912年[39]和1913年[28, 40]的硒、呼吸代谢抑制剂，以及能够给活细胞染色却不破坏细胞本身的活体染剂）。[24, 28, 41]这些化学制剂有什么共同之处呢？都没有令人信服的证据可以证明它们对人类可以产生功效。

基于"科学原则"的"合法"化疗与江湖郎中兜售的不科学产品之间显然只有一线之隔。到底是谁决定了这条线的位置呢？比如，是谁批准静脉注射铅作为一种疗法的？[37, 38]显而易见的是，美国癌症协会已经下定决心寻求一种特定癌症解药，以至于愿意组织针对危险化学品的试验。[37, 38]在那些年里，似乎治疗手段的合法性，连同任何可接受的证据标准，都

---

① 如果这听起来很熟悉，那很好。放疗和化疗的前提是一样的：癌症无法被逆转，癌细胞只能被杀死。

主要取决于这狗皮膏药是用谁家的狗做出来的。简而言之，任何一个理性的人都无法为这个年轻且看似临时拼凑出的化疗领域提供足够的支持证据。[①]

最后，尽管当代支持外科手术的证据广受赞扬，但它们的漏洞一点儿也不比支持放疗和化疗的证据的漏洞少。[23, 29, 37, 43] 支持外科手术的证据存在以下缺陷：

- 未能对早期诊断进行统计控制（早期诊断可以让外科医生更早地采取干预措施，但这并不能证明手术就是更好的治疗方法，更不能说明长期的存活情况，但确实增加了达到 3 年或 5 年"生存"基准的概率）。
- 对相对非致命性癌症和致命性癌症赋予相同的权重。
- 通过比较可做手术病例较多的患者组与可做手术病例较少的患者组来确定存活率。
- 将复发归类为"新发"癌症，以免将之前进行的手术视为失败案例。[23, 25, 43]
- 外科医生普遍不愿意统计非手术病例的康复情况。[23, 44]

尽管这些数据存在严重的缺陷，但仍有许多人大肆吹捧外科手术的成功。康奈尔大学的临床外科学教授霍华德·利连索尔就是手术的忠实拥趸之一。[45] 在 1926 年美国癌症协会于莫宏克湖举办的那场会议上，他表示，对外科手术最有利的报告出自前文提到的吉布森[29]、外科医生亚历克西斯·V. 莫斯科维茨（Alexis V. Moschcowitz）[43] 和 M. 格林伍德（M. Greenwood）[37] 之手。但是这些报告，特别是前两篇，其实都被利连索尔曲解了。

当我将利连索尔在会议上对吉布森研究的陈述[45]与吉布森自己的陈述[29]

[①] 令人欣慰的是，那个时代也不算是完全荒废了。因为急于开发化学药品，特别是治疗癌症的激素[42]，人们对癌症生物学理论研究的兴趣变得日益浓厚。

进行对比时，我发现这中间竟然存在着明目张胆的歪曲。吉布森是纽约医院康奈尔分部的一名外科医生，他的报告记录了1913—1925年的573例不同类型癌症病例的随访历史。以下是他对外科手术的看法，也是许多人为了支持手术而引用的所谓证据："我们一直生活在一个充斥着错误统计数据的傻瓜天堂里……一切旧有数据都应该被无情地抛弃，只有在竭尽全力寻找转移瘤未果之后，我们才能进行所谓的根治性手术。"[29]（我在此处强调"一个充斥着错误统计数据的傻瓜天堂"。）利连索尔完全忽视了这一陈述，还通过歪曲吉布森的数据得出了一个截然相反的结论："接受手术的患者在一定时期内的存活概率是相同时间内未接受手术患者的两倍。"他还表示："报道的许多病例都生动地体现了手术的技巧和判断，手术效果非常出色。"效果非常出色？这与吉布森本人的说法简直差了十万八千里："关于癌症手术令人沮丧的现状，我们还没见过比这更悲伤的报告。"

我作为后辈很幸运，还可以去回顾这些往事，能够用类似对话语言的方式，将他们的你一言我一语并列摆放，从而找出其中的差异。但遗憾的是，吉布森却无法以同样的方式为他自己的报告结果辩护，因为他甚至没有受邀出席1926年的美国癌症协会会议。尽管吉布森是同类研究中最全面研究的缔造者和作者，但他只能留在家中。可耻的是，他从研究中得出的灾难性结果也一并被留在了家中。显然，吉布森被排除在会议之外绝非无心的疏忽，因为利连索尔显然清楚他的研究工作，且愿意在他缺席的情况下"分析"（曲解）他的研究结果。

同样，莫斯科维茨等人在纽约西奈山医院进行的研究[43]（也在那场会议上受到赞扬）所得出的实际结果被从利连索尔的论文中神秘地删除了，不难看出利连索尔这么做的动机。利连索尔首先赞扬了霍尔斯特德乳房切除术（后来被认为是令人毛骨悚然的），然后总结道："现代手术通常能成功地根除局部疾病，因为有大量病例是在毫无复发迹象的情况下死于远处转移的。"但他声称，转移瘤完全没有被怀疑为癌症复发，这与莫斯科维茨的观点大相径庭，后者强调难以在复发和转移之间进行清楚的区分。莫斯科维茨还警告说，存活率"并不像人们在受到粗略文献研究的误导后所相信的那般乐观"。

与此同时，在这一时期对外科手术持反对态度的[①]还包括罗伯特·贝尔（Robert Bell）[46]、约翰·肖[47]和巴克利[23]，奥斯托克的评论也指出了更多的异议。[25]鉴于这些批评，以及当代和近期对手术的分析评论、有缺陷的支持数据、围绕整个问题的强烈的情感主义和偏见[25, 48, 49]，显而易见的一点是，外科手术在 20 世纪初期的主导地位（与放疗和化疗并列）并不是单凭其优势光明正大地赢来的。

同期支持营养调理的证据

治疗癌症比预防癌症更紧迫也更私人化。因此，治疗时倾向于像外科手术、化疗和放疗那样，将癌症作为一种局部性疾病进行局部治疗。在 19 世纪末，营养学并没有提供治疗癌症的可能性（现在也没有！），部分原因就在于许多类型的营养素（也许可以集中产生效果）在当时还有待发现。因此，随着局部性理论在理念上的日益普及，加上治疗的紧迫性，人们并不认为可以利用营养与癌症的关联进行癌症治疗。营养是一种体质或者生活方式层面的影响，充其量只能帮助预防癌症。

然而，营养在预防癌症方面的潜在作用最终引发了几个类型的人类研究：比较人口的癌症死亡率与营养模式和饮食习惯变化的研究；基于特定食物的供应情况进行的死亡率时间趋势比较；观察移民、食物摄入趋势和癌症风险之间相关性的研究（随着个体或群体的迁移及采用新的饮食习惯，癌症

---

① 贝尔医生在行医多年后依然拒绝接受外科手术，当贝尔告诉同事他对手术不抱幻想时，他遭到了极大的敌意和职业上的排斥。在经历了相当大的挫折后，他写了一本书来讲述自己的故事，并将印刷出的几本书分别存放在几个重要的图书馆。发现他的书后，我在阅读时两次遇到需要把未剪开的书页撕开的情况。显然，在牛津大学博德利安图书馆，80 年来，我竟然是他这本书的第一个读者！

风险是如何上升或下降的）；至少一项大规模的病例对照研究（霍夫曼的例子）。早期的动物实验（1913—1914 年）[50, 51] 也表明，降低热量摄入量可以显著延缓移植肿瘤组织的生长。

针对癌症与生活方式和环境的关系，最具说服力的证据就是移民对癌症风险的影响。正如本书第 2 章所提到的，这也是霍夫曼[52]、威廉斯[15] 和拉塞尔[8] 等人最喜欢的一种证据形式。最常见的假说是营养"过剩"会引发癌症。除此之外，他们还能如何解释，为什么人口中最"强健"且看似最健康的成员的癌症发病率反而最高？ 1908 年，威廉斯[15] 提出，过度的营养会促进肿瘤在细胞层面的生长，直到最终肿瘤显示出生长的独立性或者"增殖能力"。他表示，在肿瘤发展的外部因素和内部因素的影响方面，"很可能在过去，外部因素作为形成性刺激的价值被低估了。但从癌细胞生长的整个进程来看，在肿瘤形成过程中，就像在正常细胞生长过程中一样，内在因素往往占据主导地位"。这里的"内在因素"是指新陈代谢的复杂功能，换句话说，也就是疾病的体质来源。

这些支持营养调理的证据并不深奥难懂，在当时众所周知，尤其是对在癌症研究和教育协会中最具权势的那些领袖来说。霍夫曼在其 1913 年以"癌症的威胁"为题的演讲中说得再清楚不过了，正是那场演讲促进了美国癌症协会的建立。他在演讲中为这个新的协会提出了十个建议，其中大多数建议都在鼓励改进统计流程和数据，以记录不同人群的癌症患病率。但他也就确定癌症的原因提出了两个非常具体的建议："要准确判定与癌症相关的职业危害的发生率"，"分析营养对诱发癌症的影响"。在 E. H. 里格尼（E. H. Rigney）撰写的协会史[53] 中，霍夫曼曾明确指出："由于错误的饮食习惯是一个潜在的致癌因素，应根据……严格的科学方法对癌症患者的营养进行调查。"协会尽管接受了霍夫曼关于发展统计调查的建议，但忽视了其关于研究营养和环境因素的建议。而最初的这一忽视很快便形成了一种模式，从此以后一直主导着美国癌症协会。

营养理论在英国也很知名。一项由大英帝国癌症运动组织发起的有关宗教团体中饮食和癌症的主要研究 [37] 在 1926 年认证道，"某些理所当然地声名显赫的英国医生"，认真对待营养问题，此外，"关于饮食和癌症的参考书目将会扩展到数百本"。

遗憾的是，为了回到研究兴趣的中心，一切都在 19 世纪末发生了变化。当时，有关致癌因素的局部性理论占据了主导地位。这一主导地位在当时及此后的医疗实践中都得到了清晰的体现。在缺乏可信证据的情况下，外科手术、化疗和放疗所占据的主导地位证明了教条的力量；在有证据的情况下，对其他治疗方法的漠视则证明了长期以来压制有争议观点的趋势。在 20 世纪初期，随着一些癌症机构的兴起，这些趋势更是变得格外突出。

机构的兴起

到目前为止我们已经看到，在 20 世纪初，局部性癌症理论是如何战胜全身性理论的，而这又是如何影响我们的治疗方法，以及导致我们进行不负责任的数据曲解的。为什么这场斗争和它的诸多参与者都被从癌症研究的历史中抹去，为什么关于癌症病因和治疗同样可疑的理论和实践时至今日依然存在，这一切都可以通过 20 世纪初形成的一系列强大的癌症机构加以解释，这些机构包括：英国帝国癌症研究基金会（ICRF）、美国癌症研究协会、本书第 2 章介绍过的美国癌症协会，以及大英帝国癌症运动组织。无论是在过去还是现在，这四家机构的权力都不容忽视。几乎所有与癌症研究相关的专业活动都是由这些机构发展、资助和操控的。但除此之外还有一家机构：由美国癌症协会和美国癌症研究协会的领导者建立的美国国立卫生研究院下属的国家癌症研究所，该研究所权力极大，由美国政府管理、纳税人资助。

尽管这可能是显而易见的，但我依然要指出，机构最初不过是由一群志趣相投的人组成的，而随着时间的推移，这群志趣相投的人往往会变得越来越志同道合。这是人性的问题：同任何寻求和谐稳定的人类群体一样，专业机构往往也会鼓励少数服从多数，追求一致性，而不是杰出的个人意见。即便是在一个自认为局外人的群体（比如各种反主流文化运动）中，群体聚集的过程最终也会导致从众行为。倘若再被赋予巨大的权力，这种从众行为就会成为一股危险的力量，限制公共意志，最终走向制度的自我保护和停滞不前。即使一家机构中的绝大多数人都是出于好意，它最终也难逃宿命。

独立且思想自由的个体间的辩论（比如 19 世纪关于癌症成因的全身性与局部性理论之间的争斗）或许是激烈且富有争议性的，但与一个立场已经明确的机构内部同样的辩论相比，前者至少会对少数人的意见更宽容。在机构内部，因为害怕报复，少数人的意见不太可能会被表达出来，毕竟没人希望自己被所在的专业协会回避或者除名，因此辩论本身的性质也会发生改变。总有一只眼睛要紧盯政党路线；独立的个体会被贬低并挤进同质化的蜂巢，自由的思想被迫沦为群体性思维（我将在第 5 章对此进行进一步描述）。

这听起来可能很悲哀，但最知名的癌症协会的发展历史已经充分说明了这一规律。在英国和美国，这些组织都是由一小群排外的医学权威人士建立和控制的，出于偏见，他们一致认可疾病成因的局部性理论和他们自己的治疗方案。不出所料，没有一个人相信威廉斯在 1908 年 [15] 以及霍夫曼在 1913 年 [52] 提出的营养研究建议。我认为，他们忽视这些建议不是出于阴谋，而是由于顽固、偏见和从众等人类更世俗的缺点。在这些有意无意的力量的作用下，他们选择了更符合自己喜好的建议。此外，他们也明显受到了营利部门的影响，营利部门之所以接受疾病成因的局部性理论，是因为这一理论可以支持产品的营销。

为什么没有机构站出来支持全身性理论呢？尽管有证据支持营养调理的作用，但化疗和放疗这两个新兴领域的利润空间更大，因为它们有助于持续地、同步地发现抗癌产品。此外，新的化学制剂和抗癌技术的开发适用于市场所需的知识产权保护，因此更容易获得资金支持。最后，公众没有理由不信任这四家主要的癌症协会。尽管公众对医疗系统的怀疑态度如今已经屡见不鲜，但要将这种近来才有的趋势投射到 20 世纪民众的态度上，那就大错特错了。人们那时更年轻，更信任机构，也还没有成为慢性病的众多受害者之一。其结果是，几乎没有任何事物可以制衡这些机构对人类社会健康的影响，也没有人站出来质疑它们过度的影响力。

制度性偏见的例子

很少有人能比欧内斯特·巴什福德对英国癌症研究产生更大的影响。巴什福德是英国帝国癌症研究基金会的首任研究主管，负责起草该组织最初的研究计划大纲。他也强烈倾向于癌症起因的局部性理论。在 1914 年 [54]，他否认了霍夫曼关于西方世界癌症发病率正在上升的说法。[52] 他引用了 ICRF 发表于 1905 年的一份有关癌症统计数据的报告，报告作者是他本人和 J. A. 默里，最后得出的结论是（正如我在本书第 2 章提到的），爱尔兰的癌症发病率统计数据不如英国的准确，而来自英国周边较贫穷国家的统计数据就更加不可靠了。基于对统计数据的这一解释，巴什福德声称，主要依赖于人口特征统计分析的营养学假说存在严重的缺陷，英国无须担心。遗憾的是，对巴什福德和英国来说，这种说法毫无根据，纯属臆断。

该报告进一步表明：“正如（ICRF 第一份报告中）已知的事实所预料的那样……饮食对不同种族的癌症患病率并不会产生主要影响。”除了仅仅基于数据来源就质疑数据的准确性，巴什福德和 ICRF 是如何证明他们选择无视将营养与癌症联系起来的大规模统计研究是完全正当的？

巴什福德和默里的别有用心在报告的其他地方昭然若揭。他们声称，“已经证实，癌症仅能通过实际组织移植的实验方式进行传播”，而且“试图通过癌症普查之类的统计手段来建立零星癌症病例之间的关系是徒劳的”。如果你现在看完这句话感到一头雾水，不要担心——这就对了！毕竟，追踪癌症发病率的统计工作与肿瘤移植研究之间又有什么关系呢？这二者之间并无明显的冲突，为什么它们会相互排斥，甚至存在竞争关系呢？

那么，为什么巴什福德和默里要在这份报告中特别强调肿瘤移植研究呢？当我发现 ICRF 当时的研究工作完全集中于肿瘤移植研究，而巴什福德本人的研究经验也与这一主题有关时[24]，其他的一切都说得通了。巴什福德和默里对统计研究的忽视与研究本身无甚关联，更多是与他们自己预先建立的研究方向及他们所在机构的研究方向有关。声称来自爱尔兰及世界欠发达地区的数据不够准确，不过是为了找到一种简单的方法，使得人们不再认真对待这些研究发现，或者免于在移植研究和统计分析之间建立有意义的联系。

不管这种偏见从何而来，他们都坚持在一份看似无关的癌症统计报告中歌颂肿瘤移植研究，听起来很像是高层管理人员在服从公司的规定。在我看来，这表明巴什福德和默里对准确评估营养的作用实则兴趣寥寥，事实上，他们对任何不符合 ICRF 现有研究议程的观点都不感兴趣。

在第一次世界大战期间，这种偏见始终主导着英国的癌症研究。然而，有一点令医学专业人士担忧：ICRF 过度专注于实验室研究，却没有为临床研究提供足够的资金。[55] 为了满足这一需求，另一群医生自发组建了大英帝国癌症运动组织。1923 年，也就是组织成立后的第一年，在幕后出现了相当多的政治操纵。英国医学研究理事会（MRC）的秘书沃尔特·莫利·弗莱彻（Walter Morley Fletcher）要求对新成立的癌症运动组织进行控制，包括其宣传和推广工作，以有效地引导公众对癌症及其治疗的认知。[55] 在英国贸易局的帮助下，他在年内就掌握了新组织的控制权，从而有权将 BECC 的资金直接投入理事会青睐的癌症研究领域，特别是他自己进行的放射生物学研究。[55]

鉴于 BECC 此后仅专注于医学研究理事会授权的研究课题，该组织几乎从未发表过任何有关营养学的文章，无论是支持还是反对营养与癌症之间存在关联的文章，倒也毫不奇怪。尽管如此，还是有两个例外脱颖而出：1930年发表的文章《关于癌症的真相》（The Truth About Cancer）[56]，以及四年后由外科医生约翰·珀西·洛克哈特-马默里（John Percy Lockhart-Mummery）撰写的一份报告。[57] 后者[58] 对营养学研究持格外激进的立场："人们提出了各种各样的意见，认为癌症的发病率与某些食物或缺乏某些食物有关，但没有任何证据支持这种观点，倒是有大量的反面证据。"我觉得这句话很有意思，因为 BECC 在其早期阶段几乎完全忽略了营养问题。为什么他们又突然觉得需要强调这个问题呢？他们是否因为越来越多支持营养假说的证据而觉得受到了威胁？对此我也只能依靠推测，但洛克哈特-马默里的报告似乎确实标志着他们策略风向的改变。在忽视了营养一段时间后，BECC 似乎开始采取更主动的诋毁行动。

还有不少人曾试图破坏支持营养作用的证据，这些举动和言论往往笨拙且毫不诚实。比如，BECC 曾声称，"到目前为止，在动物身上进行的测试这些理论的实验调查的结果完全呈阴性"；随后，该报告又对"假定的癌症地理分布不均"提出了疑问。（我在此处强调"完全"和"假定"。）这种坚决拒绝考虑营养学假说的态度，与 20 世纪 30 年代的《关于癌症的真相》一文提出的观点呼应："没有任何可靠的证据表明，摄入或不摄入任何一种特定的饮食会导致癌症的产生，而且有确切的证据表明，严格的素食群体在患癌概率方面与其他人群并无区别。"[56]（我在此处强调"确切"。）这些说法不仅大部分明显都是错误的，还显示出霍夫曼在《癌症与饮食》[10] 一书中哀叹的那种系统性的思想保守和偏狭。

这些大胆的结论基于科普曼和格林伍德在 1926 年进行的一项研究。[37] 这项研究得到了 BECC 的赞助，声称在选择素食的宗教团体中，癌症发病率与其他群体并无差异。我对这项研究自然是很感兴趣的。我并没有从中找到任何令人信服的证据来否认营养学的作用，反倒发现这竟然是我读过的被曲解得最严重的研究报告之一（尽管我知道如今也有不少可以与其一争高下的例子）。显示在坚持素食的宗教团体中癌症发病率较低的死亡证明数据被千方百计地扭曲了：

- 作者通过"重新诊断"死亡证明（篡改死亡原因）并纳入"可能的"病例，人为提高了素食人群的癌症发病率，却没有在计算普通人群的癌症死亡率时进行同样的数据调整。
- 当他们发现，在一大群奉行素食主义的欧洲大陆宗教团体中，癌症发病率仅为预期的20%~40%时，他们直接舍弃了这些数据。
- 他们使用无关的统计类比，进一步混淆了数据，还夸大了素食主义者的实际数量。
- 按照他们想要贬低一切支持素食主义的主张之目的，他们基于霍夫曼对北美原住民的研究[59]得出了一个结论，该结论与霍夫曼得出的结论竟然完全相反。

尽管如此，科普曼和格林伍德的研究数据依然显示，那些严格遵守素食主义的宗教团体罹患癌症的病例最少，被归类为患癌概率"极小"，甚至为零。

显然，作者没有注意到这一点。他们的结论是："仔细阅读我们的报告将使大多数公正的人相信，关于某些日常食品摄入在癌症的发生过程中所起的作用，只以常被引用的模棱两可的伪统计数据为依据的断言，是没有任何科学价值的。"

* * *

要讨论这些机构及其偏见，你很难绕过其中一些最突出的领导者，比如查尔斯·蔡尔德（Charles Childe）。[60]在大英帝国癌症运动组织成立时，蔡尔德正是英国医学会（British Medical Association）的主席。1923年，他声称："已知（关于癌症）最重要的事实是，癌症发源于局部，发展过程是以局部的起点为中心，逐渐向四周扩散。"听起来很熟悉，对吧？这就是被权威机构标榜为"真理"的局部性癌症理论。至于"离心扩散"的概念，即疾病从单个起源中心（局部疾病起源点）向周围扩散，蔡尔德其实是从 W. 桑普森·汉德利（W. Sampson Handley）的早期研究 [61] 中继承的。汉德利是米德尔塞克斯医院癌症病房一位极富影响力的外科医生，该医院的癌症病房成立于 1792 年。[62] 汉德利的离心扩散理论是对一个极其复杂的问题的一个过于粗略的解释。尽管如此，这一解释依然有着深远的影响力。根据奥斯托克的评论 [25]，该解释为威廉·霍尔斯特德（William Halstead）在 19 世纪末引入的"令人毛骨悚然的"根治性乳房切除术提供了所谓的科学依据。[63]

除了发展了离心扩散理论，汉德利还公开反对大规模的统计研究，也就是那些可以确定风险因素在许多人之间同时发生扩散的研究——与疾病的局部起源理论恰恰相反。1931 年 [64]，他对这些研究及其暗示的一切营养学假设提出了异议。他对癌症成因的局部性理论的坚持也反映在他对狭隘研究方法的偏爱上。比起统计研究，汉德利倾向于"对癌症单个病例的研究"。（我在此处强调"单个"。）他还提到了米德尔塞克斯医院的外科医生查尔斯·穆尔（Charles Moore）的研究。根据汉德利的说法，穆尔"在 1867 年"证明了癌症成因的局部性理论，"（当时他）表明，术后复发不是由于器官或全身性感染，而是由于未完全切除原发肿瘤及其周围的卫星结节"。很容易看出，这个理论及其对尽早完全切除所谓"原发肿瘤"的强调，最终启发了霍尔斯特德采用根治性乳房切除术。

汉德利通过庆祝"镭局部治疗"所取得的成功，代表局部性理论宣称取得了进一步的成功。在这一点上，值得反复强调的是，早在 1925 年，霍夫曼 [33] 及其他人 [34, 35] 就已经证明，放射疗法会增加患癌的风险，甚至在那之前的几十年里，美国癌症协会的同行就已经开始积极地抑制公众对这一治疗手段的乐观看法。[30] 但是，汉德利同他的许多前人及后辈一样，对这些矛盾之处并未感到不安。事实上，在他于 1955 年出版的《癌症的起源与预防》（*The Genesis and Prevention of Cancer*）[65] 一书中，他仍旧公开支持局部性理论。在那本书中，他还透露了一个令人吃惊的喜好，也就是极力推崇专制主义的信息控制，以及由 BECC 等机构负责的"直接公共宣传"。尽管他措辞含糊，称这种宣传与该机构的使命（推广外科手术的目标）相比不过是"次要的"，但他并不羞于讨论它的潜力。（用"政治顾问"这个词来形容他简直再贴切不过了。）

1936 年，营养–癌症假说在英国的命运终于被一锤定音。当时，健康教育和研究理事会（Health Education and Research Council）发表了一篇关于癌症研究的调查报告。[66] 报告的作者莫里斯·贝多·贝利（Maurice Beddow Bayly）轻率地否定了营养的价值："这并不需要我们多费时间，因为纵观在这两项重大研究基金的资助下进行的所有既往调查，作者没有发现任何可以被称为'科学'的结果。"而事实上，正如我们所见，长达几十年的研究，包括实验动物研究、人口研究和实证记录等，无一不表明，癌症与营养之间确实存在关联。

在这里，我再次想起了那些"科学守门人"选择性忽略特定类型研究的傲慢，以及机构定义权的力量。这里的"定义权"指的是：这些组织可以在不接受任何反驳的情况下将一件事定义为科学，将另一件事定义为非科学，仅仅因为这样的定义符合它们的利益。上述组织将"科学"局限于遵守局部性理论的研究，癌症研究机构将这一立场一直延续至今。机构的这种定义权完全是为了维护既有的权力结构，以便像贝利这样有权有势的医生能够保持完整的控制权。因此，在英国"重大研究基金"资助的项目中找不到营养相关的成果既不令人意外，也不是反对营养学假说的理由；这仅仅反映了这些机构的政策，也进一步证明了它们的偏见。

最后，尽管证据不是来自 BECC 或者 ICRF，但确实存在证明癌症与营养相关的证据。贝利显然感到有必要回应一下其中的一些证据，尤其是越来越多的动物研究体现了饮食对肿瘤发展的影响。但他再次否定了这些发现，声称动物研究"不会产生任何有价值的结果，如果不是因为……科学知识发展的悲剧性滞后，这些实验将是可笑至极的……当然，根本没有必要评论这种愚蠢事物的科学价值。"根本没有必要评论？然而，事实是他无法克制自己的评论，张口就是"可笑"和"愚蠢"这样的词语，宛如一个冲动的腹语术表演者，一边是科学，一边是支配着他的脚本，而他卡在中间左右为难，摇摆不定。

* * *

美国癌症研究协会和美国癌症协会就像上述英国组织一样，对其创始人的教条主义研究偏见负有不可推卸的责任：这二者都曾否认营养在癌症发展中的作用。这一教条渗透了研究资金、实验方法选择和出版等各个层面，还影响了 1937 年国家癌症研究所作为政府机构的成立。美国国家癌症研究所后来成了世界上地位最高的癌症研究机构，这一地位一直保持至今。

美国癌症研究协会早期领导者的专业背景就很好地说明了这一点。1907年的 11 名创始成员中，有 9 位是外科医生或病理学家。他们都没有任何营养学方面的背景。和 ICRF 一样，美国癌症研究协会的创始人也对近期的肿瘤移植研究热潮异常着迷，他们尤其对分别在英国和美国的两个研究小组的工作成果感到兴奋。[24] 当时的希望是，通过研究肿瘤移植，研究人员或许会发现某种癌症免疫力。

我能理解这些早期研究的吸引力。但这并不能证明，排斥有关营养学作用的研究就是合理的，尤其是在其他研究途径并无如此多障碍的情况下。事实上，美国癌症研究协会把极大的注意力集中于外科手术、X 射线、镭和"腐蚀性（碱性）糊剂"上，他们对具有抑制癌细胞潜力的生物材料的探索助推了化疗这一仍在努力站稳脚跟的新兴领域的发展。[24] 值得注意的是，这种对癌症抑制剂的关注可能源于 G. H. A. 克洛斯（G. H. A. Clowes，美国癌症研究协会仅有的两位既非外科医生又非病理学家的创始成员之一），他认为癌症是由病毒引起的。克洛斯的例子生动地表明了这些研究机构中专业代表的重要性：很有可能正是克洛斯作为创始成员的加入，直接导致了机构加大力度探索具有抑制癌细胞生长效果的免疫手段。[67] 遗憾的是，营养学却没有这样的倡导者。

但是美国癌症研究协会对营养的蔑视不仅表现为对它的忽视。他们对不同意见的容忍度也很低。纽约皮肤与癌症医院的主要创始人和首任主任巴克利[24] 经历了惨痛的教训才认识到这一点。尽管他有着优越的背景和无可指摘的声誉，但癌症研究协会还是决定将他除名，仅仅因为他曾提出可以用非手术的方式来治疗癌症。[25] 让我们明确一点：巴克利的这次微不足道、单打独斗的反抗（如果它可以被称为反抗）并不特别引人注目，也不具有特殊的煽动性。他只不过是在一个许多同行都认为手术是上帝创造的完美程序的时代，说出了外科手术尤其是乳房手术的缺点。[25] 根据霍夫曼所说[10]，巴克利还曾质疑为什么营养"从来没有得到过公平、理性的试验机会"。两年后，巴克利基于更有说服力的证据，以更大的信心重申了这一观点。他引用超过 35 位癌症外科医生的研究结果，并做出总结：仅有不超过十分之一的癌症患者有望通过手术痊愈。[23]

我不确定是巴克利对营养的倡导还是他所提供的反对手术的证据更让美国癌症研究协会感到恼火。我怀疑这两方面都惹怒了他们。但无论如何，这其实并不重要。这两件事都被认为是犯了大忌。

本书第 2 章已经介绍过，霍夫曼很早就参与过美国癌症协会的筹建工作，他后来的研究也做出了突出贡献[24, 52, 68]，但美国癌症协会并不比癌症研究协会更能容忍营养学的假说。霍夫曼在美国癌症协会内外的持续研究工作，尽管从未受到真正的欢迎，但其实更多体现的是他本人的显赫声名，而非协会的公平对待。协会肯定一度想把他赶走，但在他发表那场"就职"演讲之际，他早已在美国确立了自己作为杰出统计学家的声誉。

此外，霍夫曼再怎么坚持也不能保证得到协会领导者的支持和尊重。虽然没有被完全禁言，但他的建议只是被选择性地采纳，他所带来的影响也只得到了极少的回报。协会总是与他保持一定的距离，也从未给予他应有的表彰。例如，当他被授予美国癌症协会第七届年度克莱门特·克利夫兰奖章时，无人提及他在营养方面的贡献和建议。遗憾的是，由于健康状况不佳，霍夫曼甚至无法亲自领奖。

先于霍夫曼获得美国癌症协会奖章的六位得主中，有四位是来自媒体和筹款领域的个人和组织，其余两位是科学家。[24, 53] 詹姆斯·尤因（James Ewing）就是其中一名获奖的科学家。尤因不仅是 1913 年癌症协会成立时的创始成员、康奈尔大学医学院的病理学教授，而且是美国癌症研究协会的杰出创始成员，还是 1937 年国家癌症研究所下属的国家癌症咨询委员会（National Cancer Advisory Council，缩写为 NCAC）成立时的创始成员。换句话说，在 20 世纪前 40 年里，癌症领域只有屈指可数的科学家（如果有），其影响力可与尤因比肩 [24, 53]；鉴于此，他能先于霍夫曼获得克利夫兰奖章也就不足为奇了。但我认为这也说明了美国癌症协会的优先级。在尤因的表彰大会上 [69]，威廉·亨利·韦尔奇曾强调，"通过根治性手术或放射治疗取得的治疗效果的显著改善，充分证明了"对尤因的认可是实至名归的。[70]（我在此处强调"根治性手术""放射治疗"。）

另一位在霍夫曼之前获得该奖章的科学家是哥伦比亚大学癌症研究所的所长弗朗西斯·卡特·伍德（Frances Carter Wood）。和尤因一样，他也是美国癌症协会在国家癌症咨询委员会的代表，他的研究兴趣与主流治疗方法（尤其是布莱尔·贝尔的胶铅法）一致。同样，伍德连同尤因及一些重要捐赠者先于霍夫曼获得克利夫兰奖章也不出人意料。规律已经找到了。

宏观来看，这个奖项本身并不重要。都已经过去 100 年了，我也没有资格代表霍夫曼认领受害者的身份。重要的是这一历史为我们揭露的有关机构的真相，以及它们在这个成长期抱有的偏见。

尽管美国癌症协会直到 20 世纪 40 年代才有了自己的正式研究项目，但它确实对癌症领域的话语施加了相当多的控制，（与美国癌症研究协会一起）几乎垄断了整个癌症研究的话语权，直到国家癌症研究所的成立打破了这一局面。至关重要的是，美国癌症协会还操控着信息的流动，决定着哪些话题在何种情况下适于辩论。这种权力清晰地体现于它对国家癌症研究所的介入、国家癌症咨询委员会、《癌症研究期刊》（现在已经更名为《国家癌症研究所期刊》）[24, 53]，以及具有开创性的莫宏克湖研究会议。[53] 正是在这样的期刊和这样的会议上进行着关于癌症最重要的辩论，辩论的范围也因此得以确立。在国家癌症咨询委员会最初的七名成员中，美国癌症协会选出了四名成员，外加委员会的主席。

不出所料，当尤因及其他随后成为国家癌症咨询委员会成员的人准备莫宏克湖会议的发言人名单时[53]，他们排除了包括霍夫曼和放射学批评家吉布森这样的局外人。鉴于这场会议的重点是解读癌症统计数据和死亡率趋势，将霍夫曼排除在会议之外的举动尤其应该受到谴责。31 位会议发言人几乎全是外科医生、病理学家或临床医学专家。没有一位营养学家被邀请出席，也只有一位不知名的统计学家。尤因在讲话[71]中把有关饮食和癌症的建议贬低为"半医学文献"，并表明他偏爱将靶向辐射作为一种癌症治疗手段——我必须补充一句，这正是他为之献出了自己大部分职业生涯的一种治疗手段。[70]

遗忘是福

1986 年，当我在牛津大学研究完营养学和癌症错综复杂的历史时，我有了崭新的视角。回首这段历史，我比以往任何时候都更加深刻地认识到，这段历史蕴含着我们对营养和癌症的传统信念（其中不少信念一直延续至今）的形成，同时也揭露了它们可疑的起源。有些人可能会指出，这段历史比我在这里介绍的更深刻，当然也更混乱。我不否认这一点。（历史不总是比我们叙述的更深刻、更混乱吗？）我也不敢说自己已经充分理解了癌症研究领域的每一个不合理的层面。虽然我已经强调了一些因素，比如过分简化的解释对人产生的吸引力、无孔不入的专业偏见，以及机构的力量，但一定还有其他可能的原因导致营养和癌症研究总是不被重视。例如，饮食一直与传统和阶级等级密切相关。我不知道其中确切的影响程度，但有可能这些和其他因素也对营养学假说不被接纳发挥了重要作用。

我本可以引用更多的作者、医学权威、科学家的理念和研究成果来做进一步的强调，但为了保证书中的探讨尽量通俗易懂、简洁晓畅，我必须对涵盖哪些具体的事件和报告有所取舍。取舍尽可能基于以下两点：作者的突出程度，以及我阅读第一手资料的能力。我希望能够借此合理地代表这一领域的情况，准确地反映作者的观点。

然而，我一边考虑着这些限制，一边注意到某些有据可查的规律开始浮出水面：

1. 理论决定实践，实践也决定理论。局部性理论打败全身性理论取得了胜利，从而巩固了手术、放疗和化疗之于营养调理的胜利，而局部性治疗的显著成功（即使只是在短期内）又进一步强化了我们对局部性理论的信念。

2. 反过来，实践又决定着机构的形成。倘若当初有更多的从业者认真对待 19 世纪初的"蔬菜饮食"[72]，那他们可能就会成立一个自己的研究机构，并为研究筹集资金。

3. 最后，机构会通过国家政策、周边理论和实践来操控话语。机构出于偏见会倾向自己最了解的理论和实践，也就是当初塑造了机构本身的那些理论和实践，如此不断恶性循环下去。这种刻意尤其体现在它们对利润更高的实践的保护上。

在这个架构中存在着大量的个体，其中不少人其实都心怀善意。我对这些人的看法很简单：他们的好心已经被制度化了。他们勇敢的努力被束缚了，他们所做的善事被禁锢了。他们已经陷入了一个循环中，而接收他们信息的那些协会也是如此。至关重要的是，他们也忘记了自己已经被制度化。在这些机构创立之初，全身性理论和营养的作用都被忽视了，既不受欢迎也缺乏相应的研究激励；后来，它们便逐渐被世人彻底遗忘了，甚至被从这些机构的历史中抹去，就因为它们偏离了所谓的"科学"。

未来，我们可以说，对人类健康最大的威胁不是被我们称为"治疗"的无效策略和方案——尽管它们可能既昂贵又有害——而是更普遍的遗忘。如果机构总是严酷地对待不服从者，那很可能不是因为这项事业的参与者（研究人员、政策制定者等）都是邪恶的阴谋家，而是因为他们忽视或忘记了过去。他们与在此之前的相关重要研究已经严重脱节了。这是所有科学家都会面临的问题，但在涉及癌症等复杂疾病的研究时，这个问题造成的后果尤其严重：我们过于关注不远的将来，过于关注问题的构思和项目的设计，而对调查和整合过去的经验教训的关注远远不够。

在我职业生涯的初期，人们普遍认为，在开始任何新的研究项目之前都应该先回顾一遍过去的相关文献，一般至少要追溯到几十年前的文献。但如今，似乎只要是超过五年前发表的文章就会被认为已经过时，甚至无关紧要。随着越来越多的人才涌入研究领域，论文出版的速度和数量都大大增加，而"历史"现在已经被压缩成了过去几年的时间。

大约 40 年前，当我在休假期间前往位于华盛顿特区外的美国实验生物学学会联合会总部时，我试图直面这个问题。在那里，我被任命为国会联络员，负责监督国会的生物医学研究经费。这是一份让人不堪重负的工作，其中涉及的游说和政治活动远远超出了我的承受能力范围。坦白来讲，我在那份工作中的表现相当糟糕，我的性格不太适合那份工作。但无论如何，作为第一个担任这一职位的学者，我还是被要求总结自己任职期间的想法、经验，以及我对未来的继任者有何实用的建议。考虑到在我的工作环境中，大多数人都只关注不远的将来，很少考虑过去的经验教训，我提出了一个有点儿半开玩笑的建议：不妨在今后的五年内关停国立卫生研究院一切新设的研究基金（除了持续的工资发放），转而把时间和资金用于召开会议，讨论20世纪留下的教训。我提出，我们可以通过绘制旧有的路线，为生物医学研究的未来指明新的方向。

我的资深同事一致认为这个新想法实在太疯狂了。所有人都知道，研究事业虽然范围狭窄，但始终在平稳地行进，并不需要进一步的审议，任何此类讨论都将阻碍科学至关紧要的前进势头（至于这种力量究竟会将我们带往何方，那就不必操心了）。最终，联合会不愿发表我的论文[73]，于是我只好作罢。他们认为，这样的声明会过分暴露国立卫生研究院内部的低效。我觉得很有道理。但请记住，这已经是发生在40年前的事情了！我们现在有了更多用来组织、翻译和利用的科学信息，其中大部分将永无见光之日，在墨水干之前就会被遗忘。因此，科学的车轮将继续转动，不是像轮胎一样在地面上前进，而是被悬挂和固定在机构的框架上，永远地、冗余地转动。

今天的研究和治疗必须限制在一个不断缩小的范围内。我毫不怀疑，如果有可能将营养的力量提炼成一种单一因素，就像一粒药丸或者一项手术，那么它将得到更多的支持和代表。与此同时，100多年前由局部性疾病理论支持的旧治疗方案，尽管并无疗效，却依然主导着癌症领域。事实上，如果这些从一开始就是有效的治疗方案，如果结果真的像一些评论员所说的那样"非常出色"，那么我们本来完全可以避免第1章所介绍的那场"抗癌之战"。

可事实却是相反的，这场战争仍在继续。

我们"先进的"现代癌症治疗方法造成了可怕的成本和往往致命的身体创伤。根据2014年的估计，门诊化疗一轮的平均费用约为20 000美元，而住院化疗的价格更是高达26 000美元。[74]更糟糕的是，治疗费用的增长速度已经超过了平均生活成本的增长速度，因此如今的许多病人都面临着两难的选择，要么只能放弃治疗，要么就得为了筹集医药费倾家荡产。身在美国这样一个富裕的国家，却有如此多的公民仅仅为了求得生存便要遭受经济上的重创，这是令人无法接受的，我相信大多数人都深有同感。何况正如我们所见，这些治疗方案的效果少说也是值得商榷的。2004 年，一个澳美联合研究小组对涉及 22 种癌症的大量数据进行了评估，结果显示，我们的所谓"治疗"根本就不是治疗。与未接受治疗相比，使用细胞毒性化疗药物患者的五年生存率平均只提高了 2.1%[75]，其中很大一部分可能仅仅是由于安慰剂效应。如果这还不够糟糕，那么看看欧洲药品管理局最近的一份报告：它发现，2009—2013 年，大多数（57%）获审批的抗癌药物在上市时都没有任何证据表明"它们改善了患者的生活质量或延长了存活年限"[76]。然而，许多药物却以"突破性疗法"的噱头上市。这种衡量有效与否的"质量或数量"指标并不是非常具体或严格，甚至都没有区分短期和长期的影响，然而，在此次调查期间推出的大多数药物甚至都没有满足这项指标的要求。我们的癌症"药物"毒性如此之大，以至于要求服用药物的患者在上完厕所后冲水两次。[77] 这一点很重要，因为药物在你接受治疗后会在你体内停留约 48 个小时，在此期间可能会伤害你家里的其他健康成员。既然这种"药物"都可以伤害健康人群，那么它对重病患者又会造成什么影响呢？

简而言之，尽管几十年过去了，我们治疗癌症的能力却并没有得到提高。我们只是"更新"了 100 年前无效的治疗方法，而这一切都是由于我们持续误解和忽视营养在导致和治疗癌症中所发挥的作用。

记住其他选择

以植物为本的天然饮食（天然蔬食）及其配套的研究是有争议的，因为它们挑战了传统的文化观念，即饮食和疾病之间只存在一小部分关联。在本书的前两章，我们在癌症的背景下已经讨论了这一点，但这种文化观念的主导地位或多或少在所有疾病中都有所体现。我之所以热衷于讨论癌症，无非是基于我自己在这一领域积累的专业知识，以及我于 20 世纪 80 年代中期在牛津大学发现的丰富研究历史。但毫无疑问，以上得出的所有教训同样适用于其他疾病领域。

我希望在此说明的是，宏观来看，这种观念其实是一种相对近期才出现的现象。没有无可争辩的指令可以证明，我们对局部性病因和局部性治疗的信念是正确的。20世纪初期的证据并不能佐证我们对局部性病因和局部性治疗的信念，现在的证据也不能。考虑到这背后的代价，我们为什么还要坚持这种信念？难道不应该像威廉·拉姆在200年前提议的那样，去尝试其他一些选项吗？

天然蔬食之所以富有争议，是因为它重燃了过去有关局部性疾病和全身性疾病的争论。维系现状的人声称，这场辩论已经结束，但支持天然蔬食的研究结果却表明情况并非如此。通过建立营养与疾病之间的联系，天然蔬食重新点燃了一个古老的争议——一个安于现状的人宁愿大家继续遗忘的问题。

但是，天然蔬食所挑战的不只是我们支离破碎的疾病护理系统，正如我将在本书第二部分探讨的那样，它还挑战了我们一贯以来对什么是"良好"营养的理解，特别是对动物蛋白的传统态度。

2

第二部分
营养学中的困惑

第 4 章

营养学的状况

除了我自己的困惑，我给不了任何人任何东西。

——杰克·凯鲁亚克

我希望我们面临的问题更简单一些，希望三章就足够把问题阐释清楚。我希望我们可以简单地说一句："太好了！营养在导致疾病和促进健康方面发挥着强大的作用。我们现在就行动起来吧。"可遗憾的是，我做不到。正如我们对营养（或者缺乏营养）与疾病的关系的态度与一个多世纪前的可疑观念密不可分，我们对营养科学本身的态度也是如此。正如对营养与疾病的关系持有的相反观点被摒弃一样，对营养科学抱有的不同态度也被无情地忽视了。这就意味着，即便人们普遍认为营养在疾病和健康中都发挥着强大的作用，许多人也仍然对最佳营养到底是什么样子的感到困惑。

回顾你自己的经历，我相信你一定会想到很多这样的例子。围绕健康和营养这个话题，充满分歧、混乱的讨论几乎已经不可避免。我们对健康和营养的态度直接或间接地决定了我们倾向的饮食方式，几乎没有人能对现代饮食"急躁"的特征提出疑问。无论你喜欢的是 21 世纪的"穴居人"式饮食，还是高脂肪的紧急状态式饮食，或者大开吃戒前的素食，又或者是以上各类饮食的综合及其他流行的饮食方式，你都很可能已经目睹了这些不同饮食阵营所滋生的顽固抵御和反击。此外，许多伦理、环境和宗教方面的理由也影响着我们的膳食选择。就像我们当前的政治环境一样，在饮食问题上我们也正处于一个僵局，而要打破这个僵局，不仅需要我们在对饮食的看法上有一个巨大的转变，而且需要我们改变对待健康和营养的基本态度。

我曾不止一次因为关注和展示科学证据而陷入关于饮食的争议之中。尽管我尊重出于道德理由不吃动物的论点，但我对动物蛋白的看法向来都不以动物福利为出发点，我只关注它与人类健康有关的证据，许多活动人士都曾批评我的这一立场。某些纯素食或部分素食的倡导者已经表明，他们宁愿忽视或否认实验室动物研究获得的证据，即使这些关于健康的证据恰好符合他们不伤害和杀害动物的立场。

当然，我还面临着来自辩论另一方的更多批评和愤怒。我在之前的作品中提到过，1989年在韩国首尔举行的世界营养大会上，在我做研究结果汇报的过程中，一位极具影响力的研究员、麻省理工学院的食品科学与营养学教授弗农·扬（Vernon Young）在观众席中大声喊道："柯林，你现在说的可是好食物，请不要把它从我们身边夺走！"当然，他所说的"好食物"正是动物蛋白食品，是我这辈子前几十年钟爱的食物，也是我从事乳品业的家庭赖以为生的食物。

如果扬从科学的基础上对我的汇报展开批评，这也许就会引发更积极、更富有成效的交流，也许我们就会朝着真理和智慧的方向再前进一步。事实证明，他实际给出的评论其实更具启发性，因为它揭示了营养学一直以来面临的核心问题：营养学总是和关于食物是"好"是"坏"的价值判断纠缠在一起，这种判断又往往与证据无关。那么这些价值判断从何而来？它们理应来自营养学，在一个理想的世界里一定如此。然而，经验却表明现实并非如此。影响我们判断什么才是"好食物"的因素有很多。宗教、环境和伦理因素都在考量范围之内；阶级和文化是饮食偏好不可否认的风向标；长期以来与财富和家乡联系在一起的食物的地位很难被推翻，即使有证据表明它们会导致疾病。当然还有一个重要的因素就是食物的味道。

显然，我们对食物的许多价值判断都不是纯粹科学的产物，如果你认为科学一定能战胜这些价值判断，那你就太天真了。但这并没有阻止人们大量生产所谓的"证据"来强化这些价值判断，因为实力雄厚、广受欢迎的食品产业并不缺乏资金来赞助有利于自身产业的研究工作。

弗农·扬大概并不认为自己是一个差劲的科学家，但他肯定犯下了本（营养科学）末（他所理解的"好"食物）倒置的错误。遗憾的是，当他和许多同他一样的人将这种态度带进营养学最具影响力的领域时，后果简直不堪设想。在此仅举一例。2002 年，扬负责担任食品与营养委员会宏量营养素附属委员会主席，该委员会当时负责首次制定膳食蛋白质的"安全上限"。他们最终将其设定为总热量摄入量的 35%，高得令人震惊，从科学上讲完全不合理，会对人类健康造成严重损害，因此坦白地说，这完全是有违良心之举。这一建议指标如今已被广泛采纳，但在报告正文中甚至没有得到证据的支持。推荐每日供给量（1943 年也是由食品与营养委员会首次估计得出，此后每五年重新评估一次，该指标衡量的是人体平均需要多少摄入量才能保持最佳健康）建议：10% 的热量摄入量应该来自膳食蛋白质。

膳食蛋白质 35% 的安全上限也缺乏实用价值。一个人必须摄入过量的动物蛋白才能达到这个阈值。从生物学角度来说，从蛋白质中摄取 10% 热量的饮食与从蛋白质中摄取 35% 热量上限的饮食，二者有着天壤之别。前者可以通过食用纯植物性食品（植物至少含有 8%~10% 的蛋白质）来实现，而后者却只能通过几乎纯肉食性饮食来实现。同时支持两者，其实就意味着一个也不支持。实际上，这条建议已经变得毫无意义可言——你想摄入多少蛋白质就摄入多少吧！这一建议其实兼具保护产业和给消费者营造一种虚假安全感的效果。

当然，真正的科学就没那么宽容了。关于科学，我将在接下来的章节中做进一步讨论，当然你也可以在我之前的书中找到更加详细的内容。科学研究表明，从蛋白质中摄取 35% 热量的饮食与从蛋白质中摄取 10% 热量的饮食对健康造成的影响截然不同。证据很明晰：

1. 即便仅少量摄入动物蛋白也会提高罹患慢性病的风险。
2. 多吃动物性食品就意味着会少吃能够帮助抵御疾病的天然植物性食品。
3. 植物性食品可以提供人体所需的所有蛋白质。
4. 实验室动物研究发现，许多生物机制都可以解释多吃动物性食物、少吃植物性食物给人类健康带来的损害。

研究表明，将膳食蛋白质摄入量提高至 20%（远低于 35%）就会增加[①]包括癌症在内的一系列严重健康问题，而且蛋白质摄入量每增加一个百分点，健康风险就会随之上升，这通常被称为剂量反应。[1]

设定这个 35% 上限的食品与营养委员会中有两名成员是我的朋友。当我在看完新闻稿后询问他们时，他们似乎并不知道委员会已经得出了这个结论。其中的一位朋友乔·罗德里克斯（Joe Rodricks）是美国食品药品监督管理局的一名资深科学家和管理人员。起初，他对我问及支持这一上限的数据（或者更确切地说，是这一上限缺乏支持数据）持戒备态度，当然这也情有可原。但当我向他提出疑问时，他才终于坦白："柯林，你也知道，我对营养学一无所知。"我确实知道，他的专业领域其实是毒理学！我在委员会的另一位朋友和同事声称，他甚至从未见过在新闻中公布的 35% 那个数字，

---

① 请注意一点：在人群研究中观察到的疾病风险上升并不只是因为动物蛋白。随着动物蛋白摄入量的增加，其他营养物质的摄入量也随之发生了显著的改变。是所有变化叠加在一起共同产生了实质性的影响。

他说自己肯定是不小心遗漏了，因为在委员会工作收尾的阶段有太多材料要看。这个 35% 的上限被放在新闻的开头进行了重点强调 2，这就引发了一连串的疑问。比如，究竟是谁撰写了这条会增加患病概率的建议，他们是什么时候写的？他们从委员会的其他成员那里收集了多少意见？食品与营养委员会的领导负有多大的责任？他们的行业人脉到底能产生多大的影响力？

是的，他们还有行业人脉。食品与营养委员会主席卡特贝托·加尔萨（Cutberto Garza）是我的熟人（至少可以说是熟人吧，我们之间的关系可能会引起争议）。他在康奈尔大学营养学系（学术意义上也算是我的半个家了）担任了 12 年的系主任，在此期间，他的观点常常与乳制品产业的利益保持一致。有一次，在加拿大魁北克召开的一场国际营养大会上，他代表雀巢公司发言。雀巢是全球最大的食品公司，自 1866 年成立起一直在乳制品产业扮演着核心角色。3 还有一次，他和建立了膳食指南咨询委员会（他同时也是该委员会的主席）的联邦机构共同被美国责任医师协会成功地以"未披露的利益冲突"为由一纸诉状告上法庭。责任医师协会认为，11 名成员中有 6 人（包括加尔萨在内）与乳制品和鸡蛋产业有着令人无法接受的利益关系。加尔萨本人的薪酬已经远远超过牵头机构所设定的报告门槛，但机构却未按要求进行披露。① 至于弗农·扬，在 2002 年担任前文提及的食品与营养委员会宏量营养素附属委员会主席之后，他还担任了雀巢公司的董事。

这些例子揭示的食品产业对营养学的深远影响还只是冰山一角。2018 年，在美国新泽西州营养与饮食学院发表的一场演讲中，我首先调查了在场的 300 位临床营养师，询问他们对膳食蛋白质安全上限的看法。绝大多数（70%~80%）人都承认并似乎接受了 35% 的上限，但这个数字实际上是科学所支持的数据的 3 倍多！而这些营养师现在还要负责就营养问题与公众沟通？尽管不是故意的，但许多好心的专业营养师不幸被误导了。可你能责怪

---

① 这是该案的正式出庭律师告诉我的。

他们吗？毕竟给他们提供这些谎言的是一家公认的权威机构。更可怕的是，食品与营养委员会建立的安全上限指标对公共政策的制定也有着根本性的影响。每天它都危害着数以百万计的美国人的健康，其中就包括"校园午餐计划"及其附属项目的 3 000 万名学童，以及"妇女、婴儿和儿童计划"的 800 万名参与者。[①]

但我认为，将以上这些视为例外是不明智的，一旦这么做就低估了营养学领域所面临问题的广泛性和严重性。在我的整个职业生涯中，关于饮食偏好的激烈争论早已变得稀松寻常，这些争论连同我所经历的抵制，都预示着一个更深层次的危机。用疾病来做比喻的话，这些"肿瘤"的起源和治疗都不是局部性的，而是全身性的。它们和其他例子一样，都证明了我们社会对营养的描述是支离破碎的，从而增加了恶意利用、剥削的机会，而我们在营养学领域的领导者本身就是最主要的剥削者。

因此，在系统内部进行变革的时机已经过去了，因为这些系统已经不再能有效地发挥作用。我们不能袖手旁观，坐等它们自我救赎。倘若它们真有这种自我修复的能力，倘若这个流程依然行之有效，那么食品与营养委员会推荐的膳食蛋白质 35% 的安全上限值肯定在近 20 年前就会遭到质疑。只要对证据进行更仔细的检查，这一上限值一定会被发现是有悖于科学的，其作者的行业从属关系就会被公之于众，甚至受到法律审查。但当食品与营养委员会和美国农业部的膳食指南咨询委员会的领导层都是同一批人时，这种权力制衡根本不可能实现，加尔萨的情况就是如此。如果我们的机构真能有效运转，同一个人就不会被允许同时担任以下两个职位———一个负责制定膳食方面的建议（食品与营养委员会），另一个负责将这些建议转化为总膳食摄入指南———尤其是当这个人最近才有过未按要求披露其与乳制品产业关系的情况时。

---

① 这个项目向参与者提供补充食品、有关健康饮食的信息及其他服务。

滋生混乱

鉴于如此种种在专业人士中存有矛盾信息、偏见和欺骗的例子，我们又怎能期待公众消息灵通、身体健康呢？类似上述的政府建议也并不是我们获取营养信息的唯一来源。我们也可以从各种媒介那里接收到有关营养的信息，比如关于生活方式的图书、博客、杂志、播客和广告。在我看来，如今大多数公众的营养"教育"都涉及矛盾信息的累积，但人们却几乎没有甚至完全没有足以整理和判断信息真实性的技能。

我们有被教育过应该如何明辨是非吗？在 2013 年的一项横断面研究①中[4]，研究人员通过调查问卷研究了美国得克萨斯州"'启智计划'②教师的营养相关知识、态度和行为"，针对上述问题得出的答案是否定的。"启智计划"教师之所以特别适合作为此类研究的研究对象，是因为他们不仅工作在幼儿教育的前线，而且服务于深受营养相关疾病困扰的低收入社区。此外，全美各地的启智中心已将健康饮食教育列为高度优先事项。这也体现在受访教师的态度上，绝大多数（92.7%）受访教师都认同"了解食品与健康的关系很重要"这一观点。尽管出于本书第一部分探讨过的原因（由于制度性的信念，人类社会并未完全掌握营养在疾病形成和治疗中发挥的作用），我很怀疑他们究竟会在多大程度上相信营养的重要性，但这已经足以说明，这些受访者的出发点都是好的，他们也很渴望了解关于营养的基础知识。遗憾的是，对于"很难判断关于营养的信息哪条是真，哪条是假"这一说法，超过80% 的受访教师要么选择不确定，要么选择同意，同时有接近 80% 的教师超重或者患有肥胖症。基本上，他们中的绝大多数人都对营养感到困惑，而

---

① 横断面研究是通过对特定时点和特定范围内人群中的疾病或健康状况和有关因素的分布状况进行资料搜集、描述，从而为进一步的研究提供病因线索。它是描述流行病学中应用最广泛的方法。——译者注

② "启智计划"（Head Start）是美国政府为低收入家庭的 3~5 岁儿童制订的一项教育计划。该计划始于 20 世纪 60 年代，通过提供教育、医疗、营养、社会福利等方面的帮助，使家庭条件不好的儿童接受合适的教育，发展智力潜能。——译者注

他们的身体状况也证明了这一点。问卷的其余内容也是如此。当被要求回答五个基本问题来检验他们的营养知识储备时（例如，以下哪种物质所含的热量最多？　A. 蛋白质；B. 碳水化合物；C. 脂肪），仅有 3% 的人答对了其中的四个问题。没人能将五道题全部答对。

我想说的是，"启智计划"教师的良好出发点和对正确营养知识的困惑都是正常的，反映了普罗大众的现状。如果我们依然无动于衷，明天的公众就将会面临同样的困境。可怕的事实在于，许多强大的利益集团希望看到这样的趋势能够一直持续下去。困惑不解的消费者最容易上当受骗，而容易上当受骗的消费者才会让食品、制药和保健品产业的钱包变鼓。

在 2015 年发表于《公共卫生》（*Public Health*）期刊的一篇文章中[5]，新西兰研究员珍妮特·霍克（Janet Hoek）表示，同样的现象也适用于描述 20 世纪五六十年代的烟草产业。该产业"通过质疑科学家的信誉和动机并提出截然相反的'专家'观点，从而动摇科学家权威地位的战略，成功地在吸烟群体中引发了困惑"。无论是当时的烟草巨头，还是如今的食品产业，它们的逻辑都很简单：迷惑公众比为有毒产品辩护更容易（也更有效）。

同理，再强大的产业也无法说服我们完全停止关心自己的身体健康。消费者总是希望可以获得有用的信息来改善自己和家人的健康，至少在一定程度上是这样的。因此，对产业来说，最好的选择就是制造困惑，直到最终我们的良好判断力完全被决策疲劳①侵蚀。有越多的作者、发言人和互联网健康专家来争夺你的注意力，产品营销的环境就越好。越是夸大微不足道的细节（比如对一些冒充的营养物质或植物化学物质的关注），越是对科学进行曲解或者断章取义，产业就越容易将我们的坏习惯重新打包，再将它们放进最新的速成减肥产品卖给我们，还动辄冠以"量身定制"之名。造成这个问题的部分原因是，这些信息也许确实合理，或者部分正确，但只有在脱离具

---

① 决策疲劳就是持续地做决定让人的生理和心理产生的不舒适感，大脑在决策疲劳期会停止对长期的关注，开始关注即刻的回报，试图寻找捷径。——译者注

体情境的情况下（这不是大自然的运作方式）才是对的。因此，一个未经科学训练的人很难知道自己到底该相信什么。

食品产业似乎比我们更了解人类心理的这一方面。他们意识到并依赖于在人感到困惑时往往会占据主导地位的认知偏差和合理化，我们经常重复的一些话就体现了这些认知行为，比如"每个人最终的归宿都是死亡"，"任何事物都对你有害处，就取决于你如何看待它了"，以及"一切都要适度"。第一句话没错，但就是没说到点上——良好的营养并不是要使你无限期地避开死亡，而是要使你努力度过健康、充实的一生。第二句话是诉诸极端的错误做法——只是口头上说得好听，但其实什么也没说。第三句话则把一厢情愿发展到了一个新的高度，仿佛只要适度，服用海洛因也可以是健康的。这三种说法的共同之处在于，它们都反映了我们在面对如此多相互矛盾的营养信息时表现出的无可奈何、逆来顺受，都进一步巩固了现状，而在营销主管的耳朵里，它们都是最美妙动人的旋律。

关于天然蔬食的争议

在我们打破上述模式之前，营养学将始终维持其障碍重重、杂乱无章且未尽其用的现状。当我们在现有的素食主义、纯素食主义、食肉主义、鱼素主义、果食主义等之上，不断给各式"主义"贴上新的标签时，如果说能从过去吸取一些教训，那就是这些标签很可能会给我们造成更多的混乱，而不是一目了然。天然蔬食是又一个可能被商家滥用的标签，但我认为它依然是截至目前最可取的，因为这个标签及其描述的饮食方式恰恰可以颠覆本章所描述的趋势。

天然蔬食具有颠覆性，首先，是因为它挑战了流行的"节食"概念，即将其视作一种需要竭力忍受的短期痛苦手段，希望最终能借此减掉一些体重。天然蔬食更像是一种饮食生活方式，它为健康长寿的生活提供了指导方针，而不是通向肤浅改变的一条令人疲惫不堪的捷径。

其次，天然蔬食具有颠覆性的更准确的一个原因其实是，它会迫使我们对长期以来关于什么是"好食物"、什么不是"好食物"的价值判断保持理性的思考。它并没有谴责决定个人饮食偏好的众多因素，但又确实提出了有关这些因素的问题。我又一次想起了弗农·扬，想起了他恳求我不要夺走他钟爱的美食，还想起了我的一位老朋友兼同事迪克·沃纳（Dick Warner）教授。他是一名屠夫的儿子，在康奈尔大学完成了研究生学业，随后在动物营养学专业担任讲师。迪克尤其关注动物蛋白的营养特性，在我的职业生涯中也扮演着重要的角色，特别是在 1958—1961 年担任我的博士研究顾问委员会的联合主席时，他曾给予我精心的指导。14 年后，当我回到康奈尔大学担任教职，开始更专注于人类营养学时，我们对动物蛋白的研究兴趣有了很大的分歧，我们之间的交往虽然并不频繁，却始终非常愉快。

我回来几年后，迪克来我的办公室讨论一个私人问题。他之前做过几次心脏搭桥手术，于是想了解一下我在这方面的研究。当时，我正在为小考德威尔·埃塞斯廷（Caldwell Esselstyn Jr.）博士举办年度讲座，他会在讲座上讲述自己通过使用低脂天然蔬食成功治疗心脏病患者的临床经验，于是我便邀请迪克前来参加。迪克来了，并最终承诺对自己的饮食习惯进行适度的调整。一年后，他的脂肪摄入量减少到了总热量的 10%~12%，并因此感觉自己整个人状态有所好转，但他主要是通过以瘦火鸡肉代替其他的肉类来实现的。由此可见，他想改善自己的健康状况，可又不愿完全放弃吃肉。

一年后，听完埃塞斯廷的第二场讲座，迪克在一次聚会上把我拉到一边，告诉我他当时一直在思考的问题。作为一名虔诚的信徒，他告诉了我《圣经·旧约》中的几段话。他引用了《创世记》第 1 章第 29 节中的内容，上帝说："我将遍地上一切结种子的菜蔬和一切树上所结有核的果子，全赐给你们作食物。"但上帝随后又在《创世记》第 9 章第 3 节的大洪水暴发后动了怜悯之心："凡活着的动物都可以作你们的食物，这一切我都赐给你们，如同菜蔬一样。"迪克把第二段解读为：他吃肉是在遵循上帝的意愿。

虽然我对这些事情一无所知，但我也不是在贬低迪克的信仰。我知道迪克除了是卫理公会①的一位领袖，在生活的其他方面也是一个非常讲原则的人。事实上，他还担任过大学监察专员的神圣职务，负责监督个人权利并帮助处理纠纷。有一次，他专门打电话告诉我，他无意中听到校园里有人在议论我的一些更激进的观点，但他想让我知道，无论如何他都会全力支持我，他很敬重我的正直做派。他的故事最打动我的不是他对《圣经》的潜心钻研，而是居然有这么多不同的因素竞相影响着他的饮食方式：个人健康考虑、科学证据，以及宗教解读。

他的选择是非常私人的，但谁又何尝不是呢？不管你是相信动物就是为了人类才存在于世的，还是坚决拥护动物权利，抑或是持中立态度，我们吃的食物都对我们个人具有独特的重要性。我理解并尊重大家选择的自由。迪克·沃纳的选择不同于我的选择，但他在我的印象中依然是个善良、体贴的人。

天然蔬食之所以具有颠覆性，是因为它激起了迪克·沃纳的故事所体现的那种思考。它首先关注的不是选择，而是科学，因此它难免会对我们的选择提出疑问，即使是非常敏感的选择。反对动物蛋白的证据并不是在反对你的信仰或者味蕾，而是为了帮助我们更清楚地了解营养学的真相。

我认为这是天然蔬食对本章所讨论的趋势具有颠覆性的第三个也是最重要的原因。虽然纯素食也会破坏肉类和乳制品产业，但与纯素食不同的是，天然蔬食可能会瓦解当今营养学现状中的一个最普遍的特征：困惑。天然蔬食清晰易懂，它所传达的信息简单明了，背后的证据也十分有力。

这种清晰看起来也许并不是什么大事，但其实非常重要。只要现状始终像现在这样趋于混乱，那么对清晰的追求将是困惑不解的消费者的一个重要的希望源泉。当困惑成为常态时，朝向清晰迈进的任何一步都是一种抗议。

---

① 卫理公会（The Methodist Church），是基督教新教卫斯理宗的美以美会、坚理会和美普会合并而成的基督教教会，现传布于世界各地。——译者注

从上到下，在营养学专业人士的研究工作、"启智计划"和介于两者之间的任何地方，我们都可以看到这种困惑的倾向。营养学之所以令人感到困惑，很大程度上是因为这个学科中许多最有影响力的参与者和领导者本身也感到困惑。诚然，他们对科学证据的解释受到了行业明目张胆的腐败的影响，但同时也存在个人偏见的因素——尽管这些偏见在本质上可能还是来源于企业对公众观念的广泛影响。我们在对食物进行价值判断时会考虑各种各样的因素，和社会上的其他人一样，营养学专业人士也会受到这些因素的影响。我们同样容易受到防御心态（对某些食物的顽固依恋），以及究竟什么才是"好"食物的矛盾观念的影响。因此，专业人士和公众会受到同一种困惑的困扰。

换句话说，当产业界、学术界和政策界的绝大多数声音都在把我们拉往同一个方向，让我们陷入困惑时，任何促进清晰的努力都是一次直接的挑战，是会引发争议的。任何颠覆我们内心如此珍视的"好食物"观念（经常在潜意识层面污染我们思维的观念）的事物都会引发争议。

在营养领域，有一个例子最能充分说明公众的困惑、我们有多容易受到这些观念的影响，以及改变的难度。那就是动物蛋白。正如过去和现在的癌症研究表明了我们社会对营养不良与疾病之间关联的忽视，动物蛋白的例子也突出了我们所了解的营养知识的混乱，并且体现了未来巨大的发展空间。

第 5 章

对动物蛋白的狂热崇拜

这个寒冷的夜晚会把我们都变成傻瓜和疯子。

——威廉·莎士比亚

1839 年，研究人员发现，如果实验室里的狗的食物中缺少某种重要物质，它们就会死亡[1—3]。除了氧气实验，这在同类发现中尚属首次，由此产生了"必需营养素"的概念。"必需营养素"指的是人体内不能合成或合成不足，必须从食物中获得的营养素（例如脂肪、碳水化合物、维生素和矿物质）。这种新发现的物质是如此重要，以至于被命名为"蛋白质"（protein），它源于希腊语中的 proteios 一词，意即"最重要的"。这是一次充满希望的洗礼，但与即将到来的一切相比，依然显得微不足道。

起初，荷兰有机化学家格哈德·马尔德（Gerhard Mulder，1802—1880）将蛋白质描述为"有机王国中目前已知的毫无疑问最重要的物质。没有它，地球上就不可能孕育出生命。正是由于蛋白质的存在，才产生了生命这一主要现象"。[4]不久之后，德国农业化学和有机化学的奠基人尤斯蒂斯·冯·李比希（1803—1873）将蛋白质描述为"生命本身的物质"。李比希可以说是历史上最伟大的生物科学家之一，曾有 700 名优秀的学生先后在李比希门下学习化学，而他们所在的这所大学至今仍以李比希的名字命名。40 年后，李比希的学生、德国的卡尔·冯·沃伊特（1831—1908）教授在提出蛋白质摄入量建议时也重复了他的观点。沃伊特本身就具有巨大的影响力，被称为"饮食学和营养学之父"，他推荐了一种含有大量蛋白质的饮食方式——含量远远超出了他自己的研究证明的合理水平。在那项研究中，他观察到每天 52 克的蛋白质摄入量就足够维持健康了，但他最后建议的蛋白质摄入量却是这一数字的两倍多——每天 118 克。他的七位同事也是如此，建议的摄入量从每天 100 克到 134 克不等。[5, 6] 当这些初期的营养专家谈到蛋白质时，他们说的其实是动物蛋白。

现在，如果你觉得自己宽宏大量，那你也许会姑且相信这些权威人士。你可能会猜测，也许他们从来没有考虑过摄入过度的可能性，所以才提出了他们认为很慷慨的建议，希望即便是那些摄入量较小的人也能得到充足的营养。或者，你也可以客观地认为他们夸张的建议不合理且鲁莽（如果还不能算作不负责任）。无论如何，很明显他们已经卷入了蛋白质相关的炒作。考虑到早期关于蛋白质的诸多评论有多夸张，这也就不足为奇了。沃伊特的学生马克斯·鲁伯纳（Max Rubner，1854—1932）以研究能量代谢（并创造了"卡路里"一词）闻名，他曾声称蛋白质是"文明本身的交换"。另一个案例是，有文件显示，一位身在印度名叫麦凯少校（Major McCay）的英国医学顾问，比起其他原住民族，更喜欢孟加拉部落的人，因为他们摄入的蛋白质最多。[7] 那些摄入蛋白质较少的人则被描述为"娘娘腔"。他还认为，世界上的"低等种族"就是那些动物蛋白摄入不足的人。极富影响力的美国营养学研究员 H. H. 米切尔（H. H. Mitchell）也发表过类似的言论，他开发了确定动物蛋白营养价值的标准方程式，本书稍后将对此进行探讨。[8]

不管这些拥护者的动机是什么，这些早期的态度已经产生了巨大的影响。毕竟，这些人都是业内最具影响力的人物，他们的弟子门徒数不胜数。

要进一步了解他们造成的影响范围究竟有多广，不妨看看沃伊特的另一个学生 W. O. 阿特沃特（W. O. Atwater，1844—1907）。阿特沃特后来在美国农业部建立了第一批营养项目，这些项目在一个多世纪以后依然影响着美国农业部的膳食指南咨询委员会的行为。如今营养学的专业荣誉之一就是由美国农业部主办的一年一度的 W. O. 阿特沃特纪念讲座。

这种历史传统本身并不是问题所在。只要营养学能够不断发展，早期对蛋白质的热衷是否过度也就无关紧要了。遗憾的是，尽管大量的后续研究表明，当时和现在对蛋白质的热衷都太过夸张，但营养学界却依然故步自封，始终无法越过当初的热情。自阿特沃特开始，从第二次世界大战期间食品和营养项目的建立到现代社会，美国农业部的营养学家一直在为高蛋白食品，特别是动物性食品（肉类、蛋类和乳制品）摇旗呐喊。于 1943 年推出的"七种基本食物"膳食指南建议，成人每天要喝 2~3 杯牛奶，儿童每天要喝 3~4 杯牛奶；每天要吃 3~5 个鸡蛋；至少一份红肉①、奶酪、鱼或家禽肉；适量的蔬菜、水果、全麦面包；偶尔吃些干制豆类、豌豆或者花生。⁹这些建议原则上与现在的膳食建议并无太大差异，除了现在美国农业部倾向于更高水平的膳食蛋白质摄入，这只能通过吃更多的动物蛋白才能满足——可以回想一下本书第 4 章讨论的 35% 的安全上限。

由卡尔·冯·沃伊特及其同时代人在 19 世纪末建立的摄入过度模式始终保持稳定，尽管它造成了许多不良后果，且几乎丝毫没有放缓的迹象。美国人摄入的蛋白质远远超过了被证明能保持最佳健康状况的数量（实际摄入的蛋白质占总热量的 17%~18%，而膳食指南推荐的数量为 8%~10%，维持氮平衡所需的蛋白质数量仅为 5%~6%）。虽然有不同的衡量标准来表达蛋白质的需求和推荐供给量（例如每千克体重摄入克数、每天摄入克数），但最合适的度量标准要数"蛋白质在总热量中的占比"，这与采用的饮食类型

---

① 红肉是营养学中的词，指的是在烹饪前呈红色的肉。猪肉、牛肉、羊肉、鹿肉、兔肉等所有哺乳动物的肉都是红肉。红肉的饱和脂肪含量很高。——译者注

有关。应避免推荐具体的数量，它只会造成更多的困惑，暗示单独、独立的蛋白质活性，而不对动植物来源的营养活性进行区分，还会鼓励大家补充蛋白质。

与植物蛋白和其他营养素相比，动物蛋白的首要地位已经变得正常化，几乎到了难以控制的地步。有意无意间，蛋白质从未远离过我们的思想。这就是为什么几乎所有吃植物性食品的人都会被问到他们从哪里获取蛋白质，却没人会问他们从哪里获取维生素 B_{12} 或者其他重要的营养素。蛋白质为王，而动物蛋白又是其中最高贵的王——每个农民梦寐以求的那个公平公正、纪律严明、刚健有力的王。在占据支配地位之后，蛋白质影响了我们的科学计量、语言和政策。我们继续竭尽全力地维系着动物蛋白自其诞生之初就获得的巨大荣耀，还以"优于植物蛋白"为借口将其合理化。

衡量动物蛋白：一个"高质量"的幌子

动物蛋白的信徒们经常断言，动物蛋白比植物蛋白具有更大的"营养价值"。关于营养价值的概念总是众说纷纭，尽管科学家有多种不同的方式来描述它。最常见的描述，很可能也是你在日常生活中听到过的一种说法，就是动物蛋白是"高质量的"。在这一章中，我将交替使用"质量"和"营养价值"这两个术语。但要真正理解人们对动物蛋白具备优越性的信念源自哪里，我们需要回到最初的起点。

从蛋白质被发现的最初几十年直到今天，许多科学家试图开发出用于确定不同蛋白质（包括植物蛋白和动物蛋白）相对价值的客观方法。这个目标完全合情合理，但在实践中却被证实有严重缺陷，因为人们青睐的方法主要被用来强化我们热衷的美食的价值，尤其是动物性食品。其中最早可能也最基础的一种衡量指标就是"蛋白质功效比值"（PER），即平均每摄入 1 克蛋白质所增加的体重克数。也就是说，这个指标衡量的是不同蛋白质促进身体生长的效率。尽管 PER 主要由农民和农业研究者使用，而不是用于人类健康，但这一指标依然值得思考，因为它反映了我们对蛋白质的迷恋是如何影响对人类健康的推断的。

蛋白质功效比值专注于将体重的增长最大化（PER 值最高的蛋白质会产生最多的畅销产品和最大的利润空间）。然而，一旦涉及人类健康，以这种方式衡量营养价值的缺陷就显而易见了。这一指标假设的前提是，最快的生长速度就是最优的生长速度。

在 20 世纪的大部分时间里，使用范围最广的蛋白质质量衡量标准其实是蛋白质的"生物学价值"（BV）。1924 年，美国伊利诺伊大学的畜牧学教授 H. H. 米切尔首次提出了"生物学价值"这一概念[10]，用来描述摄入特定蛋白质后体内留存的氮的比例。本质上，它是用来衡量各种蛋白质的使用效率的。它假设，留存在人体内的氮都能被很好地利用——即使在今天，这一假设也没有得到科学文献的证实。H. H. 米切尔对动物蛋白的格外偏爱也不容忽视。和在印度工作的麦凯少校一样，米切尔也认为，蛋白质摄入量是种族地位的决定因素。在一篇文章中，他把某些种族称为"劣等"种族，就因为他们没有摄入他认为足够的动物蛋白。[8, 10] 虽然"生物学价值"和"蛋白质功效比值"一样，在关于蛋白质对人类健康的重要性的讨论中不常被直接引用，但我在这里提及它是因为，从历史上看，它使人们普遍认为动物蛋白优于植物蛋白。

近期提出的一个蛋白质衡量指标是"氨基酸评分"（AAS）。要理解这个衡量指标，你首先必须明白，蛋白质是由多条氨基酸长链组成的，氨基酸就像绳子上的珠子。一个人在摄入蛋白质后，身体会在肠道中将它们分解成单个的氨基酸，然后在肠道吸收后将氨基酸重新组合，合成它所需的新蛋白质。"氨基酸评分"衡量的就是不同食物蛋白质中氨基酸的组成与人体合成蛋白质所需氨基酸的组成的匹配程度。动物蛋白所含氨基酸的数量和比例与人体所需的最相似（这并不奇怪，因为人类也是动物），而植物蛋白所含氨基酸的数量和比例则有所不同。因此，"氨基酸评分"的支持者认为，动物性食品中的蛋白质可以得到更有效的利用，从而引出了前文提到的动物蛋白"质量高"的观点。一般而言，动物蛋白以正确的比例和顺序含有9种人体必需的氨基酸，之所以说"必需"，是因为人体自身无法合成这些氨基酸，必须由食物蛋白质供给。（顺便说一句，按照这种衡量方法的逻辑，我们最后只能得出这样的结论："最高质量"的蛋白质来自人肉——不如感恩节就吃它，别吃火鸡了！）因此，缺乏这9种必需氨基酸中的一种或多种的单个植物蛋白就被认为是"低质量"的。

从核心来看，用"氨基酸评分"衡量蛋白质质量，与在此之前的"蛋白质功效比值"和"生物学价值"并无太大区别。尽管"氨基酸评分"更具体，技术含量也更高，但它最终衡量的依然是同样的东西：效率和可用性。这种长期以来对效率和可用性的偏好是一种起决定性作用的规律，处处决定着我们青睐的评估方法。当然，除了这三种方法，肯定还有更多衡量蛋白质质量的手段。食物的"蛋白质消化率校正氨基酸评分"同样评估的是氨基酸，但同时也考虑到从肠道吸收到血液中的氨基酸数量，本质上是通过消除人体消化过程中发生的变动来修正"氨基酸评分"法。此外，还有衡量氮平衡和蛋白质净利用率的指标。[11]无须赘述，因为这些衡量指标全都基于同一个错误的假设：蛋白质在人体内的利用效率越高，经过消化和吸收进入血液后，对健康的影响就越大，蛋白质的"质量"也就越高。一个常被忽视、令人深感不安的事实是，这种假设纯属无稽之谈。正如认为"更快的体重增长就等于更好的健康状况"是毫无道理可言的，认为"更强的吸收或者更多的体内留存就是更好的"同样不合逻辑。要做出这样的假设，我们就需要确信体内留存的氮和／或氨基酸都被很好地利用了，可我们根本无法证明这一点。

我们也不能像这些具体指标那样，只关注动物性食品中蛋白质的具体影响；我们必须着眼于这些食物对人类健康更广泛的影响。作为一种食物，动物蛋白也含有其他许多物质，包括一些可疑的物质，比如胆固醇和饱和脂肪。的确，虽然这听起来很奇怪，但我们对蛋白质价值的评估中根本没有考虑已知的健康风险。更不用说，随着体重的增长，蛋白质在我们体内的累积也可能加快癌症发展的速度，提高血清胆固醇水平，增加罹患心血管疾病的风险。考虑到这些致命疾病在持续造成大量病例死亡或残疾，你或许会认为，我们应该采取更细致的方法来评估蛋白质的质量。

甚至即便是动物蛋白的益处也可能被误解。以生长为例。在证明"高质量"的动物蛋白可以促进猪和老鼠更快生长之后，我们推断在儿童身上也能达到同样的效果。这可能没错。况且长身体对孩子来说尤其重要。在世界上的许多文化中，强健的身体不仅是健康的重要组成部分，还体现着优越性和力量感。然而，早期的身体生长速度并不一定意味着成年后的身高和体力优势。尽管儿童早期的疾病和其他影响也会降低成年后的身高，但最终的身高与遗传因素的关系更密切。如果没有这些在世界贫困地区更常见的疾病问题，那么不含动物蛋白的儿童饮食同样能帮助儿童在成年后达到健康的身高。此外，由"高质量"动物蛋白引起的儿童生长速度加快，并不一定意味着他们在成年后会更加健康。的确，摄入"高质量"动物蛋白会提高生长激素水平，导致性早熟、性激素水平升高，并增加生殖器官罹患癌症的风险。[12—17] 我发现，几十年来，我们对蛋白质质量的评估一直忽略了这些证据确凿的不利影响，这真是令人愤慨。

在我自己于20世纪七八十年代开展的实验鼠研究项目中（我会在本书第9章进行深入讨论，在《救命饮食》中也有详细的介绍），我们反复证实了，大量摄入牛奶蛋白中的酪蛋白会显著增加一种与促进癌症发展相关的生长激素。[18, 19] 相比之下，高水平的"低质量"小麦蛋白则能产生相反的效果。由于赖氨酸的"不足"，小麦蛋白可以防止癌症的发展。（我们之所以知道赖氨酸缺失是造成这种变化的原因，是因为在补充赖氨酸之后，癌症发展的水平又会恢复到与摄入酪蛋白之后相同的水平。[20]）换句话说，动物蛋白会促进癌细胞的生长，而原始状态的植物蛋白则无此负面作用，除非将植物蛋白的氨基酸结构"改进"为动物蛋白的氨基酸结构。

动物蛋白的语言

基于这些营养价值的衡量标准，许多外行的节食者和相关的健康专家进一步固化了动物蛋白是"高质量"的这一观念。我们很难去责怪他们，毕竟，谁不想用基于证据的方法来客观判断质量的优劣呢？不管我们是否意识到，大多数人都能在可供量化的质量指标中觅得一丝舒适和安全感，哪怕这些指标存在严重的缺陷。我们的量化越精确，我们就越觉得自己是真正的科学家，量化对这个以数字为中心的社会也就越有吸引力，即便这种情况其实更适合使用定性分析。

无论如何，我们赋予蛋白质的生物学价值也并非一无是处。经过一个多世纪的训练，我们已经习惯了对其进行错误的解读。例如，给植物蛋白赋予的较低价值也可以透露一些有用的信息。当我们看到植物蛋白中有限的氨基酸种类时，我们的身体似乎能够以一种在生物学上青睐的方式控制这些氨基酸的使用。这是一件好事，而非缺点。但我们却把植物蛋白促进的身体生长速度较慢误解为一种设计上的缺陷。相反，我们误会了动物蛋白的力量，认为它有可能促进身体健康，具有卓越的效率。"越多越好"，我们一遍又一遍地重复着。尽管我们知道，与普通的杂食者相比，一个普通的素食者超重、患生殖器官癌症（或者其他癌症）和罹患心血管疾病的概率更小，但我们依然坚守着这些所谓的"价值"，执迷不悟。

我认为，这些错误是由错误的思维模式决定的，而我们的思维又是由错误的语言反映并进一步培养出来的。因此，为了改正这些错误，首先最好改变最初将我们带到目前处境中的那种语言。只有改变了错误的语言，我们才能打通前进的道路。

除了"高质量"的标签，在医疗机构中也存在不少语言阻碍了我们进步的例子。以联合国世界卫生组织下属的国际癌症研究机构（IARC）为例，它在 2015 年将加工肉制品列为致癌物质，将红肉列为"可能致癌物质"。鉴于这个组织的强大影响力，这条消息不出所料很快就登上了全世界的新闻头条。针对引发这条新闻的原始研究，我本人的态度与研究人员的看法和媒体报道的内容都有所不同：比起加工肉类的致癌性，我更担心的是所有动物蛋白来源的致癌作用、植物性食品的相对缺乏，以及它们之间复杂的相互作用。①

我曾在国际癌症研究机构开过两次讲座，我可以向你保证，这些科学家不愿相信营养可能在致癌方面发挥作用。他们的官方目的是对食品中可能的化学致癌物进行评判，而不是评判食品本身。事实上，即使是在 2015 年发表这一声明时，距离首次报告显示肉类可能与患癌风险增加有关也已经过去了四五十年之久。[21—23] 它也算不上科技前沿了。因此，我对 2015 年的声明有点儿惊讶，也有点儿怀疑。

考虑一下更大的背景：在 2018 年对这一研究发现的更新中，国际癌症研究机构提醒公众："红肉含有具备很高生物学价值的蛋白质，以及重要的微量营养素，比如 B 族维生素、铁……以及锌。"（它在此处强调"生物学价值""蛋白质"。）当所有现存的证据都表明，不含红肉的饮食即便不是更安全或者更有效的，也能提供同样的营养素时，为什么国际癌症研究机构还要如此大费周章地宣扬一种它已经亲自贴上"可能致癌"标签的食物呢？除了长期关注化学致癌物和长期忽视营养的作用，或许也是因为，他们无法越过动物蛋白所谓的生物学价值，即使是在出现矛盾信息的时候？

这种混杂的信息并不少见。在 2017 年一篇有关红肉摄入和慢性肾脏疾病的论文中，摘要的第一句话写道，"红肉是高生物学价值蛋白质的重要膳食来源"，随后继续表明，"限制慢性肾脏疾病患者的红肉摄入量……可以减

---

① 关于加工肉类的说明：加工肉类和未加工肉类之间的统计差异很小，重要程度甚至可以忽略不计。从统计学意义来讲，加工肉类的影响略高于临界值，而未加工肉类的影响则略低于临界值。这就使得国际癌症研究机构在一定程度上淡化了未加工肉类的有害作用。

缓肾脏疾病的发展"，也可能是"降低心血管疾病风险的一个好策略"，慢性肾脏疾病往往伴随着心血管病。[24] 这些内容都写在同一篇摘要中！我不禁对这些科学家所承受的压力感到同情，他们在自己的研究发现和百年教条之间左右为难。任何人面对这种精神上的高难度特技都会感到筋疲力尽。与面对国际癌症研究机构的报告一样，我再度扪心自问，为什么这些科学家依然坚守着早已过时的术语——"更高的生物学价值"？毫无疑问，具有最高生物学价值的蛋白质，应该是那些来自可以预防和逆转① 肾脏疾病、预防和逆转心血管疾病、经证实可以抵御癌症的食物的蛋白质，而不是可能致癌的蛋白质，对吗？有成百上千份来自颇具影响力的机构和备受尊敬的研究小组的研究报告，仍在重复着同样有缺陷的"高质量"故事。它深深植根于我们的语言当中，也深深植根于我们的信仰当中。

我们对语言的误用和选择性使用的影响是深远的。我们用积极的概念，比如高氮留存率、高使用效率、身体高生长速度、高生产效率和增强的解毒酶活性，来为我们不良的饮食习惯寻找借口，同时不断地忽略其负面影响，比如高血清胆固醇、体力不支、患癌风险增加、心血管疾病、随年龄增长出现的组织退化、代谢性酸中毒、反应性氧化物的形成，以及高血清雌激素和生长激素。是时候停止这一切了。

简而言之，我希望从今往后再也不要听到与动物蛋白有关的"高质量"一词。实事求是的叫法就是"谬见"。

---

① 我的儿子汤姆最近在知名的《英国医学杂志》上发表了一项关于天然蔬食治疗慢性肾脏病能力的杰出案例研究。[25] 这篇论文描述了一名 69 岁的男子在采用低动物蛋白的天然蔬食4.5 个月后，慢性肾脏疾病 3 期、糖尿病、高血压和肥胖症是如何得到显著改善的。他的胰岛素药物减少了 50% 以上，正在服用的 12 种药物大部分都停了，体重减轻了 70 多磅，肾小球滤过率（一种衡量肾功能的关键指标）提高了 64%。天然蔬食产生的这些影响，与其他几项关于低蛋白饮食研究的结果一致，其中一些研究甚至可以追溯到一个世纪以前。[26] 天然蔬食为当今全球近 8 亿名慢性肾脏疾病患者提供了巨大的治愈机会。[27]

动物蛋白政策：养活全世界的人口？

　　除了渗透科学和公众认知的方法和语言，动物蛋白的流行还受益于数十年来的错误政策。至少从沃伊特最初提出建议以来，我们一直任凭对蛋白质缺乏的恐惧蒙蔽自己的理性判断。这一恐惧甚至已然成为国际上普遍关注的问题，我职业生涯早期以来出台的一系列全球卫生政策就体现了这一点。

　　20 世纪 30 年代，科学文献首次描述了一种名为"夸希奥科病"的恶性营养不良症。[28] 它与蛋白质缺乏联系最密切，在 20 世纪余下的时间里，蛋白质缺乏一直是个人和机构关注的焦点。在发现夸希奥科病几十年后，中美洲与巴拿马营养研究所（INCAP）成立了，该研究所的宗旨是应对全球营养不良问题。具体来说，就是通过确保充足的蛋白质摄入，帮助解决儿童营养不良问题。[29] 中美洲与巴拿马营养研究所得到了福特基金会和洛克菲勒基金会 [30] 的资助，最初的领导者是来自麻省理工学院的内文·斯克林肖（Nevin Scrimshaw）教授，他是 20 世纪下半叶全球最著名的营养学家之一。该研究所很快便一跃成为全世界顶尖的儿童营养研究所之一。

　　尽管参与研究的个人和机构可能是出于好意，但他们对蛋白质的过分关注仍然值得怀疑。甚至就连夸希奥科病本身及其在人群中流行的程度也可能是言过其实。我早期在菲律宾研究儿童营养不良时，也曾把夸希奥科病描述为一种蛋白质缺乏症，直到我开始四处问询，却始终找不到见过这种疾病的明确证据的医生。其他一些评论者同样质疑在面对这种疾病时对蛋白质的过分强调。[31, 32] 然而，发展中国家儿童的严重营养不良却被视为"蛋白质缺口"[2] 的证据，进一步提高了人们呼吁增加蛋白质摄入量的热情和急迫。

　　人们普遍认为，牛奶中的蛋白质是填补蛋白质缺口的最佳选择，但牛奶价格高昂。[33] 因此，斯克林肖和他的同事研发了一种以谷物为基础的牛奶替代品，将几种植物蛋白（玉米粉、大豆粉、棉籽粉和圆酵母 [33]）结合起来，以模拟牛奶中的氨基酸结构。这种牛奶替代品确实是植物制品，但这只是出于成本的考量，并非研究的重点。中美洲与巴拿马营养研究所并不提倡天然蔬食，而是提倡一种氨基酸结构尽可能接近牛奶的植物调制品。这一产品被命名为 INCAPARINA，名字毫无新意。在 INCAPARINA 问世后的 50 年里，营养学家对这种调制品进行了多次调整和测试，在此期间产品得到了充分的普及。直到 2010 年，危地马拉仍有 80% 的儿童在出生后的第一年里通过饮用 INCAPARINA 产品来预防蛋白质缺乏症。[34]

遗憾的是，这些努力基本都付诸东流了。2010 年，中美洲与巴拿马营养研究所农业科学与食品部门前主任里卡多·布雷萨尼（Ricardo Bresanni）① 曾撰写了一篇有关该研究所 50 多年历史的评论性文章。[33] 该报告尽管在总体上赞扬了健康的植物性补充剂，但并未提供确凿的证据证明 INCAPARINA 能使营养不良的儿童从中受益，还闪烁其词道："很难了解 INCAPARINA 在消除普通人群营养不良方面的确切影响，因为民众的经济状况也一并得到了持续的改善。此外，指望用单一手段来解决这些涉及多个方面的复杂问题也未免有点儿不切实际。"这个结语似乎挺公平公正的。对于最后一点，我完全赞同：指望用一个简单的方法（蛋白质补充剂）来解决错综复杂的问题（普遍的营养不良）是一种荒谬的想法。但这又一次提出了同样的问题：为什么该研究所成立以来，研究蛋白质缺乏症一直是它的中心任务和关注重点？

这并不是说，发展中国家根本没有出现过什么营养不良的危机，或者这样的危机目前已经不复存在。我只是在质疑我们应对这场危机所使用的手段——尤其是对蛋白质的片面关注，进一步固化了动物蛋白价值的谬见。通过中美洲与巴拿马营养研究所这样的项目，这一谬见已经被广泛传播开来。除了分发补充剂产品，该研究所还对培养营养学方面的"专业知识"产生了深远的影响。由此产生了重大的连锁反应：如果该研究所特有的专业知识中

---

① 顺便提一句，1964—1965 年，我曾和布雷萨尼在麻省理工学院共用一间办公室。

包含了有关蛋白质摄入的错误观念，那么这些错误观念将被整合进世界各地的营养和健康专业人士的"专业知识"中，无论这些专业人士的出发点有多好。

我对动物蛋白的历史及其在营养学领域享有的主导地位的其他解释秉持着开放态度。然而，毋庸置疑，这种营养素长期以来一直强有力地掌控着营养专家的想象力——我指的就是字面意义上的"想象力"，因为单凭科学根本解释不了动物蛋白目前的神圣地位。如果我的解释是正确的，那我们接下来会看到什么呢？几十年里国际和国内政策对蛋白质缺乏症的过度关注？膳食建议过度支持高蛋白摄入，比如在第4章提到的食品与营养委员会给出的35%的上限？在学术界、在研究资金方面，甚至在国际援助中，都存在一种排外的心态？大规模的蛋白质补充剂产业？那些遵循植物性饮食的人会不断面临一个提问："你从哪里获取蛋白质？"

听起来是不是似曾相识？

我与动物蛋白的碰撞

我从小就在自家的奶牛场长大，我们吃的肉、牛奶和鸡蛋都是自家生产的，我一有空就会去打猎、钓鱼、捕捉动物。出于这些原因，我其实比大多数营养学家都更了解人们对动物蛋白的热爱。对我来说，对动物性食物的迷恋一直是非常私人的情感，或许甚至刻在了我的基因里。我母亲曾经自豪地说："我的中间名就是'肉'。"她含辛茹苦地劳作、操持家务，照顾好整个家庭的饮食起居，其中就包括每餐都提供动物蛋白。后来，我去了康奈尔大学读书，在博士研究阶段专攻如何提高动物蛋白的产量。总而言之，我过去一直深陷其中，一直偏袒动物蛋白。

我之所以提到这段过去，只是为了强调我们对营养的信念可以变得多么根深蒂固，这些饮食习惯可能很早就被养成了（或者更确切地说，这些习惯很早就俘获了我们），以及它们很轻易就被毫无疑问地全盘接纳。我从小就被灌输了动物蛋白的价值，后来又在读书期间接受且秉持着学术界同行的信念。虽然在奶牛场长大可能让我在这场教化中稍微领先了一步，但事实是，我对动物蛋白近乎崇敬的这种心态实在是太普遍了。几乎所有人从小就相信动物蛋白的好处，不管是出于对"营养价值"的衡量，还是仅仅因为母亲做出一桌子菜的满满爱意。这种信念既是有意的，也是无意的，其后果不言而喻。同许多人一样，我也曾相信动物蛋白优于植物蛋白，原因和我之前提到的一样。我内心饱含渴望和喜悦，不假思索地相信了这个"高营养价值"的故事。虽然听起来过于夸张，但我以前的生活真就全靠它了！无论我走到哪里，我都能看到更多生动地体现这些举措和这种对动物蛋白优越性的基本信念的例子，是如何支配集体思想的。在我的博士论文研究和我上的第一门课《家畜饲料和饲养》中，我都使用了"生物学价值"的衡量方法。甚至我在博士研究阶段的导师都是一个屠夫的儿子！

我在职业生涯早期曾在菲律宾的一个儿童营养项目中工作，该项目由美国国务院国际开发署资助，与上述提及的中美洲与巴拿马营养研究所的工作非常相似。就像斯克林肖和他在麻省理工学院的同事一样，我和我的资深同事查理·恩格尔（Charlie Engel）也在寻找一种廉价的植物奶，作为牛奶蛋白的替代品，以解决婴幼儿营养不良问题。花生曾经是我们的首选，但随后人们担心，花生会被一种强致癌物黄曲霉毒素（AF）污染，而黄曲霉毒素会导致实验鼠患上肝癌。[33] 麻省理工学院的研究小组也遇到了同样的问题，他们试过利用化学反应，用碱去除黄曲霉毒素，但事实证明并不可行。后来，我们小组甚至生产了自己的植物蛋白补充剂，类似于 INCAPARINA，名叫 NutriBun（恩格尔博士的配方）。

特别值得注意的是，当时的我们和麻省理工学院的团队其实走在同一条道路上，都在实验室研究有关蛋白质功能的基础信息，也在"发展中"国家的儿童营养项目中研究蛋白质的作用，但我们最终却得出了大相径庭的结论。我们两个研究小组都反映了国际营养界正在进行的一场更广泛的对话，对话的主题就是必须解决的全球蛋白质缺口问题，尤其是在贫穷国家。尽管两个研究小组面临的挑战相似，但很快我们就清楚地看到，无论是基于实验室的基础研究还是实际应用，我不断发展的对蛋白质的研究兴趣，都与麻省理工学院研究小组的兴趣有着本质上的不同。

在菲律宾和美国检测被黄曲霉毒素污染的花生时[36—39]，我意识到了两个现象：患有肝癌的菲律宾儿童与摄入动物蛋白之间似乎存在关联，以及印度一个研究小组对黄曲霉毒素、肝癌和动物蛋白之间关系的研究结果。通过这种不太可能的情况组合，我逐渐发现，动物蛋白竟然在肝癌的发展中发挥着作用。我特别好奇，动物蛋白是否会加速黄曲霉毒素引发的癌细胞生长。当然，这给我们在菲律宾的项目带来了严重的问题，也让我陷入了困境。我可以继续像以往一样提倡高蛋白质摄入，把这些恼人的问题统统抛到九霄云外，或者我也可以循着蛛丝马迹一路找下去，即使最后可能无疾而终。

我想我过去超过 65 年的所有工作已经清楚地表明，当时的我究竟选择了哪条道路，为什么，以及它最终把我带到了哪里。恼人的问题几乎总会引向更多恼人的问题，而当涉及一个人自身的偏见时，提出这些问题就显得越发重要了。那么，我发现了什么？

在实验室，我发现动物蛋白（而非植物蛋白）在实验中显著地促进了癌症的发展，我发现了至少 10 种生物机制的证据，可以用来解释这种动物蛋白的影响，无论是在癌症的早期开始阶段，还是在随后的发展阶段。与此同时，我还发现了一系列国际上的相关性研究，表明动物蛋白（或饱和脂肪等替代营养素，饱和脂肪最常与动物蛋白紧密相连）与多种癌症、心血管疾病和其他慢性病呈线性相关。此外，我从人类干预研究中找到了补充证据，证实不食用动物蛋白食品可以有效逆转心脏病、糖尿病等多种疾病。

其中一些证据挑战了人们长期以来对什么是好的科学和证据的看法，我将在本书第三部分进行更详细的讨论。在此我想表达的主要观点是：在我职业生涯的某个时刻，无论是因为我的天真、笨拙，还是其他一些缺陷，我在无意中破坏了将营养学领域几乎所有研究人员紧密联系在一起的最神圣、最默契的共识——我们对动物蛋白长久以来的崇拜。营养学界对我的结论做出的反应也进一步佐证了动物蛋白在我们的集体想象中留下的不可磨灭的印记。

正如前文所述，一位同事曾向我解释道，我"从根本上背叛了"营养研究界的利益。另一位同事阿尔夫·哈珀（Alf Harper）教授，他曾为我在弗吉尼亚理工学院的首个教授职位撰写了一封非常慷慨的推荐信（当时我们都在麻省理工学院），后来在一封私信中斥责我，说我"自讨苦吃"。也许这种说法有一定的道理，因为有时我会注意到同行用奇怪的眼光瞟了我一眼，或者看到他们眼里的恐惧，仿佛我缺了条只有他们才知道的胳膊或者大腿。

被抹去的前辈

你可能会想，为什么没有更多的人站出来批判沃伊特及其同时代人提出的无节制建议，这些建议建立了一直延续至今的过度摄入模式。当然，我肯定不是唯一的批判者。事实证明，科学界的某些异类确实质疑过这一早期的教条。他们只是被遗忘了，或者被从官方认可的历史中抹去了。

耶鲁大学教授、美国国家科学院院士拉塞尔·奇滕登（Russell Chittenden，1856—1943）就是这样一个异类。在他的两本关于营养学的著作的第一本中 [6, 40]，他引用了几位同事的研究结果，他们的报告显示，低水平的蛋白质摄入量（20~40 克／天）就足以维持人体健康（请记住，沃伊特和他的同事提倡的蛋白质摄入量是 100~134 克／天）。[6] 但奇滕登不仅提出低蛋白质饮食足以维持身体机能，甚至还倡导将低蛋白质饮食作为改善健康的一种方式。（因为在当时，"蛋白质"通常指的是动物蛋白，所以当奇滕登等研究人员提到

"低蛋白质"时，他们通常指的是非常少量的动物蛋白。）

在一项由耶鲁大学新生参加的预备军官训练团项目的实验中，奇滕登让被试连续数月每天摄入少于 50 克的蛋白质（主要是植物蛋白），并在采纳这种饮食方式前后各进行了一组 15 项体能和耐力测试。他们的测试结果和整体的平均值如表 5.1 所示。如你所见，学生们并没有因为低蛋白质饮食而变得虚弱。相反，每个人的分数都有了显著的提高。

表 5.1　耶鲁大学新生采纳低蛋白质饮食前后的体能和耐力测试结果

姓名	10 月	4 月
布罗伊尔斯	2 560	5 530
科夫曼	2 835	6 269
科恩	2 210	4 002
弗里茨	2 504	5 178
亨德森	2 970	4 598
洛文塔尔	2 463	5 277
莫里斯	2 543	4 869
奥克曼	3 445	5 055
西尔尼	3 245	5 307
斯特尔茨	2 838	4 581
祖曼	3 070	5 457
平均值	2 789	5 102

在第二项研究中，奇滕登招募了一些本来就很健康的运动员，他们在测试开始时的平均得分为 4 911 分，接近第一组被试的最终得分。

几乎所有锻炼过的人都知道，最显著的进步往往出现在训练方案的开始阶段，但在采纳了奇滕登的低动物蛋白饮食后，即使是富有经验的运动员，其测试成绩也能得到显著的提高（见表 5.2）。

表 5.2　运动员采纳低蛋白质饮食前后的体能和耐力测试结果

姓名	1月	6月
G. 安德森	4 913	5 722
W. 安德森	6 016	9 472
贝利斯	5 993	8 165
卡拉汉	2 154	3 983
多纳休	4 584	5 917
雅各布斯	4 548	5 667
申克	5 728	7 135
斯特普尔顿	5 351	6 833
平均值	4 911	6 612

　　并不是只有你一个人对这些结果感到惊讶。长期以来，人们一直错误地认为，运动员的表现和体力的恢复需要高蛋白质饮食，这个谬见甚至一直延续至今。奇滕登的实验却表明（这可是在一个多世纪前！）事实恰恰相反。优秀的运动表现并不需要高蛋白质饮食。相反，无论运动员的基础状况如何，低蛋白质饮食都能帮助他们提升运动表现。

　　你也许已经猜到，奇滕登的发现遭到了一些同事的批评。最常见的批评是，他的研究对象如果摄入的是高蛋白质食物，运动表现一定会更好。为了验证这一假设，你还必须让一组被试采纳高蛋白质饮食，测试他们的体能表现，再对结果进行比较。

　　值得庆幸的是，耶鲁大学的另一位教授欧文·费希尔（Irvine Fisher）进行了上述测试（测试结果见表 5.3）。[41] 在研究中，他将"习惯于高蛋白质和全肉饮食的运动员与习惯于低蛋白质和无肉饮食的运动员"进行了比较。除了这两组运动员，他还增加了第三组被试——"习惯于低蛋白质和无肉饮食的久坐不动的人"。在不吃肉的被试（那些采纳植物性饮食的人）中，没有一个人在过去的两年里吃过肉，而且大多数人已经坚持这种饮食 4~20 年了。那么，他们表现得如何呢？令人惊叹的是，第一次耐力测试显示"不吃肉的人占了很大的优势，即使是食肉者的最高纪录也仅略微超过不食肉者平均水平的一半"。在另外两次测试中，不吃肉的被试依然表现得更好。

然而，特别有趣的一点是，即使是那些久坐不动且不吃肉的人，也就是以土豆等食物为主、老泡在电视机前的所谓"沙发土豆"（电视迷），他们的运动表现竟然也超过了吃肉的运动员。考虑到可能除了力量和耐力，还有更多的因素在发挥作用（作者推测，也许不吃肉的人更致力于证明他们的理论），"他们付出了额外的努力来促使食肉者充分发挥身体的潜能"。费希尔描述了一个案例："一名耶鲁大学的长跑运动员"与"一位采用奇滕登饮食法的教授"并肩比赛。虽然（也可能恰恰因为）长跑运动员遵循的是高蛋白质饮食，但他却在一个看谁能伸展胳膊保持最长时间的比赛中输给了教授："几分钟后，他的胳膊开始颤抖；8 分 54 秒后，他的胳膊便逐渐放了下来。这使他羞愧难当。"在运动员挑战失败后，教授继续将这个姿势保持了 37 分钟。[①]

距离奇滕登和费希尔关于低蛋白质饮食及其对运动成绩影响的里程碑式研究已经过去了一个多世纪。在这段时间里，还有其他许多现代运动员在改变饮食习惯，多吃全植物性食物，少吃动物性食物后取得优异成绩的例子。2005 年，在《救命饮食》一书出版一个月后，杰出的高尔夫球手格雷·普雷尔询问我能否在高尔夫频道谈谈这本书。他在节目上诚挚地恳求所有美国人一定要读一读这本书。大约在同一时间，克里斯·坎贝尔邀请我给他执教的美国奥运拳击队做场演讲。坎贝尔是史上获得奥运会奖牌年龄最大的摔跤运动员，也是康奈尔大学法学院的毕业生。他本人就是一位纯素食运动员。2007 年美国职业橄榄球大联盟（NFL）赛季刚开始时，史上最伟大的近端锋、堪萨斯城酋长队的托尼·冈萨雷斯打电话告诉我，他在读了这本书

① 表 5.3 中代号："巴特克里"指代巴特克里疗养院的医务人员和其他工作人员，"耶鲁"指代耶鲁大学的学生和老师。

之后，改变了自己的饮食习惯，并感受到了天然蔬食的益处。当时正值他第11个赛季的开始！面对来自球队和联盟官方营养学家[1]的重重压力，冈萨雷斯始终坚持自己全新的饮食方式，并取得了巨大的成功。2019年年初，他入选职业橄榄球名人堂。在他经历了创纪录的14次入选职业碗（NFL全明星赛）、异常漫长的17年职业生涯并多次打破纪录之后，我毫不怀疑，他所采用的天然蔬食足以维持他一贯的世界级表现。

表 5.3　不同蛋白质含量的饮食对运动成绩的影响

第一次耐力测试：平举双臂					
食肉运动员[1]		不食肉者[2]			
		运动员		久坐不动的人	
姓名	时长（分）	姓名	时长（分）	姓名	时长（分）
L. B.　耶鲁	6[3]	H.　巴特克里	6	J. T. C.　巴特克里	10
F. O.　耶鲁	7[3]	N.　巴特克里	6	E. L. E.　巴特克里	10
C. H. C.　耶鲁	7	A. B.　巴特克里	10[4]	E. H. R.　巴特克里	15
R. M. B.　耶鲁	7	J.　巴特克里	10	A. J. R.　巴特克里	17
R. Ba.　耶鲁	7	J. P. H.　巴特克里	12	S. E. B.　巴特克里	27
G.　耶鲁	8	B. S. S.　巴特克里	13	I. F.[2]　耶鲁	37
F. S. N.　耶鲁	8	S.　巴特克里	13	P. R.　巴特克里	42
W. J. H.　耶鲁	9[4]	H. O.　巴特克里	13[4]	J. F. M.　巴特克里	51[3]
E. J. O.　耶鲁	10	W. B. B.[2]　耶鲁	16[3]	H. G. W.　巴特克里	80
J. H. D.　耶鲁	10	C. H.　巴特克里	17	C. E. S.　巴特克里	80
R. Bu.　耶鲁	10	R. M. M.　巴特克里	18	J. E. G.　巴特克里	98[4]
H. A. R.　耶鲁	12	O. A.　巴特克里	21	A. W. N.　巴特克里	170
C. S. M.　耶鲁	14[4]	S. A. O.　巴特克里	32	E. J. W.　巴特克里	200
R.　耶鲁	18	M.　巴特克里	35		
G. K.　耶鲁	22[4]	D.　巴特克里	37		
		W. W.　耶鲁	68		
		W.　巴特克里	75		
		G. S. D.[2]　耶鲁	160		
		C. C. R.　巴特克里	176[4]		
平均值	10		39		64

①“运动员”的定义是：为运动进行训练的人（食肉者）和为个人原因进行训练的人（不食肉者）。②费希尔用于指代偶尔吃肉的不食肉者。③接近耐力的极限。④耐力的极限。

---

① 这位营养学家还在美国营养与饮食学会担任领导职务。该学会是最著名、最具影响力的饮食学会，与乳制品、制药和软饮料行业均有合作。

自从这些偶像接触我之后，我受到了更多世界级运动员的鼓励，他们接受了天然蔬食的生活方式，目睹自己的运动成绩因此有了显著的提高。其中包括全世界你能想到的所有运动的耐力和力量型运动员。甚至在撰写本书的时候，我得知职业橄榄球大联盟的田纳西泰坦队有三分之一的队员都采用了植物性饮食。[42]在奇滕登和费希尔开展开创性工作一个多世纪以后，一部关注同样问题的纪录片《素食者联盟》(*The Game Changers*)上映了。我认为，这证明了公众（尤其是最关心取得好成绩的公众群体，比如运动员）相比扼杀话语的机构具有更强的适应性和前瞻性思维。①

但值得注意的事实是，尽管如今这些证据一致表明，运动员通过植物性饮食取得了了不起的运动成绩，但从事营养学专业的人却几乎从未听说过奇滕登或者费希尔的研究工作。每当我提及这项研究时，人们的反应也总是将信将疑。即使是在耶鲁大学的校友中，奇滕登也是一个被遗忘的人物。有史以来最具影响力的畅销书作家之一本杰明·斯波克博士撰写的《婴幼儿保健常识》(*The Common Sense Book of Baby and Child Care*)一书销量超过5 000万册。他曾经在读到我为时事通讯撰写的一篇评论性文章后，写信问我关于奇滕登的事。[44]斯波克在20世纪20年代初也是耶鲁大学的一名学生，曾作为耶鲁大学代表团的成员获得奥运会金牌，他也曾经是素食主义者，但从未听说过奇滕登。他很困惑，明明同在一个校园，为什么他的教练却从未告诉过他和其他代表团成员有关奇滕登的研究。相反，他总是被告知要多吃蛋白质，因此不得不放弃了他从小养成的素食习惯。后来，在学习了长寿饮食并阅读了我关于奇滕登的评论后，他便开始重拾吃素的习惯。

---

① 另一个将体育锻炼与天然蔬食结合起来、颇具前景的进步事例就是由专业运动队顾问乔恩·海因兹（Jon Hinds）创立的力量和体能训练计划。他现在在美国各地经营着多家健身房。[43]这个健身项目及其下属的健身房被宣传为"全美唯一一家将力量、速度和耐力的全身技能训练以及为地球健康打造的植物性饮食结合起来的健身房"。我没有从这个组织中得到任何个人报酬，也从未有人要求我发表这一评论。

奇滕登一直默默无闻地辛勤工作，直到 1943 年与世长辞。同年，美国癌症协会的创始人弗雷德里克·霍夫曼（见第 2 章）也离开了人世。尽管这二人选择了两条截然不同的道路，但他们最终还是殊途同归。两人都是学术界的弃儿，隐藏在公众视野之外，直到临终也不为人所知。或许是命运开的一个玩笑，也是在 1943 年，美国农业部联手美国国家医学院首次提出正式的营养建议，与两人的研究结果可谓背道而驰。

在接下来的 75 年里，遵循美国农业部 1943 年营养建议的计划包括"七种基本食物""四种基本食物""食物金字塔指南""我的餐盘""我的金字塔"，现在统称为《美国居民膳食指南》。这些不同的计划反映了政府为保持"健康"的饮食习惯所做出的一贯的"家长式"努力。通过定期更新自己的形象和语言，他们已经成功地让消费者误以为已经实现了进步。尽管有一些微小的差异，但是除了沃伊特和他的同事很久以前提出的关于蛋白质的观点，并没有任何进展。如今的膳食指南依然允许甚至鼓励过量摄入蛋白质，特别是"高质量"的动物蛋白，只要这种情况得不到改变，他们建议中的任何"进展"就都是肤浅且不足的。

我要重申一遍：几乎没有人听说过奇滕登，这很不同寻常。霍夫曼也是一样。但这很意外吗？奇滕登与霍夫曼有许多共同之处，包括生前都被当作幽灵一般对待，那么为什么不把这件事也从历史上抹去呢？在这两个人的研究中，低蛋白质饮食的好处是显而易见的，或者至少是极具启发性的，值得进一步深究。但这两人的研究工作都被无情地忽视了。

群体思维：无形的栅栏

到目前为止，我们已经看到，我们对动物蛋白的文化信仰是如何使我们戴着有色眼镜看待某些个体及其过去和现在的研究，却转而青睐其他特定类型的研究、方法、建议和假设的。对非正统观点的抵制往往明目张胆，代价是职业生涯的丧失、大量过早死去的鲜活生命和大笔金钱的浪费。但这种抵制也常被忽视。

这正是我把人类对动物蛋白的集体崇拜称为一种邪教的原因所在：这种崇拜及其后果常被世人忽视。没有恶意的无知是邪教成员的一大特征，也是对为什么没有更多心怀善意的人挺身而出抗议动物蛋白的最好解释。在邪教内部，信息的流动往往受到严格的限制，最终导致形成"群体思维"。无论是在营养学界，还是在其他更广泛的领域，我都曾多次目睹、亲身经历类似的情形。群体思维是心理学中的一个流行术语，是乔治·奥威尔的《一九八四》中实验术语的衍生和延伸。群体思维最初是由耶鲁大学的心理学家欧文·詹尼斯（Irving Janis）[45, 46] 在 1972 年研究的，此后关于这个概念的研究越来越多。作为入门，我比较喜欢维基百科提供的定义：

> 一种发生在一群人当中的心理现象，在这个群体中，对和谐或一致性的诉求最终导致了非理性或异常的决策结果。群体成员通过积极压制异见，主动隔绝外部的影响，在未对不同观点进行批判性评估的情况下，试图减少冲突并达成一致的决定。[45]

但群体思维并不只是信息受限的结果，它还会导致进一步的信息限制。换句话说，这本质上就是一个正反馈循环：思维越趋于同质化，我们选择限制其他信息流动的概率就越大，从而进一步加剧思维的同质化，如此循环往复，直到这个群体被其不可避免的从众倾向完全麻痹。

不出所料，群体思维"广泛涉及……传播学、政治学、管理学和组织学理论等领域"。[43] 这种现象最常见的例子可能是当组织陷入丑闻时：即便是那些并未直接受牵连的人也会选择睁一只眼闭一只眼，不当行为"被掩盖起来，希望以此挽救机构的声誉和与其相关的金钱"。发生这种情况的原因在于机构可以"激发情感、激励忠诚。况且它们已经建立了在问题出现时加快速度的做事方式……最重要的是，它们通常会在自己周围建立一个社区，无论是地理上的还是心理上的"。[47]

不过，有时丑闻并不涉及粉饰和掩盖。事实上，最严重的丑闻往往就在眼皮底下。这就是群体思维在营养学领域最阴险的运作方式。正是通过这一过程，营养学界卑鄙到拒绝承认动物蛋白所面临的质疑。研究人员只是在捍卫维护自身权威的动物蛋白有益论，且为了达此目的无所不用其极。如果一个群体从一开始就被束缚在对动物蛋白的盲目崇拜上，那我们又怎能期待他们虚心承认与之相反的证据呢？

很多人都对群体思维了如指掌。也许你也能回忆起自己生活中的一个场景，当时你发现了一些与现状不太吻合的事情。也许你甚至勇敢地说出来过，并因此破坏了你曾经隶属的某个群体的和谐。我知道这是一项非常艰巨的任务。我们常常并未意识到群体思维对我们的操控。更何况当局者迷，旁观者清，发现其他群体的问题总比发现自身的问题容易许多。退一万步说，就算我们当真能够发现操控自己所在群体的所有限制因素，直言不讳的后果也往往十分严重且不可避免。我们当中有谁想被人避之不及或者被贴上"怪人"的标签呢？因此，群体思维会吞噬个体的思维。这种情况以前发生过很多次：于你，于我，于局部性癌症理论的批判者，于奇滕登和费希尔，还有无数连姓名都不再（甚至不曾）为人所知的无名英雄。我们都是亲历者。只要人类一息尚存，我相信，群体思维就会继续影响我们生活的方方面面，不事张扬，了无喧哗，而是犹如微风习习——看不见，却能感觉到。

在少数群体思维的案例中，可能会有一些坏人，但我认为这是极为罕见的情况。更有可能的是，那些有权力改变的人总是自以为自己知道得更多，他们并未意识到在自己的知识盲点中潜伏着什么具有破坏性的谬见。他们自身已经习惯于被禁锢，却还认为他人的自由是一种威胁。一旦涉及动物蛋白，他们的神经就会变得极其敏感，甚至会反对传播能够救人性命的信息。

几年前，我们的非营利在线植物营养认证课程一举获得成功，这引起了康奈尔大学通信办公室的注意。该办公室负责出版《康奈尔纪事报》（*The*

Cornell Chronicle），主要是面向校友宣传大学取得的杰出成就。我一直觉得通信办公室给予了很大的帮助，事实上，40 多年来他们一直在宣传我们的研究项目。20 世纪 90 年代末，通信办公室一位已经退休的作者告诉我，在那 40 多年里，我们的研究是康奈尔大学所有工作中最受关注的，与我的同事、著名的天文学家卡尔·萨根齐平。无论如何，在大约 5 年前，办公室的一位资深作者提议发布一篇新闻稿，介绍我们的在线植物营养课程（该课程的注册人数是康奈尔大学校园网所有课程中最多的）所取得的非凡成就。在新闻稿的正文中，作者想加入一些名人对《救命饮食》一书的推荐语，包括康奈尔大学校长、医学博士戴维·斯科顿（David Skorton）的推荐语，他本人也是一个素食主义者。但遗憾的是，斯科顿首先征求了顾问的意见。我确信，一定是营养学系主任、农业与生命科学学院院长和人类生态学院院长联合施压，才导致他的推荐语并未如期出现在那篇新闻稿中，还直接将《康奈尔纪事报》的报道扼杀在摇篮之中。

众所周知，公众对我们课程的需求是一条有争议性的新闻。

从技术上讲，《康奈尔纪事报》隶属于康奈尔大学，因此，大学享有法定权力单方面控制其刊出的所有内容（这是我从康奈尔大学校友、研究美国宪法第一修正案最著名的学者弗洛伊德·艾布拉姆斯律师那里获悉的）。[48, 49] 从法律的角度来看，这非常公平，但公众又该怎么办呢？他们要如何才能了解到我们约 40 年来发表的专业研究成果呢？

只要康奈尔大学等声誉良好、面向公众的学术机构坚决行使受法律保护的沉默权，公众就无从了解在这些机构内部取得的最新研究进展。这些发现会被隐藏在基本不向公众开放的专业研究期刊上吗？当大学的利益和公众的利益发生冲突时，公众还有一丝赢面吗？

直到最近，大多数学术研究都是由美国纳税人资助的（目前，大部分税收资金已经转移到了私营部门）。这些由公众资助的研究一旦完成，其研究结果的科学可靠性将由具备科学资质的同行进行仔细的评议，评议通过后才会在专业期刊上发表。但遗憾的是，由于订阅费用高昂，大多数人将永远无法接触这些专业期刊，即便可以接触，大多数普通人也会因为科研论文中晦涩难懂的术语而难以理解这些研究发现的内容。外行人必须完全依赖于对科学研究的专业解释，否则永远无法真正获取他们花钱买的信息。就报道我们网络课程取得成功的无害新闻而言，这种信息操控背后的基本原理已然触发了危险的信号。尤其是在公共资助的研究中，为了取代专业科学家获取的信息，康奈尔大学的管理者手中究竟还掌握着哪些信息？

言论自由是一项极其重要的权利。我不确定，"美国宪法之父"詹姆斯·麦迪逊在将言论自由置于权利之首时，真的清楚自己在做什么！但是，当言论自由吞噬了个别记者的自主权，掩盖了个别研究者的发现，欺骗了纳税人时，我们就必须向发言人提出严肃的问题。

图5.1拍摄的是康奈尔大学一座比较新的乳制品科学大楼。（颇具讽刺意味的是，这栋漂亮建筑的原址曾经是我研究生办公室的所在地。）照片证实了那句老话：一图胜千言。让我感到痛苦的是，它们揭示了康奈尔大学更看重的东西：不是言论自由，而是产业的出资和投入。

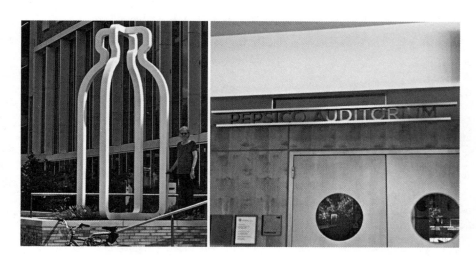

图5.1　康奈尔大学的新乳制品科学大楼，右图文字："百事可乐礼堂"

所以，当公共资助的研究威胁到特定产业安危的时候，我们怎么能相信康奈尔大学及其他强大的学术机构能够公平地从中斡旋呢？更令人怀疑的是，对于那些身处享有高度特权和优先地位的产业，比如负责推广"营养之王"——动物蛋白并从中获利的机构，我们又如何能给予信任呢？

/ 第 6 章 /

相关的谬见、辩论和误区

因我们的言行而产生的善恶会不断进行分配。

——若泽·萨拉马戈

在本书的这一部分，我特别关注了动物蛋白，以及我们一直以来对动物蛋白的依恋，不是因为除此之外我们在营养学领域就没有其他的困惑和误解了，而是因为蛋白质，尤其是动物蛋白，一直以来都是最受重视的营养素。动物蛋白就是我所说的"驱动型营养素"：相比其他营养素，我们对动物蛋白的评价更能决定我们的膳食选择和公共政策立场。一切关于营养学意义的讨论都已经被我们对动物蛋白的评价扭曲。我认为，我们目前对它的高度评价并非基于合理的科学，而是源自长期以来的谬误。

第 5 章已经详细阐述了我们过分强调动物蛋白摄入所带来的主要后果（对蛋白质质量的误导性测量、国内外错误的政策制定，以及拒绝承认存在观点冲突的其他研究）。但这种过分强调的"副作用"也同样困扰着我。我们对将动物蛋白作为一种驱动型营养素的依恋，已经引发了许多在第 5 章并未提及的错误观念。它对我们对其他营养物质和实践的理解产生了深远的影响，我想在此讨论一些相关的连锁反应。

膳食胆固醇

大多数人都以为，我们摄入的胆固醇（膳食胆固醇）直接促成了血液中的胆固醇（血清胆固醇）水平。推而广之，大多数人都以为，膳食胆固醇是导致罹患心脏病的最重要的原因。这些观念已经存在了一个世纪。公众仍然认为，心脏病是胆固醇堵塞血管所致；政策制定者会就最高胆固醇摄入量提出建议；人们尝试着用胆固醇含量低的肉类或饲料来饲养动物。[1] 我们对胆固醇的关注是显而易见的。食品和制药产业非常乐于鼓励这种观念，他们投资了数千亿美元（根据通货膨胀进行调整后肯定超过了一万亿美元）用于研究和开发旨在将胆固醇造成的危害降至最低的产品，其中包括降胆固醇食品的营销及降胆固醇药物的研发和销售。至于科学界，在美国国家医学图书馆的文献数据库 PubMed 网站上，有超过 27 万篇出版刊物与胆固醇相关。

然而，一些最有趣的胆固醇研究其实开展于 20 世纪初。这些已有一个世纪历史的研究通过动物实验表明，肉类、牛奶和鸡蛋等动物性食品会引发心脏病的早期症状及较高的血胆固醇水平。[2, 3] 在接下来的 10~15 年里，至少有 10 个不同的研究小组曾试图找出动物性食品中可以解释这些影响的因素。[4, 5] 他们猜测，膳食胆固醇可能就是其中的一个因素，因为它只存在于动物性食品中。然而，在 20 世纪 20 年代 [6—8]，这些动物实验研究其实一致得出结论：动物蛋白相比膳食胆固醇本身对血胆固醇的升高负有更大的责任。正如一份报告所言，回看这些早期的研究可以发现，"血胆固醇的升高……可直接归咎于饮食中蛋白质的过量，而不是胆固醇的含量"。[9] 这些实验结果表明，相比低动物蛋白的饮食，低胆固醇、高动物蛋白的饮食会更显著地增加血胆固醇的含量。几十年后，迄今研究成果被引用次数最多、影响力最大的心脏病研究员安塞尔·基斯（Ancel Keys）也提出："现在很清楚，膳食胆固醇本身……对人体的血清胆固醇浓度几乎没有任何影响。"[10, 11] 如果这听起来出乎意料，那你并不是唯一有这种感受的人。如上所述，许多普通人仍然认为，我们摄入的胆固醇会直接增加血胆固醇含量及与之相伴的罹患心血管疾病的风险。

从 1940 年到 1990 年，动物实验研究和人类研究发现了更多的证据，表明动物蛋白正是引发心脏病的罪魁祸首，肯定比植物蛋白或膳食胆固醇的负面影响大。[12—21] 关于动物蛋白对心脏病的影响，或许最令人信服的证据出现在 1983 年出版的一本含有 9 篇手稿的书中。[22] 在第一篇手稿中，作者回顾了早期的研究成果，并得出了这样的结论："……基于 70 多年前的观察结果，蛋白质在动脉粥样硬化发生和发展过程中发挥的作用越来越受到重视。"但遗憾的是，在 20 世纪 80 年代初，这种"重视"并未带来任何现实的成果。这些论文大多被营养学界视若无睹，从未被公之于众。

那么，植物蛋白呢？植物蛋白和血清胆固醇之间是否存在类似的关系？答案是否定的。1940—1990 年发表的实验研究最具说服力，特别是对大豆蛋白的研究。1941 年开展的一项动物实验研究证明，相比牛奶中的主要蛋白质酪蛋白，大豆蛋白可以将早期动脉粥样硬化的发生减少 70%~80%。[23, 24] 与大豆蛋白相比，另一种牛奶蛋白——乳白蛋白也会增加血清胆固醇、甘油三酯的含量，以及动脉粥样硬化的发生率。[18, 25] 即使在短期研究中，转换蛋白质也会产生显著的效果。当实验动物饮食中的蛋白质从酪蛋白转换为大豆蛋白时，血胆固醇在一天之内就会降低，而将大豆蛋白转换为酪蛋白则会在 24 小时内增加血胆固醇——这种效果至少可以持续 20 天。[21, 26] 几年后，我所在实验室的研究也显示了类似的快速反应：高酪蛋白（占总热量的 20%）饮食会刺激癌症快速发展，而低酪蛋白饮食则迅速逆转了这种癌症的发展。最后，尽管在人类研究中发现，低脂饮食可以降低血胆固醇，但与用大豆蛋白取代动物蛋白的 10 倍降醇效果相比，低脂饮食的效果简直微乎其微。[27, 28]

大豆蛋白的降胆固醇效果似乎颇具前景。你或许会以为，这一发现一定会引发有关植物性食品和动物性食品的争论、对膳食胆固醇理论的质疑，或者对更大范围内营养问题的讨论。但遗憾的是，事实并非如此。许多研究人员将大豆蛋白的降醇效果解释为大豆的一种特殊作用，而非植物性食品更普遍的一种潜在效果。[14] 这或许是因为在当时，与动物蛋白饮食（尽管不是因为动物蛋白本身）相关的血胆固醇水平和动脉粥样硬化已经被认定为一种正常的生物反应。如果一个人盲目地相信动物蛋白饮食是正常的，那么大豆蛋白及其降醇效果似乎就是一种反常现象。但如果事实恰好相反呢？如果与大豆蛋白（以及一般的植物性食品摄入）相关的低得多的血胆固醇水平和动脉粥样硬化发生率才是自然界真正的常态呢？如果我们认为动物蛋白通常就是有害的，而不是把大豆蛋白视作具有特殊保护作用的蛋白质，那又会怎样呢？

研究人员并未遵循这一思路，他们没有怀疑动物蛋白及其对人类健康的危害是否正常。与此同时，生产行业人员做了他们最擅长的事情。大豆公司 Big Soy 通过利用这些有关大豆蛋白和胆固醇的发现，在长期由动物性食品主导的市场上逐步站稳了脚跟。1970—2000 年，处于劣势的大豆产业与庞大的乳制品产业在竞相利用各自的健康主张争夺消费者的注意力，这让公众越来越困惑不解、茫然失措。诚然，大豆产业所宣传的健康主张更具备科学依据，但问题是，这两个行业都未曾鼓励公众思考有关植物性和动物性食品的更广泛的议题。

毫不奇怪，大豆产业（以及 21 世纪初以来与大豆一同并相互竞争的其他植物奶和其他食品）利用这条捷径赚得盆满钵满。更令人感到不安的是科学界对膳食胆固醇理论一贯的遵从。长期以来，尽管存在许多相互矛盾的发现，但我们始终愿意接受膳食胆固醇导致动脉粥样硬化的观点。我认为，这是因为否定这种观点就意味着要彻底改变整个营养学的历史。正如本书第 5 章所述，在 20 世纪初，当怀疑动物蛋白致病的研究刚开始出现时，动物蛋白已经有几十年都被奉为最棒的营养素，因此这些研究很快便被抛于脑后。20 世纪初也是用于衡量所谓"生物价值"的新分析法出现的年代[29]，这些方法无一例外都倾向于动物性食品的摄入。

至于公众，我认为，许多人之所以接受膳食胆固醇的理论，不仅是因为他们不知道其他更准确的知识，还因为这一理论可以让他们继续放心大胆地摄入动物性食品。（这让我想起了本书第 4 章提及的我的朋友迪克·沃纳，他很乐意改吃低脂食品，但要完全戒掉肉类就很困难了。）虽然胆固醇和饱和脂肪可以很轻易地被从动物性食品中去除，比如脱脂牛奶和瘦肉，可一旦去除了蛋白质，就会让你在参加晚宴时食欲全无。打个比方，如果去除牛奶中的蛋白质，那么余下的部分就将是由脂肪、水及少许糖分组成的令人难以下咽的乳剂。不妨想象一下你如果喝下这样一杯东西会有怎样的感受！

最终，营养研究界的关注重点逐渐从膳食胆固醇转向了脂肪，特别是饱和脂肪。事实上，这种对饱和脂肪的日益关注也是我自己生活的一部分。在 20 世纪 40 年代中期，我每天在黎明前就会起床，用手给两头奶牛挤奶，挤出的奶就供我们一家人饮用（后来我父亲决定扩大畜群的规模，于是我们才引进了挤奶机）。那时，小母牛的价值是由它父母的血统、它的产奶量及牛奶的乳脂含量来决定的。然而，在 20 世纪 40 年代末，我父亲逐渐听说，高脂牛奶可能并不像人们通常认为的那样宝贵。自那以后，在留出供我们自己饮用的那部分牛奶之后，我们会从多余的牛奶中分离出脂肪制成黄油，绝大部分黄油也是供我们自己食用，最后把剩下的脱脂牛奶喂猪。转动手摇机器分离牛奶的那种单调乏味我至今依然难以忘怀。

在掌握了如今的信息之后，回首往昔，我确信，当年那些传递给像我父亲这样的农民的信息很可能来自安塞尔·基斯的早期著作。1952 年，基斯提出，"营养学证据表明，人体对膳食脂肪本身的需求很小"，而且当时建议的饮食中 30%~40% 的脂肪含量"可以降低……至总热量的 15%~25%……而不会造成任何营养上的危害"。[30] 后来，基斯在地中海国家及日本开始了他著名的七国研究，该研究最终支持了他的理论，即饱和脂肪而非胆固醇才是我们血液中胆固醇水平过高的罪魁祸首。[31, 32] 尽管基于我们如今所掌握的信息可以知道，基斯关于饱和脂肪的结论是有问题的（接下来我就要具体讨论饱和脂肪），但他对人们关于胆固醇的普遍观点的批判却依然是合理的。

尽管如此，但许多人仍把血胆固醇水平过高和动脉粥样硬化等相关疾病主要归咎于膳食胆固醇，这在很大程度上是受到了权威的食品和健康政策"专家"的鼓励。在 2002 年版的膳食指南出台之前，这些"专家"会对胆固醇的摄入量专门提出建议。[33] 由于过分强调膳食胆固醇在疾病形成中的作用，我们在不知不觉中牺牲了数百万人的生命。我们将动物蛋白作为一种最重要的营养素保留了下来，创造了一个虚假的"健康"肉类和乳制品市场，并为他汀类降胆固醇药物和血管支架等手术的商业开发奠定了基础。与此同时，我们还助长了一种错误的印象，即我们的科学认知正在不断发展完善。

饱和脂肪：动物蛋白的替罪羊和炮灰

由于上述安塞尔·基斯的研究发现，当人们了解到，饱和脂肪的摄入与较高的血胆固醇水平和心脏病有关时 [10, 34, 35]，饱和脂肪很快就被贴上了"坏脂肪"的标签。相反，与较低的血胆固醇水平及心脏病风险有关的不饱和脂肪则被贴上了"好脂肪"的标签。遗憾的是，这种异常简单的划分在很大程度上忽略了重点，造成了大量不必要的困惑。

在解释具体原因之前，我想先简要解释一下这些术语的含义。希望读者能忍耐一下这些分子层面的细节描述，但我依然认为，了解这些细节可以帮助大家综观全局。在图 6.1 中，你可以看到脂肪的三大类型：饱和脂肪、不饱和脂肪、反式脂肪。而不饱和脂肪又可进一步分为单不饱和脂肪和多不饱和脂肪。

饱和脂肪（饱和脂肪酸）与不饱和脂肪（不饱和脂肪酸）之间最基本的区别在于，饱和脂肪在室温下为固态，通常存在于动物性食品（如黄油、猪油）中；不饱和脂肪在室温下呈液态，通常存在于植物性食品（如玉米油、橄榄油）中。但在分子水平上，二者之间的区别与其各自的化学结构有关。所有脂肪酸，无论是饱和脂肪酸还是不饱和脂肪酸，都是由碳原子链构成的。碳链的一端为羧基 $-COOH$，另一端则为甲基 CH_3-。脂肪酸还可以通过碳链的长度及连接这些碳原子的化学键类型来做进一步的划分。大多数脂

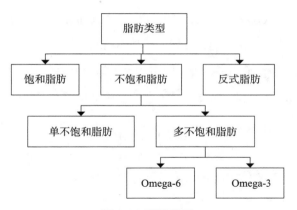

图 6.1　脂肪类型

肪酸的碳原子数都是偶数，但也有一些是奇数，按照碳链的长度通常可以分为短链（2~6 个碳原子）、中链（8~12 个碳原子）及长链（14~24 个碳原子）脂肪酸。如果碳链上的每个碳原子（C）都与两个氢原子（H）相连，则称该脂肪酸为饱和脂肪酸。相反，如果一对或多对相连碳原子都各自只与一个氢原子相连，则称该脂肪酸为不饱和脂肪酸（–CH=CH–）。如果在整个脂肪酸链中只有一个不饱和键，则称该脂肪酸为单不饱和脂肪酸（如橄榄油）；如果有超过一个不饱和键，则称其为多不饱和脂肪酸（如玉米油）。

$$
\begin{array}{ccccccc}
 & H & H & H & H & H & O \\
 & | & | & | & | & | & \parallel \\
H- & C- & C- & C- & C- & C- & C-OH \\
 & | & | & | & | & | & \\
 & H & H & H & H & H & \\
\end{array}
$$

饱和脂肪酸

$$
\begin{array}{ccccccc}
 & H & H & H & H & H & O \\
 & | & | & | & & | & \parallel \\
H- & C- & C- & C= & C- & C- & C-OH \\
 & | & | & & & | & \\
 & H & H & & & H & \\
\end{array}
$$

单不饱和脂肪酸

$$
\begin{array}{ccccccc}
 & H & H & H & H & H & O \\
 & | & & & & | & \parallel \\
H- & C= & C= & C= & C= & C- & C-OH \\
\end{array}
$$

多不饱和脂肪酸

图 6.2　不同类型脂肪酸的分子式

此外，脂肪酸通常与甘油分子相连，一个甘油分子可以与一个、两个或三个脂肪酸分子结合在一起，分别形成甘油单酯、甘油二酯和甘油三酯。在图6.3的甘油三酯分子式中，每个脂肪酸分子都是由十个碳原子组成的碳链，最上面的两条链是饱和脂肪酸，最下面的一条链是单不饱和脂肪酸。

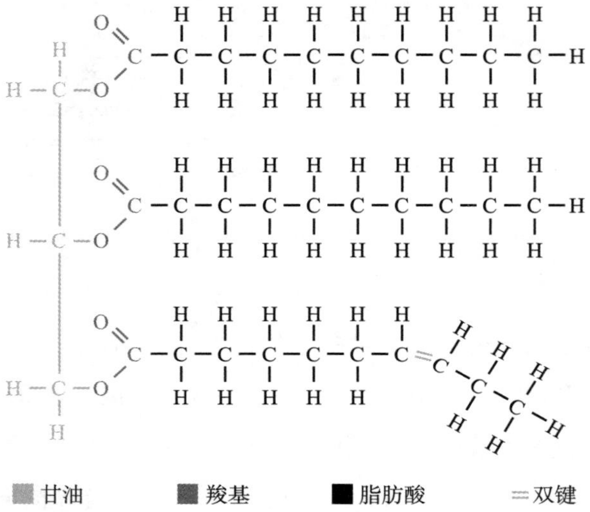

■ 甘油　　　■ 羧基　　　■ 脂肪酸　　　＝双键

图 6.3　甘油三酯分子式

如前文所述，在我们日常吃的食物中，饱和脂肪通常与动物性食品有关，而不饱和脂肪通常与植物性食品有关。不过，这种区分有些过于简单化了。事实上，更准确的说法是，动物性食品中饱和脂肪占比较大，而植物性食品中不饱和脂肪占比较大。饱和脂肪酸、单不饱和脂肪酸和多不饱和脂肪酸在各种食品和食品脂肪中的占比如图6.4所示。

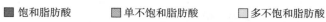

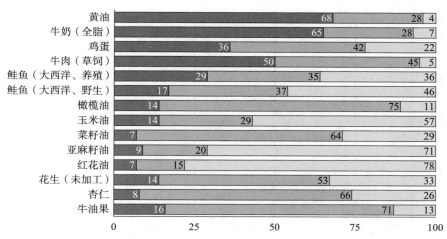

图 6.4　总脂肪酸的百分比

资料来源：俄勒冈州立大学莱纳斯·鲍林研究所（Linus Pauling Institute）。

　　考虑到这些脂肪酸在分子层面上的细微差别，为什么我们经常听到不饱和脂肪被简单地描述为"好脂肪"，而饱和脂肪则被简单地描述为"坏脂肪"？以下三幅图说明了这些标签的来源，展示了在专业领域及公众中具有高度影响力的一项大规模国际相关性研究。[36] 图 6.5 显示了总膳食脂肪摄入量与乳腺癌年龄调整死亡率之间的直接关系（总脂肪包括饱和脂肪和不饱和脂肪）。几十年来，这一关联对食品和健康政策的建议产生了重大影响。[37—42] 然而，总脂肪与疾病死亡率之间的线性关系（见图 6.5）更适合解释为饱和脂肪的具体影响（见图 6.6），因为不饱和脂肪并不存在这种关系（见图 6.7）。

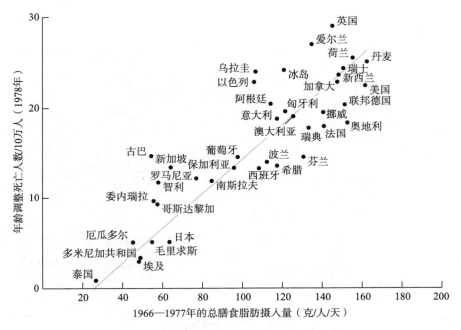

图 6.5　总脂肪与疾病死亡率之间的关系

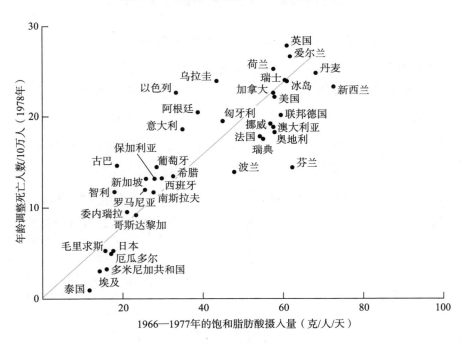

图 6.6　饱和脂肪对疾病死亡率的影响

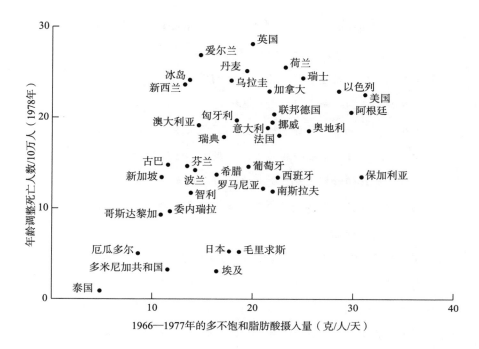

图 6.7　不饱和脂肪与疾病死亡率呈非线性关系

可以理解的是，当人们首次发现这些关联时，普遍的解释是饱和脂肪是"坏脂肪"，而不饱和脂肪是"好脂肪"，或者至少是无害的脂肪。尽管这种解释可能令人感到满意，但我认为它存在严重的缺陷。在此，我要谈谈本节最重要的一点：我认为，对于总脂肪和饱和脂肪与疾病之间的显著关联，更好的解释应该是疾病与动物蛋白之间的关联，只是动物蛋白恰好与饱和脂肪高度相关。[43]

有众多的证据支持这种解释：

1. "哈佛护士健康研究"对近 9 万名女性进行了调查。研究发现，当膳食脂肪占总热量的比例从 50%~55% 降至 20%~25% 时，罹患乳腺癌的风险并未像预期般降低。[44, 45] 如果非说有什么变化的话，正如主要作者经常指出的那样，患病风险反倒略有增加（尽管在统计学上并没有显著性），这可能与这类低脂饮食中蛋白质浓度较高有关。

2. 从生物化学的角度来说，饱和脂肪相对而言具有惰性，因此不太可能是致病的原因。如果真有致病因素，不饱和脂肪反倒更有可能是疾病产生的罪魁祸首。不饱和脂肪更具生物活性，有助于形成高活性氧类物质[①]，从而诱发癌症和心脏病等疾病。通过动物实验研究发现，不饱和脂肪比饱和脂肪更容易诱发癌症。例如，玉米油（富含不饱和脂肪）比椰子油更容易致癌[46-48]，椰子油是一种特殊的植物油，含有更高水平的饱和脂肪。

3. 2014 年，一群声名显赫的澳大利亚研究人员在论文中写道："自饱和脂肪首次被报道为引发高胆固醇血症（高血清胆固醇）的罪魁祸首起，已经过去了 50 多年。因此，饱和脂肪已成为西方世界冠心病发展的主要病因以及发病率和死亡率的根源……尽管人们普遍持有这种观点，并且在过去 50 年里进行了大量的流行病学和干预研究，但至今并没有确凿的证据表明饱和脂肪酸摄入量和血胆固醇水平之间存在任何联系……这种（因果联系）发生的机制尚不明确。"[49] 这一点很关键：没有令人信服的经验证据表明饱和脂肪是如何导致或引发疾病的，无论是癌症还是心脏病。

4. 正如其中一位澳大利亚作者在近期（2018 年）的一次采访中所说，"减少膳食饱和脂肪似乎对全因死亡率或心血管疾病的死亡率没有持续的降低作用"。[50]

5. 关于"脂肪效应"还存在其他的解释。例如，在 1979 年的一项人类干预研究中，与低脂大豆蛋白饮食相比，低脂饮食对血清胆固醇的降低作用并不明显。[27, 51] 换句话说，在饮食中去除动物蛋白的效果更为显著。

---

① 活性氧类物质又称反应性氧类物质，指的是氧在电子转移过程中生成的具有较强活性的物质。——译者注

尽管我们对饱和脂肪如何导致疾病的理解并不全面，但几十年来饱和脂肪一直受到广泛的诋毁。为什么呢？我认为，这只不过是一个方便的借口罢了，目的是避免我们找出真正的元凶——以动物蛋白为基础的食物。正如我刚才提到的，饱和脂肪并不具有特别的化学反应性，而化学反应性是引发疾病所需的一个特性。

支持总脂肪和饱和脂肪（以及胆固醇）是疾病的罪魁祸首这一假设的证据既无力又可疑，由此产生了大量的困惑。许多虔诚的肉类爱好者指出了这一证据中真正的缺陷，以证明饱和脂肪并没有那么糟糕（存在科学依据），但紧接着又匆忙得出结论：通常被认为含有饱和脂肪的动物性食品一定也没有那么糟糕（并无科学依据）。虽然饱和脂肪并不像许多人认为的那样有害，但它仍然与疾病存在关联。而往往被忽视的原因是，饱和脂肪是动物蛋白的绝佳替罪羊。我们只顾着责怪替罪羊，却完全忽略了更大的背景：在大多数西方饮食中占很大比例的动物蛋白食品，对癌症和心脏病的产生起着高度决定性的作用。

与饱和脂肪不同的是，将动物蛋白的摄入与疾病联系起来的生物化学机制多如牛毛。与饱和脂肪不同的是，动物蛋白在生物学上并不具有惰性；相反，增加动物蛋白的摄入已被证实会增强自由基氧化、生长激素活性等。更重要的一点，与饱和脂肪不同的是，动物蛋白无法被从动物性食品中去除。

反式脂肪、Omega-3 和 Omega-6

正如饱和脂肪被不公正地妖魔化为"坏脂肪"一样，不饱和脂肪也被不恰当地赞扬为"好脂肪"。这种谬误就是我们忽视摄入动物蛋白的破坏性影响所带来的直接后果，这引发了一系列新问题。

反式脂肪就是其中的一个问题。当人们发现，不饱和脂肪的摄入与胆固醇摄入的减少及心脏病患病风险的降低之间存在明显的关联时，每个人都想用植物性食品中的这种"好"脂肪来取代动物性食品中的"坏"饱和脂肪。但要用天然食物中的不饱和脂肪来替代饱和脂肪并非易事。切碎的核桃肯定不如黄油那样容易涂在烤面包上。从植物中提取和分离出来的所谓"好油"也面临着同样的问题（姑且不提不饱和脂肪的好处只在食用全植物性食品时才能体现出来，分离出来的植物油并无此种效果）。最终，这个难题被解决了：（在加入催化剂的情况下）通过往植物油中通入氢气，使不饱和脂肪酸分子中的双键与氢原子结合成为不饱和程度较低的脂肪酸，其结果是植物油固化，硬度加大，从而方便涂抹（如人造黄油、固体起酥油等）。"好脂肪"因此变得用途更加广泛——根据个人喜好而定，既可以作为液体，也可以作为固体，甚至可以满足那些习惯吃黄油的人的喜好。

然而，这种人造脂肪也存在一些问题。在这种物质中，氢原子并不像自然界中那样完美地排列在一起，不多但数量仍然可观的氢原子附着在脂肪酸链的两侧，形成了所谓的反式脂肪。简而言之，后来人们发现，反式脂肪会显著增加罹患疾病尤其是心脏病的风险，监管机构开始加大力度将其赶出市场。

我们经常努力追求技术解决方案，却因此忽略了大自然的背景。上述这个故事既生动说明了技术解决方案的独特魅力，又体现了这些方案往往存在的不足之处。我们想用"好脂肪"来取代"坏脂肪"，这可以理解（但其实是一个错误的前提），但要用化学方法来转化"好脂肪"，使其变得更好食用，则是完全不合逻辑的。此外，不饱和脂肪远比早期相关性研究所发现的更复杂。我们当然不应该一股脑儿地把它们都看作健康的，而不考虑具体的情境，尤其是不同的总脂肪水平。

在我们对不饱和脂肪的研究中，最重要的转变之一是开始关注两种最著名的脂肪酸类型——Omega-3 和 Omega-6。我的一个研究生曾对这些脂肪改变实验性胰腺癌的能力进行了深入的研究，其研究结果被发表在《美国国家癌症研究所杂志》上，还登上了当期的封面。[52, 53] 简单来说，研究表明，

Omega-3 脂肪酸会抑制癌细胞的生长，而 Omega-6 脂肪酸则会促进癌细胞的生长。两项结果都得到了后续研究结果的支持，证实 Omega-3 的抗炎特性及 Omega-6 的促炎特性。

这就给我们带来了一个问题：我们该如何将关于 Omega 脂肪酸的信息融入针对不饱和脂肪的讨论？

同样，我认为简要描述一些生物化学层面的细节或许能有所帮助。Omega-3（也可称为 n-3，或者 α-亚麻酸，缩写为 ALA）和 Omega-6 脂肪酸（也可称为 n-6，或者亚麻酸，缩写为 LA）在合适的平衡状态下都是身体健康运转所必需的。两者都无法在体内合成，因此都必须依赖食物摄入。Omega-3 和 Omega-6 的命名来源于前文所述的它们各自脂肪酸分子中的双键位置，碳位从分子末端的甲基（CH_3，图 6.8 左侧）算起。

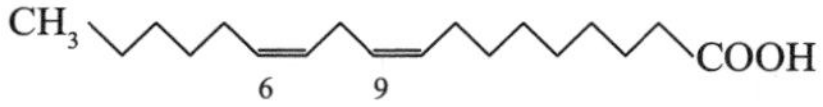

亚麻酸（18∶2 n-6）
从甲基端的碳原子算起，Omega-6脂肪酸的
碳-碳双键位于第6碳位和第9碳位。

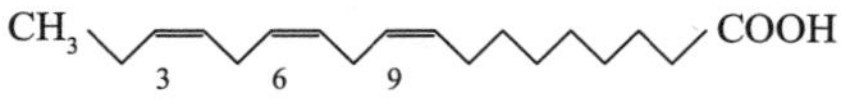

α-亚麻酸（18∶3 n-3）
从甲基端的碳原子算起，Omega-3脂肪酸的
碳-碳双键位于第3碳位、第6碳位和第9碳位。

图 6.8　Omega-6 和 Omega-3 的碳位

虽然看起来微不足道，但双键的位置其实意味着很大的差别：Omega-6 脂肪酸会促进炎症（能够促进心脏病等慢性疾病的产生和发展），而 Omega-3 脂肪酸则有抗炎作用（能够抑制这些疾病的产生）。数十年的研究表明，这些 Omega 脂肪酸会通过多种机制发挥作用，产生各种健康和疾病的结果。虽然遗憾但也并不意外的是，这种 Omega-3 抗炎、Omega-6 促炎的划分过于简单化了，而且人们在讨论这二者时采用的方式也往往相互矛盾又令人困惑——主要是因为它们常被误以为是互不干扰、相互独立的。

关于 Omega-3 和 Omega-6 脂肪酸的混淆背后有几点原因。第一点或许也是最关键的一点在于，这些营养素在天然食品中的作用与在补充剂中能发挥的作用不尽相同。尽管商家做了大量的营销，但科学是一清二楚的：二者无法独立（以补充剂的形式）支持人体的长期健康。2018 年发表的一份报告，以及"针对 n-3 脂肪对心血管健康的影响迄今为止最广泛的系统性评估……得出的结论是，Omega-3 补充剂毫无作用"。[54] 但 Omega-3 补充剂，或者说所有的补品其实都不愁销路。不少消费者愿意相信它们的价值，因为相比真正能改善健康的饮食习惯改变，吃药总归容易得多。第二，我们的讨论往往忽略了影响这些营养素功能的条件（例如，被测饮食中其他营养素含量的不同）。第三，Omega-3 和 Omega-6 脂肪酸都被代谢成了不同的化学产物，分别支持其抗炎和促炎功能。由于细胞内部条件不断改变，我们并不清楚这些产物（代谢物）中究竟有哪些相关，哪些不相关。这些困惑的来源有

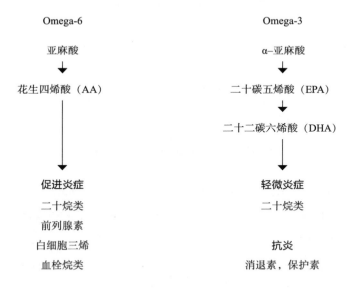

图 6.9　Omega-6 和 Omega-3 的生物学背景

一个重要的共同点：忽略了生物学的背景。

以比例来表示的体内 Omega-3 与 Omega-6 脂肪酸的平衡，比单独摄入这两种脂肪的具体数量重要得多，因为正如前文所述，达到平衡才是最重要的。我对医学博士阿尔忒弥斯·西莫普洛斯（Artemis Simopolous）的研究印象很深刻，他论证了这种平衡或比例的重要性，十分有说服力。[55, 56] 重新审视 Omega-3 和 Omega-6 的讨论，把重点放在这个比例而不是这些脂肪酸单独的摄入量上，最明显的原因就在于这样才能突出它们之间的相互依赖性。它强调了以下事实，即从我们所食用的营养物质中观察到的效果，是体内多种机制协同作用的结果——这与我们传统的营养研究结果截然不同。

如果从这个角度来考虑脂肪的摄入，人类饮食在 20 世纪发生的根本转变就显而易见了。我们摄入的 Omega-6 与 Omega-3 的比率从最低的 1∶1 逐步上升至今天的 20∶1，甚至更高。[55] 这表明在人们摄入的食物中，Omega-6 在增加，而 Omega-3 在减少。这种变化的生物学后果已得到充分证实，包括心脏病中"血液黏度、血管痉挛和血管收缩"的增加，以及许多导致糖尿病、肥胖症和癌症的机制的改变。[55]

我们是如何采纳了这种促进炎症的饮食方式的？一种解释是工业化畜牧生产的崛起。为了最大限度地提高工厂化农场的产量，动物被喂以越来越多的谷物，特别是玉米。由于玉米中 Omega-6 脂肪酸的含量特别高[57]，这些动物组织中 Omega-6 脂肪酸的含量远高于过去食草的牛或者野生动物。当然，人类食用动物性食品数量的增加进一步加剧了这种变化趋势。随着工业肉类、乳制品和蛋类在我们的饮食中所占的比例越来越大，Omega-6 脂肪酸的含量也就越来越大。换句话说，我们对"高质量"动物蛋白的贪婪已经极大地扭曲了体内 Omega-6 与 Omega-3 的比率，这很危险。

对这一比率提高的另一种解释与 Omega-3 脂肪酸转化为其生物活性代谢产物（EPA 和 DHA）有关。将 ALA 转化为 EPA，以及将 EPA 再转化为

DHA，都需要某种特定酶的活性。然而，现在有证据表明，Omega-6 脂肪酸也在争取相同的酶活性。这就意味着，如果体内已经含有大量的 Omega-6 脂肪酸，那么 Omega-3 脂肪酸转化为具有生物活性的代谢物这一过程将受到限制，从而进一步恶化问题。

第三个可能也是最重要的一个解释是氢化植物油的摄入有所增加。如图 6.10 所示，除了亚麻籽油，大多数氢化植物油都含有大量的 Omega-6 脂肪酸。这类油容易氧化，会引起炎症，在我们现代的"方便"食品中简直无处不在。这就是为什么多不饱和脂肪酸在作为氢化植物油被摄入时并非"好脂肪"，也不应被视为"好脂肪"。你可能还记得前文关于饱和脂肪的部分：在实验条件下，作为氢化植物油的不饱和脂肪比相对惰性的饱和脂肪更容易诱发癌症和其他慢性退行性疾病。[46—48]（注意图 6.10 也显示了 Omega-9 脂肪酸，它只包含一个双键。）

好消息是，天然食品中的多不饱和脂肪不同于从植物中提取并制成的产品。天然食品含有许多抗氧化因子（抗氧化剂、矿物质），因此对于氢化植物油等单独油类产品可能引发的自由基产物的损害，在天然食品中都能加以控制。为了降低罹患心脏病、癌症、肥胖及相关慢性疾病的风险，我们应该避免单独食用油脂，但含有这些脂肪的天然植物食品（坚果、种子、牛油果等）通常是有营养的，前提当然是适度食用。例如，根据一份有关坚果摄入量的 15 项研究的大型汇总分析（35.5 万名被试，380 万人年[①]），每周和每天吃一份坚果，会使得全因死亡率分别降低 4% 和 27%，心血管疾病死亡率分别降低 7% 和 39%，癌症死亡率降低 14%。[58] 2017 年的一份对 14 项研究的总结显示，吃坚果与心血管病风险、高血压风险及血清总胆固醇水平的降低有关。[59]

写到这里我发现，我已经在这一节和前一节涵盖了大量的信息，包括

---

① 人年数是表示人口一共生存了多少时间的一个复合单位，是人口的实际数量与共存活时间的乘积。——编者注

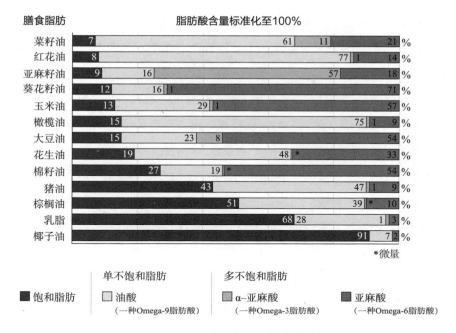

膳食脂肪　　　　脂肪酸含量标准化至100%

菜籽油	7	61	11	21 %
红花油	8	77	1	14 %
亚麻籽油	9	16	57	18 %
葵花籽油	12	16 1		71 %
玉米油	13	29 1		57 %
橄榄油	15	75	1	9 %
大豆油	15	23	8	54 %
花生油	19	48 *		33 %
棉籽油	27	19 *		54 %
猪油	43	47 1		9 %
棕榈油	51	39 *		10 %
乳脂	68 28		1	3 %
椰子油	91	7		2 %

*微量

■ 饱和脂肪　　单不饱和脂肪　□ 油酸（一种Omega-9脂肪酸）　　多不饱和脂肪　α-亚麻酸（一种Omega-3脂肪酸）　■ 亚麻酸（一种Omega-6脂肪酸）

图 6.10　各种膳食脂肪的脂肪酸含量比例

资料来源：POS Pilot Plant Corporation。

与分子构成和功能相关的具体细节。如果这些细节仍然让你感到困惑，请不要太担心。要在有限的篇幅内探讨如此复杂的话题几乎是不可能的。然而，对这个故事可以做出如下总结。膳食脂肪对心脏病、癌症和其他西方常见疾病的影响在 20 世纪 50 年代占据了中心地位，一直被视为一个优先研究课题。[31、60—65] 膳食脂肪在这些疾病的产生方面所起的作用一开始被认为与膳食脂肪摄入总量相关。随后，讨论又逐渐由脂肪的数量转向了脂肪的类型，特别是以"坏脂肪"的名声著称的饱和脂肪。然而，饱和脂肪会增加血清胆固醇含量和心脏病发病风险这一假设受到了强烈的批评，正如有些人断言的那样，"至今并没有确凿的证据表明饱和脂肪酸摄入量和血胆固醇水平之间存在任何联系"。[49] 因此，各种类型的不饱和脂肪开始引起人们的注意。[66、67] 过去几十年的研究越来越集中在多不饱和的 Omega-3 脂肪酸

及 Omega-6 脂肪酸的影响上。[49, 55]

这种对脂肪的关注完全忽视了动物蛋白的作用。事实上，我们对脂肪的关注只是我们拒绝关注动物蛋白的副产品。我们被总脂肪是否预示着疾病、饱和脂肪是否总是有害的讨论弄得心烦意乱，忽视了与之相关的动物性食品和这些食品所含的蛋白质。同样地，由于被有关不饱和脂肪，特别是 Omega-3 脂肪酸益处的讨论分散了注意力，我们在很大程度上忽视了它们在天然植物食品中对健康的促进作用，还暗中支持食用"健康"油，而实际上这些油一点儿也不健康。

鉴于我们根本不愿讨论动物蛋白，公众对脂肪感到困惑、我们把脂肪简单地划分为"好"或者"坏"也就不足为奇了。许多人最后就举起双手投降，继续尽情地享受美味佳肴。为了保障健康，他们还会购买 Omega-3 补充剂，把希望寄托在运气上。万一这种趋势延续下去，我不禁担心这些人的健康，担心我们整个社会的健康。

要战胜公众的困惑和被扭曲的事实，我的建议很简单，但也包罗万象。如果我们一定要确定心脏病及其他慢性代谢疾病的具体原因，而不是考虑更广泛的膳食背景，那么动物蛋白就是罪魁祸首。这并不是因为动物蛋白是导致心脏病的唯一原因，而是因为随着动物蛋白摄入量的增加，对心脏有保护作用的天然植物食品的摄入量就必然会随之减少。动物蛋白的摄入与许多机制有关，这些机制对几种疾病（例如心血管疾病、糖尿病、癌症和其他所谓的衰老疾病）都会产生不利的影响。摄入动物蛋白会促进自由基氧化[68-70]，使肾上腺激素活性向不利方向改变（增加雌激素和睾丸素）[71]，造成代谢性酸中毒（人体酸碱度下降），提高生长激素活性（细胞分裂增多），降低抗氧化活性。再加上由于植物性食品摄入量减少而生成的一系列类似的机制，很明显，摄入动物蛋白的决定远比任何有关脂肪的具体建议更为重大。但我们只要始终相信动物蛋白是"高质量"蛋白的谬见，就永远不会质疑摄入动物蛋白的决定。

营养以外的其他副作用

拒绝承认动物蛋白在疾病产生方面的作用，除了助长公众对营养学研究的误解，在当今社会还造成了其他许多后果，如果不在此提及那就是我的失职。

对癌症起因的困惑

第一个同时也是最明显的问题已经在本书第一部分被详细讨论过了：我们忽视了营养在预防和治疗癌症过程中发挥的作用，以及营养不良（在动物蛋白摄入的推动下）在加快癌症发展方面发挥的作用。癌症研究人员没有关注营养问题，而是将注意力放到了具有致突变性的化学致癌物身上。多年来，我也多少受到了这种传统观念的影响。在我职业生涯的早期，我曾有一个由美国国立卫生研究院资助的实验室研究项目，项目内容是研究强致癌物黄曲霉毒素在引发人类原发性肝癌方面发挥的作用。后来，麻省理工学院的两组研究人员和我所在的实验室确定了这种毒素的化学结构[72]和特异效力[73]。[74, 75]后来我发表了一篇关于黄曲霉毒素代谢和毒性的综述[76]，在菲律宾建立了一个实验室，用于检测食品中的黄曲霉毒素[77]，并开发了一种新流程，通过检测尿液中黄曲霉毒素的代谢物来衡量儿童体内黄曲霉毒素的摄入量。[78]1980年，我甚至应邀在美国实验生物学学会联合会的期刊上发表了一篇关于化学致癌物和癌症的论文[79]，该组织是同类协会中最大的专业生物医学研究协会。

当然，当我发现动物实验研究和一些关于人类饮食与癌症的相关性研究表明，膳食蛋白质所发挥的作用可能比之前想象的更大时，我对环境致癌物和癌症的传统认识发生了转变。[80, 81]在我们于1983—1984年对中国农村人口患癌情况进行的大规模调查中[82]，我们通过三种不同的方式记录了黄曲霉毒素暴露水平，但没有一种与肝癌死亡率呈现显著关系。[83]相反，肝癌致死的主要原因是慢性乙型肝炎病毒感染和食用动物蛋白类食品。[82]

即使是在西方国家被认为很低的动物蛋白摄入量水平，与肝癌死亡率之间的关联也很明显，这表明动物蛋白的摄入不仅应该减少，而且可能要完全避免。

自我第一次质疑人类癌症与环境化学物质（如黄曲霉毒素）之间的联系至今，已经过去了几十年的时间。如今，我认为营养对癌症的影响远远超过环境化学物质引发的基因突变。[84] 尽管如此，对大多数科学界人士和普通人来说，强调环境化学物质的传统理论仍然完好无损，不可动摇。营养与基因突变这两种假说为癌症的预防和治疗提供了截然不同的手段，在许多方面塑造了我们的观念。营养理论认为，即使突变已经发生，我们所吃的食物也可以控制突变的形成及其后续的影响，而基因突变理论却促使人们不断地寻找致癌物，并认为一旦这些突变占据主导地位，我们就束手无策，只能坐以待毙。

在我看来，癌症基因突变理论的前提是对突变及其原因过于简化、肤浅和有害的理解。突变是指一种化学物质或其他因素（称为"突变原"）永久破坏了某个细胞的 DNA（脱氧核糖核酸），从而影响基因功能。当一个突变的细胞分裂产生子细胞时，这种 DNA 损伤也会随之传递给新的细胞。通过反向突变来逆转突变过程的可能性被认为是微乎其微的。

然而，大自然至少开发了两种机制来控制这一过程。第一个是在细胞分裂前修复最初的 DNA 损伤。然而，修复不一定每次都足够及时，那么受损的 DNA 就依然会传递给子细胞。值得庆幸的是，大自然还有另一个候补方案：它会召集免疫系统产生"自然杀伤细胞"，这种细胞有一种不可思议的能力，可以选择性地识别并摧毁这些新近突变的细胞，以免它们增殖引发癌症（或其他疾病）。

当然，这些保障措施也并非无懈可击。如果细胞环境有利于细胞分裂和生长，比如在大量摄入动物蛋白等营养素的情况下，即便存在上述这些机制，数以百万计的细胞最终也会不断累积并形成癌症。（虽然我主要是通过对癌症的研究了解到这个过程的，但我相信，从原则上讲，这个过程同样适用于其他许多疾病的发展。虽然我们的身体存在天然的机制，只要在适当的营养环境下就可以有效地抵御这些疾病，但这些机制会因营养不良而受到阻碍或者不堪重负。）遗憾的是，癌症研究界几乎把所有的注意力和资源都集中在引发癌症的突变原上，而不是关注如何增强人体应对突变的自然机制，或改变一切诱发细胞分裂的人类行为。

由数千亿美元资助的癌症研究界始终秉持着细胞突变无法实现自我纠正的信念，其实他们还犯了另一个关键性错误：他们的研究工作基于这样一个前提，即只要控制这些致癌化学物质便能有效预防癌症。现实情况则复杂得多，只关注致突变化学物质会让我们处于严重的劣势。诸如杀虫剂、除草剂、工业化学品、食品添加剂等化学物质在化学和生物特性上各不相同[85, 86]，因此可能会引起各种各样不可预测的毒性和疾病。并非所有引起突变的化学物质都会致癌，癌症也不仅仅是由突变原"引起"的。各种非诱变食品、化学混合物和手术也被归类为致癌物。[87, 88]此外，在每个细胞的正常分裂过程中，都会产生成千上万乃至数十万次的突变！要确定具体哪一次突变会导致癌症绝非易事，当然也就排除了还有其他因素参与这些突变基因表达的事实，正如前文所述。尽管存在这些复杂的因素，但人们依然普遍认为"突变原"和"致癌物"二词几乎可以直接互换使用，导致了混淆及研究政策重点的偏离。

我们固执地认为癌症主要依赖于突变，而突变一旦发生，就会不可避免地向前发展，这迫使我们把注意力集中在通过实验测试环境化学物质的致癌潜能上。人们认为有大量的化学物质都需要逐一进行测试。在过去的六七十年里，研究人员开发出了各种各样的测试方法，以评估大约 8 万种 ① 可疑的化学物质。然而，20 世纪 70 年代初以来，主要的致癌检测项目一直是实验

---

① 8 万种化学物质这个数量被广泛引用了至少 40 年。化学物质当然不止 8 万种。

性动物生物测定项目，该项目通过在生命系统中（主要是在大鼠和小鼠身上）测试可疑的化学物质来确定罹患癌症的可能性，但也在实验室条件下培养的特定细胞上进行测试。[79, 89, 90] 该项目由美国国立卫生研究院的两个研究所——国家癌症研究所和国家环境卫生科学研究所（NIEHS）联合开发，目前由卫生与公众服务部的跨部门国家毒理学项目管辖。[91] 动物生物测定是这个毒理学项目的核心组成部分[92, 93]，该项目于近期发布了关于致癌物的第14份报告。[94]

不出所料，在基因突变理论推动下的研究已经投入了几十年时间和大量资源的情况下，没有人想听到以营养为中心的任何观点，尤其是质疑动物蛋白的观点。宣布动物蛋白是致癌原因，而且是比环境化学物质更具影响力的致癌原因，就是在破坏整个领域的研究前提及在此之前的所有努力。此外，这将破坏未来的许多研究，考虑到目前有多少工作岗位岌岌可危，这是一个敏感的话题。

20 世纪 80 年代，专业组织曾多次邀请我分享自己对动物生物测定项目的看法，其中两次是在美国（主办方分别是北卡罗来纳州三角研究园的国家环境卫生科学研究所，以及其在阿肯色州杰斐逊县的实验室），一次是在法国里昂（主办方是联合国世界卫生组织国际癌症研究机构）。每一次受邀演讲时，尽管我对科学的诠释从未受到质疑，但我感受到了大家极大的不情愿，丝毫不愿在癌症研究中为营养腾出些许空间。在北卡罗来纳州，项目负责人当着一大群观众的面直言不讳地告诉我，除非我能"说服白宫"，否则项目任务不可能发生改变。

可悲的现实是，从根本上说，我们研究癌症的方法并不依赖于基础科学。太多研究病理学家的职业生涯都依赖于这样一个假设：单一化学物质是导致癌症的主要原因。公共和私人实验室都是如此。此外，癌症自被发现以来，一直被定义为一种咄咄逼人、不可逆转的疾病，这就意味着一旦确诊癌症，特别是在癌细胞扩散之后，它就无法被逆转，只能被摧毁。这种假定的疾病致命性令人胆寒，而我们之所以大力搜寻致癌化学物质，也正是由于受到这种恐惧感的驱使。我相信这两个原因有助于解释为什么动物生物测定项目一直享有如此高的优先地位。

然而，更棘手的是，由于依赖动物实验，生物测定程序已经陷入了一些伦理方面的争议。[95—97]公共机构以一个值得称赞的目标——"寻找人类癌症的解决方案"为名，为该项目的动物使用进行辩护，但这些机构并不愿意改变自身的立场或者暗示某些我们最爱的食物会导致癌症（不管化学污染如何）而引发进一步的争议。前文提及的牛奶中的动物蛋白酪蛋白可以生动地说明这种可怕的困境。在动物实验中，即使只是摄入普通水平的酪蛋白，也能引起非常强烈的癌症反应。如果在动物生物测定项目的规格下进行测试，酪蛋白无疑将是迄今发现的最强大的化学致癌物！其他动物蛋白也肯定无一例外。我想不出比这更好的例子来说明我们所推崇的"科学"是如何让我们大失所望的。

动物生物测定项目只是传统的基因突变理论癌症研究中的一个例子，但也是非常重要的一个例子。基因科学家的工作也会因为对营养的更大关注而受到威胁。比如人类基因组计划通过在基因层面发现癌症形成的许多细节（比如确定哪些基因或基因产物分别与哪种类型的癌症相关），对癌症研究产生了巨大的影响，许多人都因此认为人类基因组计划是有史以来最伟大的研究项目。[98]正如国家癌症研究所在其官方网站上强调的那样，所有这些努力都进一步强化了癌症是一种"遗传疾病"的神圣信念。[99]

现在，我并不是说环境中的化学物质和基因在癌症的形成中没有作用。否认它们之间的联系是不正确的。但正如我们所见，这个故事并不像大多数人想象的那么简单。

以下是进一步削弱"癌症是一种由环境化学物质引起的遗传疾病"这一理论的证据，供参考：

1. 上述动物生物测定项目的结果成立的前提在于你相信，对实验动物有毒的化学物质对人类也是有害的。除非人类研究能显示与实验动物一致的关联，否则这种由此及彼的跨物种推断就只是一种盲目的信念，而非基于证据的科学。到目前为止，与营养方面的证据相比，人类研究几乎没有证据表明环境化学物质与人类癌症之间存在任何因果关系。

2. 在实验室研究中，营养素摄入的适度变化可以造成由已知致癌物引起的癌症发展的实质性变化。[39] 在我们的实验室中，通过高动物蛋白饮食促进癌细胞生长以及通过低动物蛋白饮食抑制癌细胞生长，我们反复证明了饮食对黄曲霉毒素所引发的肝癌进行干预的能力。（顺便说一句，鉴于我刚刚批评了由非人类物种进行推断的动物生物测定项目，我应该指出的是，人类种群研究确实显示了营养和癌症之间的关联，这与我实验室的发现一致。我将在本书第三部分对此研究进行更深入的讨论。）

3. 虽然从实验上看，致突变化学物质可能与某些癌症有关，但当使用非常大的剂量（比如黄曲霉毒素和肝癌的例子）并同时采用促进癌症的饮食时，没有一种物质能够显示出像营养与癌症之间如此强烈的相关性。营养不良不是只与一种癌症有关，而是与绝大多数癌症都有关联。

4. 在突变负担已经如此沉重的情况下，环境化学物质诱发的额外突变是否会引起癌症反应，这一点值得怀疑。请记住，每一个细胞中都存在成千上万次突变。在没有营养刺激的情况下，尚不清楚额外的突变是否会引发反应。在我们的动物实验研究中，我们发现，如同预期，增加致癌物剂量会导致突变呈线性增长，但这些突变只有在动物蛋白的促进下才会进一步发展成癌症。[100—102] 如果没有适当的营养刺激，不断增加的突变似乎并不会发展成癌症。[103]

综上所述，对于癌症主要是由毒素引发的基因突变决定的这一共识，我本人持反对态度。从环境化学物质到基因，再到基因突变、癌细胞生长，以及可诊断出的癌症，这一路径自有其简洁的魅力，但不够充分，而且过于狭隘。此外，它公然忽视了个体本身能够控制癌症的可能性。通过忽视营养在促进癌症方面所起的作用（这一作用已在观察性人类研究和动物实验研究中得到了证实），我们忽视了预防疾病的最佳机会，也忽视了所有个人自主的因素。在涉及人类健康问题时，这种疏忽显然是令人憎恶的，但也确实让我们得以继续心安理得地享受那些含有"高质量"驱动型营养素——动物蛋白的食品。

环境问题

我们拒绝以任何实质性方式应对动物蛋白所带来的危害，除了对人类健康产生影响，也对地球健康造成了深远的影响。我现在谈到环境化学物质和大型农业综合企业，不是将它们视为癌症的诱因，而是视为对我们的星球及依赖其生存的生命的威胁。种种迹象表明，我们目前所处的这场环境危机将迅速发展成一场环境灾难。最新的气候报告显示，"为了将温升控制在 1.5℃以下，各国必须在 2030 年之前将全球的二氧化碳排放量在 2010 年的基础上减少 45%"，并在 2050 年之前实现碳中和（以植物吸收的二氧化碳来平衡碳排放）。[104] 为了实现这一目标，我们必须克服对化石燃料的依赖，认真审视我们的经济和学术体系是如何混淆真相的。再丰厚的利润也无法证明这种全民自残行为是正当合理的。

关于物种的丧失，我们正处于一场由人类活动造成的大规模灭绝之中。发表在《自然》杂志上的一系列数学模型表明，由于共同灭绝①的发生，物种灭绝率可能呈指数级增长："气候变化和人类活动正通过大量直接或间接

① 共同灭绝是指当一个物种灭绝时，间接依赖于它的动植物随后也会灭绝。——译者注

且通常是协同的机制，以前所未有的速度毁灭物种。其中，由环境变化导致的原始物种灭绝可能只是冰山一角。"[105] 根据估测，地球上的动物物种正以自然速度的 1 000~10 000 倍的速度迅速消失。[106] 这一趋势最令人担忧的莫过于昆虫种群了[107]：在过去十年中，41%的昆虫物种数量出现了急剧的下降，科学家现在估计，在地球上的大约 3 000 万个昆虫物种中，有 40% 都濒临灭绝。包括蝴蝶在内的鳞翅目昆虫数量下降了 53%，而包括蚂蚱和蟋蟀在内的直翅目昆虫数量则下降了大约 50%。尽管我们这一代的很多人可能会谈及他们在一生中所目睹的世事变迁，但一个令人恐惧的事实是，这些发展只会日益加速。哪怕只是聆听我的孙辈谈论他们在尚且短暂的人生经历中所注意到的变化，想到他们有朝一日可能无法在自然环境中接触蚂蚱，这也着实令人难以置信。

环境影响评估是一种较新的事物，可以帮助我们了解各种活动对环境的影响程度。首次得到公众关注的牲畜评估是 2006 年联合国粮食及农业组织的一份报告，报告中称牲畜排放的温室气体占温室气体总排放量的 18%，比交通运输排放量的总和还要多。继 1996 年莱斯特·布朗发出预警[109]，以及更早前由海德西德提出建议之后[110]，世界观察研究所（Worldwatch Institute）在 2009 年重新计算了这一比例，得出的结果为 51%[108]——超过了其他所有人为因素之和。尽管这些数字仍存在争议，但我们不能再否认，饲养牲畜对气候变化造成了显著的影响。我们如果想要解决排放问题，就必须解决畜牧业生产的问题。

简而言之，许多人似乎有意忽视的一个令人不安的事实是，这些趋势与我们吃的食物及我们生产食物的方式密切相关。热衷食物链越往上的食物，尤其是动物性食品，就意味着需要越多的耕地和资源。其结果是：世界各地的森林惨遭破坏；巨大的拖拉机和收割机的车轮碾过土地；对土地的处理和耕作总是着眼于短期利益，而非生态环境长期的健康；使用激素来加快肉、蛋、奶的生产速度，导致这些动物终日被禁锢在半监狱、半工厂式的恶劣环境中。① 我们在癌症研究界大声呼吁抵制环境化学物质，转头却将大量化学物质倾倒在食品系统中。从表面上看，我们这么做是在打着增产的旗号消灭杂草和害虫，但代价是什么呢？我们与环境之间的战争还能持续多久？为了何种利益？我们还想再活多久？

在我看来，营养不良对人类健康的威胁比上一节所讨论的环境化学物质大得多。营养不良的特点是饮食中动物蛋白和加工食品含量较高，因此，饮食中富有营养的植物食品含量相应就较低。但这并不意味着，环境中的化学物质就无关紧要。在一个领域对这些化学物质发出警告，却同时在另一个领域加剧环境中的化学物质负担，只是为了生产更多致病的高蛋白质食物……难道我们当真如此致力于试探人类的错觉究竟能离谱到何种程度吗？

体现这种自相矛盾的最好例子或许就是"农达"（Roundup）除草剂的广泛使用。1987 年，农达的使用量在众多农药中仅仅排在第 17 位，但到了 2011 年，它一跃成为全球排名第一的农药。[111]农达的活性成分是草甘膦，在商业经营中主要用于经过基因改造、对草甘膦有耐药性的作物。这就使得农民可以随意喷洒农达，在不破坏转基因作物的情况下消灭杂草。在农达出现以前，我和兄弟们一到夏天就开着机动式联合收割机赚大学学费（是的，我们也参加了农业革命）。在某些情况下，收割谷物时总是不可避免地会同时"收获"一些杂草种子，但一般而言这都算不上什么大问题，除非收获的谷物要被用作种子。将近 50 年后，我逐渐目睹了越来越多没有杂草的农田，也了解了这是如何实现的。除草剂与转基因的神奇结合已然出现。

认为人类可以控制自然，让自然屈服于我们的意志，这是傲慢到极点的表现，但我们总是在挑战类似的种种极限。我们自以为可以用化学药品根除害虫和杂草，但我们绝不只是在根除害虫和杂草，更是在对自然界发动一场化学战争。虽然这些植物经过基因改造可以抵抗草甘膦的影响，但难免会与

---

① 奶牛过去的平均寿命一般是 15~20 年，现在却只有接近 5 年的寿命。

草甘膦有所接触的昆虫和其他动物却没有丝毫抵御的能力。可惜传粉的昆虫对国会没有任何影响力。没有哪个蜜蜂联盟会为了自身及人类的生存在华盛顿特区拼命游说。与此同时，有证据表明草甘膦对人类也存在各种毒性。截至 2019 年 5 月，已经有超过 13 000 名原告就农达在美国引发的中毒事件将其制造商拜耳公司告上法庭。[107]

从根本上说，无论我在本书中谈到哪个话题，人类的短视倾向都早晚会显露无遗。令人不安的是，我们对靶向农药的依赖与本书第一部分所述的很久以前化疗师对胶铅法的依赖简直如出一辙：两者都试图利用过分简化的策略（几乎都未经证实，后果也未知）来应对复杂的挑战和系统，仿佛我们总是一次又一次地忽视事物的宏观背景。

也许这就是我们解决认知失调的方式。认知失调是一种由想法、信仰和态度不一致引发的心理现象。我们上一分钟还声称自己关心健康、发展和安全，下一分钟就立马开始举行一些破坏健康、发展和安全的活动。我们口口声声说自己关心个人获得医疗服务和信息的自由，特别是在美国，但只有在医疗服务和信息威胁到强大利益之前才会真正关心这一切。在我看来，对于这种认知失调，我们最常见的反应似乎就是完全忽视一切令人不安的事实，每个人都把头往沙子里越埋越深。就像应对身体和"医疗"系统的失调一样，我们在面对环境的失调时也是如此：为严重偏离方向的人们精心准备好眼罩。

我同许多环境保护组织交谈过，包括美国环境保护署的公众支持小组、拯救地球组织（EarthSave）和塞拉俱乐部。遗憾的是，邀请我的人表示，这些组织在应对环境灾难时，对营养在人类健康中所起的作用并无兴趣。有一次，我参加了一个由环保爱好者组成的讨论小组，听到自然资源保护协会的负责人表示，要让他的组织向捐赠者宣传饮食或许可以化解气候危机，那肯定相当困难，甚至是一件自取灭亡的事。他解释说，尽管现在有令人信服的证据表明，畜牧业是造成气候变化的主要原因，但自然资源保护协会的捐赠者必将强烈反对这一观点。[108, 112] 换言之，自然资源保护协会其实是在代表它的 300 万名成员做判断，而不是为成员提供信息，让他们自行决定如何应对。往好了说，这样的政策管得太宽，俨然一副高高在上的派头；往坏了说，这只会确保组织走上一条与其负责人的意愿恰恰相反的道路——自取灭亡，因为倘若我们无法尽职尽责地全面应对这一生死存亡的考验，我们的命运就从此注定了。

我并不认为自然资源保护协会是一个反常的例子，也不认为协会的工作人员居心不良。这不是一个明目张胆的腐败案例。该协会积极支持立法，帮助减少排放到环境中的化学物质的数量，我认为这一工作本身有其价值。他们也鼓励公众采取这些行动：出行尽可能骑自行车以减少碳排放、缩短淋浴时间、循环利用废物等。可一旦涉及营养以及与食物生产相关的系统性问题，他们就会保持距离。我怀疑这与许多癌症研究机构避免讨论营养问题的原因是一样的：他们的倡议范围都受到了一个令人望而却步的系统的限制。在这两种情况下，我们由于疏忽而没有考虑到动物蛋白的影响，都造成了严重的损害。

在本节的结尾我想要强调的是，农业为我们提供了一个解决当今环境问题的宝贵机会。我们来思考一下饲养牲畜的机会成本。机会成本是指为了选择某种方案而放弃的其他方案的潜在收益。对饲养牲畜这种选择来说，机会成本就是不饲养牲畜时可能获得的任何收益。根据我已经引用的所有证据和目前的严峻形势，毫不夸张地说，饲养牲畜的机会成本或许就是地球上生命的延续。

想想看，现在在地球上，每年大约会饲养 700 亿只动物作为家畜供人类食用。[113] 不妨思考一下这些动物的圈养、饲料、屠宰及运输所需的海量资源，这一体系本身就效率低下。但要考虑潜在的其他选择，我们便可以看到无限的可能。目前有 45% 的可耕地已经用于饲养牲畜和种植饲料。尽管如此，人类消耗的所有热量中却只有 20% 来自动物性食品。这意味着人类消耗的所有热量中有 80% 来自植物性食品。那么有多少可耕地被用来提供这些热量呢？只有区区 5%。[114]

这就是明显的效率低下的表现。假如我们将目前正在导致气候变化的牲畜和饲料用地退耕还林，让退化的土壤恢复活力，那就可以限制与畜牧业生产有关的一切污染，包括每年牲畜产生的 20 亿吨粪便所造成的地下水污染，以及种植饲料所需的以化石燃料为基础的肥料造成的污染，这两种污染都在全球造成了动物无法生存的死水区。[115] 我们还将因此创造全世界最大的碳汇①之一。

做出这些改变将会给人类带来诸多裨益，最重要的是，我们也会因此变得更加健康。对地球有益的事情对我们自己也有好处。

为有益的争论辩护

这里讨论的每一个话题都早已在公众的思维中根深蒂固。每个人心中都充满不解的困惑和错误的信息。在当今的营养问题上，机构失灵成了默认的常态，而这些争论更是让我们无法深入问题核心。为了避免对营养产生更深层次的理解从而威胁到产业发展（但同时也会拯救性命），我们误将注意力转移到了其他膳食因素上，而这实际上是在为我们对营养的无知寻找替罪羊。

我们误把脂肪当作罪魁祸首，最终塑造了低脂乳制品和瘦肉的广阔市场，还将这些低脂替代品宣传为一种享受美食的健康方式。尽管有证据表明动物蛋白与心脏病有关，但我们仍将心脏病的发病率上升归咎于饱和脂肪和膳食胆固醇，并通过限制胆固醇摄入量、开发降胆固醇药物和治标不治本的外科手术来解决这个凭空捏造的问题。我们把癌症完全归咎于环境中的化学物质及其诱发基因突变的能力，却忽略了通过健康饮食来控制突变表达的前

---

① 碳汇（carbon sink）是指通过植树造林、植被恢复等措施，吸收大气中的二氧化碳，从而减少温室气体在大气中的浓度的过程、活动或机制。——译者注

景。接着，我们尽管一方面把责任归咎于环境中的化学物质，但另一方面却还是继续向环境中大肆倾倒化学物质，增加温室气体的排放，只是为了能继续享受我们最爱的美食。源于一个世纪前遗留下来的矛盾观念，我们始终鼓励"高质量"动物蛋白的摄入，并为其摄入量设定了既不负责也不道德的所谓"安全上限"。

禁止贬损动物蛋白、否认一切与现状不符的证据，不仅会助长混乱，还会有效避免一切有益的争议，阻碍系统的变革。围绕胆固醇和脂肪的表面喧嚣就是这种回避的标志，正如关于癌症和环境的交流中总是缺少营养问题一样。

如此看来，对天然蔬食及其支持证据的反驳只是为了避免动摇我们对动物蛋白的坚定信念。在这种情况下，避免争议、避免改变并不是一件好事。我们需要颠覆目前的体系。只要我们继续执着于动物蛋白，沉迷于相关的谬见、争议及一切会分散注意力的事物，我们就无法真正理解营养的全部潜力，甚至无法知道营养的全部潜力有多大。我们必须摒弃当下流行的观念。

然而，即便明天醒来时我们突然就接受了营养与健康之间的紧密联系，基于前两章所提供的例子，大多数人恐怕也仍对"究竟什么是好的营养"感到一头雾水。换句话说，他们不知道自己不知道什么。

在我看来，我们有足够的证据来说明什么是好的营养。我在前文中已经介绍了部分证据，在本书的下一部分还将进一步予以阐述。但我们所面临的问题（也是难题中的第三点争议）是支持天然蔬食的证据挑战了对证据本身的传统态度，正如它挑战了对疾病护理和营养的传统态度一样。从关键意义上说，这些证据挑战了整个科学事业及其研究和审议生物现象的方式，挑战了我们用于审视自身、将人类描述为分子的机械组合的"科学"。换言之，它挑战了我们解释生命的方式，揭露了我们未能捕捉、体验自然之美的失败。

第三部分

科学教条

第 7 章

对科学的彻底挑战

似乎有时人们……会刻意让眼中充满微观事物，

以避免看到宏观的图景。

——玛丽莲·弗赖伊

英文中的"radical"（彻底的、根本的）一词来源于拉丁文"radix"，意思是"根"。这个词的常见用法包括：彻底的社会改革旨在解决社会中的基本问题；各种生活哲学所宣扬的"彻底接受"这一概念旨在鼓励我们不仅在表面上，更要从根源上接受事物的本来面目；任何无法从根本原因入手解决系统问题的彻底革命，也许其实并不像宣传的那般彻底。同理，彻底批判关注的是话题最基本的要素，而彻底挑战则会直面话题的基本要素。

我们已经在前文探索了以植物为本的天然饮食（天然蔬食）从根本上挑战现状的两种重要方式。第一个彻底挑战针对的是我们对疾病和健康的信念，以及我们战胜疾病的能力。例如，它挑战了我们对疾病在命名、病理和管理方面理应互不关联、各自为政的信念。因此我们认为，只要拥有足够的信息，我们就可以在技术上具体地管理疾病。这激励着我们去发现更多关于病理学和疾病管理（这是现代科学的范畴）的细节，鼓励我们在病因的识别和治疗的细化上找到更具体、更独立的解决方案。这么做看起来合理，但肯定是有代价的，往往会让我们偏离"互相关联"的概念，即自然的本质。天然蔬食的有效性就源于自然界的相互联系，也因此为世人所忽略。支持天然蔬食的证据对各种关于疾病及其成因由来已久、根深蒂固的态度提出了疑问，同时也向我们对一系列常规疾病治疗的理解和方法提出了挑战。

天然蔬食带来的第二个彻底挑战是在营养学领域。从 19 世纪中期开始，营养学领域就出现了混淆和误用的趋势。天然蔬食阐明了营养的内涵，将面向绝大多数人的饮食建议整理成两个非常简单的指示（食用天然食品、避免摄入动物性食品），并赋予个人选择权。在对清晰、简单和可及性的推动中，天然蔬食挑战了长期以来营养学的主导模式。此外，它还挑战了由来已久的营养学谬见，特别是我们对动物蛋白的盲目崇拜。进一步说，天然蔬食挑战了关于脂肪、胆固醇等持续的争论，或者更确切地说，它让这些争论从此不复存在。

天然蔬食备受争议的第三个原因，可能也是最激进的原因是，天然蔬食及其支持证据从根本上挑战了我们对科学和证据本身的态度。这一挑战天然存在于佐证天然蔬食的证据中，因为这些证据并不符合常规的参数。我并不是说这背后的证据"不好"，相反，天然蔬食得到了大量科学依据的支持。我是说这些证据不属于许多科学家所指定的"最佳"科学和"最佳"证据的范围。问题是，这些指定都是基于人类的价值判断。科学界长期以来始终支持某些特定种类的证据、特定的方法和特定的狭隘解读，而支持天然蔬食的证据并不总与这些一致。简而言之，天然蔬食迫使我们重新思考什么才是"好"证据。

"客观"科学的主观性

我对这些价值判断的批判并不意味着我反对一切传统科学。我并不是说，我们应该抛弃科学方法，或者怀疑科学方法的目的。毫无疑问，现代科学给我们的生活增添了巨大的价值，而"客观"科学家理想中的被密封的真理也并非一无是处。我的建议只是要更加谨慎细致地应用这些方法。

"现实世界"并不像在实验室环境中进行的双盲试验①那般容易控制，围绕当前科学实验的活动，比如对研究经费的竞争、学术界的政治斗争、政策制定，以及科学家可能有机会争论的其他任何领域，也不容易控制。"现实世界"总是充满各种人为错误。试图理解这种人为错误并非易事，但我们至少应该首先坦然承认它们的存在。我们选择性地称赞某些特定的证据和特定的研究方法，却忽略或贬低其他证据和方法，这只是科学有多容易受到人为错误影响的一个例子。

我并不是说这完全是当今世界科学家的一个集体阴谋，而是说这是人类的一个盲点和缺点。在此仅举一例（稍后会举更多例子）：我们对随机双盲、安慰剂对照研究（通常被称为干预研究的"黄金标准"）的过度赞誉并不恰当，尤其是在营养学领域。

对测试药片来说，对照研究是一种很好的研究设计，因为每次只会改变一个变量。但这种研究方法并不适用于测试全部饮食方式，因为饮食包含无数个变量，它们之间不断变化的关系和结果根本无法完全控制。因此，我们对这类研究的选择性赞赏就意味着对药物解决方案的选择性赞赏，以及对营养学解决方案的选择性忽视。

我并不是说随机双盲、安慰剂对照研究在所有方面都是"不好的"，只是说它们并不总是最好的，我们对这种研究设计的赞赏并未超脱凡人的能力水平，而是源于我们自己的错误判断。这种研究设计的吸引力是显而易见、合情合理的。我们天生倾向于选择最简单、最有条理的研究设计，这并不奇

① 双盲试验是指在试验过程中，研究者与被试都不知道被试所属的组别（试验组或对照组），分析者在分析资料时，通常也不知道正在分析的资料属于哪一组。试验旨在消除可能出现在研究者和被试意识当中的主观偏差和个人偏好。——译者注

怪。它似乎尽可能消除了人类观察者自身偏见的影响，也反映了 19 世纪中期疾病成因局部性理论形成以来，在几个世纪的过程中逐渐向"简化科学"转变的趋势。

在本书的第三部分，我希望挑战那些以尚未得到当今最严格科学标准的证明为理由，批评、驳斥或者忽视天然蔬食及其支持证据的人。我希望澄清一点，即这些科学标准并非板上钉钉、一成不变的。我们需要扪心自问：尤其是在营养学方面，究竟什么才是好的科学，什么才是好的证据，以及应该由谁来决定这些标准？

最后一个问题的答案，正如我们在前两部分所看到的，通常是机构，它们也会受制于创始人和协会自身的偏见。回想一下健康科学受到其"看门人"偏见影响的例子：

- 在美国癌症研究协会的 11 名创始成员中，没有人拥有营养学方面的专业背景。该协会随后资助的研究，无论是当时还是现在，都一概倾向于其创始人青睐的治疗方法，尤其是外科手术。
- 1926 年在莫宏克湖召开的具有开创性意义的美国癌症协会会议上，演讲者名单中没有流行病学先驱（弗雷德里克·霍夫曼）和放射疗法的批判者（查尔斯·吉布森）。
- 在同一场会议上，临床外科学教授霍华德·利连索尔公然歪曲吉布森的研究，只为了支持其钟爱的癌症治疗方法：外科手术。
- 在由大英帝国癌症运动组织赞助、科普曼和格林伍德于 1926 年发表的一项研究中，作者篡改了死亡证明上的死亡原因，并在数据与预期结果不符时舍弃了部分数据。
- 研究饮食和运动表现的两位耶鲁大学教授拉塞尔·奇滕登、欧文·费希尔的研究很快便被遗忘在历史的尘埃中，1983 年发表的 9 篇研究动物蛋白在动脉粥样硬化进展中的作用的手稿也遭此厄运。[1]

当然，这些都是非常明显的例子，也许其中一些已经过时了，但这并不意味着类似的偏见和后果就不会持续存在。如今的事例尽管或许并不总是明显不公，但可能更加危险，因为它们在机构中比以往任何时候都更根深蒂固，一次又一次地被誉为"最好的科学"，而我们似乎已经忘记了，其实还有其他的选择。

简化主义的科学和证据标准

尽管 20 世纪的科学家在营养学以及健康和医学的其他领域开展了更多的研究，但很难说我们在这一科学领域的集体智慧是否有所突破。科学家常常为了各自领域微不足道的细节而吵得不可开交。事实上，正是这些微小的细节几乎耗尽了我们的精力，这是一种被称为"科学简化主义"的现象。我们很轻易就会忽视自己对简化主义的关注，因为它已经无处不在，可你一旦开始寻找它的蛛丝马迹，就再也无法忽视这种现象。简化主义这种只针对细节的关注会造成很多后果。

在过去的几十年间，绝大多数的研究成果都属于科学简化主义这一阵营。这包括单独调查微小细节的科学；认为可以通过描绘世界的所有组成部分来理解世界的科学；更重视信息的积累，而不是将信息整合成实用智慧的科学；以及被拆分成各种门类，与其他科学学科及普罗大众之间沟通不畅的科学。

简化主义在当今世界被奉为"好"的科学，是一种用于理解世界的无与伦比的主要方式。而这种简化主义体系的核心人物就是专家：现代科学的主角、支离破碎的真相的探索者。事实上，当简化主义成为理解世界的主导方式时，专家就会在科学发现中扮演最重要的角色。由于社会总在追求更高的精确度及更多的细节，我们永远都需要进一步的专业化分工，于是便不可避免地诞生了专家。从表面上看，这并不是一场悲剧。但这种方案缺乏制衡的力量。我们有独立的专业知识，但在这个过程中牺牲了宏观的背景。因此，我们专业知识的用处是有限的，不仅与其他专家的象牙塔脱节，也与社会的其他部分格格不入。

在当今世界的简化主义专家眼中，围绕饮食和健康领域，什么才是"好"的证据呢？我们可以从布拉德福德·希尔爵士（Sir Bradford Hill）于1965年发表[2]的用于评估证据质量的著名的9条标准（见表7.1）着手。这是营养和人类健康研究人员有意无意中最常使用的标准，以确定新证据的价值；越贴合标准，满足的标准越多，证据就越强。

表 7.1 证据的可靠性标准

标准	具体解释
1. 关联的强度	当存在强烈的关联时（例如 10 倍的关联相对于 2 倍的关联强度），……它通常被认为更可靠。
2. 关联的稳定性	当不同作者和不同研究设计提出的假设最终得出一致的结果时，……
3. 关联的特异性	当单个因素的影响大小和重要性远远超过其他因素时，……
4. 关联的时间顺序	当病因在前，发病在后时，……
5. 关联的剂量反应关系	当关联的强度随着暴露水平的增加或"剂量"的增加而增加时，……
6. 关联的合理性	当一个假设的原因可以被机械地解释时，……
7. 证据的一致性	当一项研究的发现与其他众所周知的事实吻合时，……
8. 实验测试	当精心设计的实验测试结果与假设一致时，……
9. 类推论证	当观察到的因果之间存在类比或相似之处时，……

目前开展的都是哪些类型的研究呢？毫无疑问，最受重视的是关注点最集中的研究，方便研究人员尽可能多地控制研究条件。营养学研究主要有 5 种类型：

• 干预研究，包括前文提到的双盲随机对照试验（在此类试验过程中，研究人员和随机分配的被试本身事先都不知道被试是属于对照组还是治疗组），是指被试会接受某种干预（比如一粒药丸）的研究。

- 队列研究是指在疾病发生前一段时间内收集一大群人的饮食和健康信息，然后对潜在致病因素的影响进行统计分析。（如果是在事件发生前记录饮食信息，研究就属于前瞻性的；如果是在事件发生后回忆饮食信息，研究就属于回顾性的。）

- 观察性研究会比较不同人群（村庄、国家等）的发病率和饮食习惯，这可能会也可能不会产生相关性结论。观察性研究常被描述为"时间快照"。

- 实验室研究往往以实验动物为对象，寻找某些特定膳食因素如何促进或抑制疾病的生物化学和生理学解释。

- 最后，病例对照研究将疾病患者（病例）与未患疾病的相似者（对照组）进行比较，以评估两个群体的哪些差异可以解释他们患病率的区别。

不出所料，在目前的条件下，这些证据标准、实验研究、干预研究中最有价值的部分，也是对简化主义研究问题最有用的部分，就像在药物研究中一样。

我在此列出这些研究类型不是为了让读者感到厌烦，而是为了更全面地介绍背景情况，为后文做好铺垫。这一系列工具都可以用来评估我们所生活的这个世界。但在如何使用这些工具方面出现了一种失衡。我们在使用这些工具时总是会进一步加强一个广泛的共识，即科学简化主义就是最好且唯一合适的前进道路。

实际运用中的简化主义

当然，简化主义的技巧常常受到欢迎，也很有帮助。在过去的一个世纪人类在解剖学、化学、物理学或生物学领域取得的所有重大突破中，要想举出一例未曾以任何方式受益于简化主义工具或理念的研究绝非易事。处理微小的细节通常是非常重要的。我当然希望我们的航空工程师都能在接受训练后专门从事此类工作，毕竟他们设计的机器经常要将我带到几千英尺①的高空之上。

因此，问题并不在于简化主义本身，而在于当简化主义成为唯一的选择时，究竟会酿成何种后果。虽然简化主义可以很好地用于研究自然界中微小的组成部分，但其不断缩小的关注范围与真正理解整个自然界的目的是背道而驰的。换言之，简化主义尽管在描述世界的某些部分时有所帮助，但对于理解整个世界是远远不够的。简化主义就好比一个变焦镜头，能够产生神奇甚至是美丽的发现，但要是没有其他视角，我们就只会作茧自缚。

简化主义概念的核心是这样一个假设：世界是由不同部分组成的，每个部分都有其独立的边界，通过孤立地研究这些组成部分，我们就可以收集到关于事物整体的一些真相。但大自然的事实是，世间万物都不是孤立存在的。简化主义科学所分析的世界的每一个"部分"，从主动脉到酶再到质子，都存在于一个更广阔的背景之中。假如它们并非更大系统的一部分，那它们就根本不值得被描述出来，因为它们将变得毫无意义。（正是这些部分的背景赋予了它们意义！）此外，每个不同的"事物"都包含着看似无限的整合系统，它们就像俄罗斯套娃一般嵌套在一起。仅仅依赖于简化主义，而不是配合其他方法共同使用，其实就是详细地审视这些组成部分，但并未真正理解这个无限广阔、错综复杂而又互联互通的世界。

你可能会好奇这种失衡究竟有何实际影响，因为此处的讨论似乎太过偏向学术或哲学的视角。也许很久以前的我也会提出类似的观点。但现在，经过几十年的营养学研究，我已经目睹了简化主义主导研究事业所带来的现实后果。

---

① 1英尺约为0.3米。——译者注

诚然，我对此的看法只是基于我自己和同事的经验，但这绝不只是少量经验而已。我总共参与了几十年的研究工作，既亲自申请过研究经费，接受了几十年的公共资助，也担任过研究申请的评委，审阅了其他科学家提交的不计其数的申请材料。另外，如果我没有表现出遵循简化主义的意愿和能力，我就不可能获得研究经费，甚至科研事业也根本无法起步。我也是利用研究成果为公共政策提供建议的专家小组成员。通过以上这些经历，我了解到，某些研究计划之所以会被否决，就是因为它们没有足够关注营养功能的具体细节。如果你申请的是非简化主义的研究，即承认并考虑到真实世界中天然食品（所有营养成分一起完整摄入，而不是在控制条件下仅摄入单一的营养成分）的复杂性，那你就很可能会被嘲讽"缺乏重点"。我记得在我担任评审小组成员时，这样的研究申请会被称为"钓鱼式探索"或者"霰弹突击战术"。

研究人员选择的研究设计取决于几个不同的因素：是否打算作为人类群体研究，是否需要实验室，对人类研究的要求能否通过审批，是否可以获得资金，等等。影响研究人员选择研究设计的其他因素还包括，他们自身是否为与患者产生直接接触的临床医生，他们是否拥有一间设备充足的研究实验室，以及他们是否拥有或能够获得庞大人群的数据。然而，无论研究的宏观设计如何，研究人员最后都会专注于更精细的细节，这几乎是一种下意识的行为，取决于我们与生俱来的倾向，即试图寻找特定疾病的特定成因和特定机制。关心细节问题通常有所裨益，但同时也让我们太过短视，无法洞察全局、高屋建瓴。

这种简化主义的专属优势不仅体现在研究经费的获取上，也表现在对研究结果的解释上，还对科学向公众传播的方式产生了诸多后果。在专业人士和普通人中，许多人对科研事业的理解过于简单，对如何传播所学知识的理解也过于简单。我们似乎认为，好的研究就是去做实验，让实验结果"为自己说话"，而不是在更大的背景下去解释实验结果。让结果为自己说话的想法在理论上完全合理，但由于许多不同的研究会得出相互矛盾的结论，把实验放到更大的背景中进行解读是至关重要的。这听起来可能是个基本的道理，确实也应该是，可惜太多的人已经忽视了解释的必要性及更大背景的存在。我们把更多的精力放在了发现越来越多的细节，而不是真正理解这些细节上。

在人们通常的观念中，所谓"最好的"实验就是可以提供黑白分明的答案的实验，要么证实、要么否认我们的传统信念。在寻找如此鲜明的客观性的过程中，我们会被最简单的研究设计吸引，比如在随机对照试验中，一种可测试的药物要么有效，要么无效。实验结果被当作事实而非对未来研究的建议而全盘接受，但其实应该将所有研究结果都视为对未来研究的建议。从这个系统中诞生的是海量无比具体的技术细节和观察结果，脱离于我们所观察到的世界整体。由此造成的公众知识和科学研究之间的脱节，以及公众面对的困惑和争议也就不足为奇了，尤其是在涉及应该采纳怎样的饮食方式时，公众更是一头雾水。本书第 6 章的例子很好地说明了这种困惑和争议，特别是围绕脂肪和胆固醇的争论。一旦最知名的研究也只关注孤立的营养成分，我们就很容易发现相互矛盾的研究结论。

因此，简化主义在实践中对科学事业的各个层面都有巨大的影响。从经费、设计、研究、出版到传播，如今几乎所有的研究都受到了简化主义价值观的影响。但也许你还记得，我在前文介绍"科学简化主义"这个术语时称其为一个"阵营"。我是故意的，目的是表明，正如我们所知，除此之外其实还有另一种潜在的科学方法，或者说是另一种视角。我把这种视角称为"整体主义"，简单来说，这是一个源自千年格言"整体大于部分之和"的概念。

整体主义

让我先简单定义一下营养学研究领域的整体主义（这也是我的第二本书

《救命饮食2》的主题）。第一，食物中可以促进健康或诱发疾病的物质数量和种类几乎是无限的。我们所熟悉的几十种已命名的营养素根本不够全面。植物中通常有成千上万种具备营养素特征的植物化学物质。第二，这些物质是高度活跃的，在数以万亿计的细胞中不断地相互作用，并在以纳秒计的瞬间内发生着改变。第三，身体的新陈代谢（所有这些动态相互作用的集合）就像交响乐一样受到控制，通过保存和分配能量、抵御外来物质、清除和再生细胞来预防疾病。而最重要的第四点是，有一种力量管理着这首新陈代谢的交响乐，它被称为"自然"。

要想充分理解天然蔬食及其支持证据所引发的争议，我们就必须先简要了解一下简化主义与整体主义之间的区别，以及二者之间的关系。首先，我想指出的是，整体主义和简化主义之间并不一定存在任何矛盾或冲突。这两者并非相互排斥，相反，整体主义包含了简化主义。还应特别指出的一点是，我故意将与简化主义相对的"整体主义"拼写成带字母 w 的"wholism"，以区别于因为带有浓重宗教色彩而使许多科学家望而生畏的"holism"。当许多人在读到"整体主义科学"这个短语时，会立即在头脑中把它翻译成"伪科学"。"整体主义"这个词提醒着他们不要把新纪元运动[①]的信仰体系当回事。但我所描述的科学却不同于任何宗教内涵，它对科学的判断应当基于其本身的价值，而非任何教条——无论是宗教的教条，还是相信只有一种方法来研究和理解世界的简化主义科学家秉持的教条。

由于科学中的整体主义与简化主义是包含关系而非互斥关系，相信前者也并不意味着要禁止继续资助或发表涉及后者的学术研究。当我说我们可以同时从两者中获益时，我并不认为自己这么说很危险，但这绝对是个小众的观点。20 世纪七八十年代，作为美国国立卫生研究院国家癌症研究所研究

---

① 新纪元运动（New Age Movement），一种去中心化的社会现象，起源于 1970—1980 年西方的社会与宗教运动。新纪元运动涉及的层面极广，涵盖了灵性、神秘学、替代疗法，并吸收世界各个宗教的元素及环境保护主义。——译者注

拨款评审小组的成员，我审查了许多研究申请，其中就有不少申请者曾提出整体主义的癌症研究方法（例如，提议研究更广泛的致病因素带来的影响）。对部分研究来说，如果研究重点或者目的再明确一些或许会更好，但其他研究本身已经足够专注了，其实更符合对化学和生物学的真正理解（远比许多简化主义研究计划所考虑的更复杂）。但像这样的研究计划总是被驳回，这是一个令人不安的迹象，表明简化主义的思想已变得十分根深蒂固。将整体主义引入我们对科学的理解会动摇（哪怕只是稍微动摇）我们长期以来的信念，即简化主义研究是唯一值得资助的研究类型，也会挑战流行的简化主义观点，即大规模的相关性研究（我将在接下来的章节具体讨论这一点）毫无价值。引入整体主义思想不是为了专门颂扬相关性研究，或声称此类研究优于其他一切研究设计，而只是为了顾及更全面的证据。

对整体主义的认可将鼓励研究专家更积极、更有效地与同领域及其他相关领域的专家进行沟通交流。重申一次，我并不认为这是一条危险的建议。简化主义鼓励分门别类，各自为政；每个领域或子领域都被认为是截然不同的，每个领域都有各自专属的期刊、会议和术语。倘若这些特点并不妨碍有益的思想交流，那它们就不是问题，但如果确实有碍交流，那这些特点就成了问题所在。其结果是创造了一座知识的孤岛，让人们感到更加困惑。例如，即使是在营养学学科内部，"营养"一词的含义也存在很大争议。"营养"的每个简化主义分支都有自己的定义方式。多年来，同一个学术部门的教员（他们都以自己的学术成就为荣）曾好几次建议我们一起开会讨论确定这个词的真正含义！

整体主义接受了研究主题的错综复杂、互相关联，并不只是寻求清晰明确、黑白分明的答案，而是鼓励我们虚心接受自己的无知，即每一项新的研究发现都有助于我们更好地理解这个世界（或者澄清此前的误解），以及我们如何在这个世界中寻求更有效的发展方式。整体主义力求对我们的身体、我们所处的环境、我们的社会等庞大的综合系统培养更全面的理解，但它也强调我们只能不断努力，并且永远无法得到一个明确的终极答案。在努力的过程中，整体主义并不会损害我们的证据标准，甚至会相比目前的证据标准提出更高的要求。整体主义不会拒绝证据，只是要求我们通盘考虑所有的证据。整体主义鼓励我们采纳广泛的研究类型，理解哪些特定类型的研究适合某些特定的学科，而哪些不适合。整体主义鼓励我们将这些广泛的研究类型不仅作为孤立的不同事件，而且作为一个庞大整体的一部分来加以解释。

整体主义并未全盘否认希尔提出的用于评价流行病学证据的标准，反倒通过增添一条新的标准，即关联的普遍性，来进一步巩固、支持了这套标准体系。

表 7.2　新版证据的可靠性标准

标准	具体解释
1. 关联的强度	当存在强烈的关联时（例如 10 倍的关联相对于 2 倍的关联强度），……它通常被认为更可靠。
2. 关联的稳定性	当不同作者和不同研究设计提出的假设最终得出一致的结果时，……
3. 关联的特异性	当单个因素的影响大小和重要性远远超过其他因素时，……
4. 关联的时间顺序	当病因在前，发病在后时，……
5. 关联的剂量反应关系	当关联的强度随着暴露水平的增加或"剂量"的增加而增加时，……
6. 关联的合理性	当一个假设的原因可以被机械地解释时，……
7. 证据的一致性	当一项研究的发现与其他众所周知的事实吻合时，……
8. 实验测试	当精心设计的实验测试结果与假设一致时，……
9. 类推论证	当观察到的因果之间存在类比或相似之处时，……
10. 关联的普遍性	当一种关联跨越年龄、性别、种族等，即这种关联普遍存在于更广泛的背景下时，……它应该被视为更可靠。

在营养问题上，关联的普遍性尤其重要，我将在本书第 8 章就此展开更

加深入的探讨。关联的普遍性为我们提出了以下问题：一种干预手段是否可以用来治疗更多疾病；一条建议是否可能（至少在一定程度上）适用于所有人，无论年龄、种族和性别；最重要的一点是，一种干预手段是否既能治疗又能预防疾病。简而言之，单单加了这一条标准就能带来显著的影响。对联系普遍性的强调会导致研究方向与当前的药理学治疗方案背道而驰，后者几乎完全以减轻个别症状为目标，一次只关注一种特定的疾病，甚至在治疗某种特定疾病时也会一次只关注一种治疗方案。

同样，这也不应被视为对原来9条标准的否定。毋庸置疑，希尔提出的标准非常有用，但其实更符合简化主义的理念。通过增加"普遍性"这一条标准，也就是重新将我们的注意力集中在整体上，我们就能纠正这个问题。简化主义对证据的评估可能具有误导性，甚至蕴藏着潜在的危险，但普遍性则敏锐得多。例如，可能存在非常令人信服的证据，表明某种饮食方式具有减肥的效果，这些证据可以满足最初9条标准中的大多数。但如果这种饮食方式对其他健康指标产生了负面影响呢？如果它同时也会促进老年人力量的损失或者平衡感的丧失呢？如果它只会导致年轻女性的体重减轻，而对年长男性没有任何类似的有益影响呢？显然，我们会更青睐具有全方位积极效果的饮食方式，那为什么不以更加全面的方式来考察某项干预手段的证据呢？

我反复强调的一点是，好的证据应该同时满足简化主义和整体主义的原则。虽然了解某些机制如何运作和某些干预措施如何影响这些机制颇具价值，但这些知识在更广阔的背景下也必须具有意义。如果某项"好的"证据无法帮助厘清事物整体的性质，那么它究竟是如何描述某个具体机制的，也就显得无关紧要了。我们如果致力于发展真正有用的科学，就必须关注主要目标，聚焦于整体，而不要让自己陷入一种沾沾自喜的情绪，对公众既不能理解也无法加以利用的琐事进行高度专业化的探索。

换种更委婉的说法就是，我们需要平衡。

为了健康着想

　　我之所以选择以一种更普遍、更抽象的视角来介绍简化主义和整体主义，是因为我相信，简化主义的局限性与整体主义的裨益适用于所有的科学领域（以及科学以外的其他领域）。但请别误会，简化主义的主导地位在某些科学领域比在其他领域更具危害性。我把健康科学排在首位。

　　健康科学领域的绝大多数研究人员都很善良，但他们所处的体系却让所有人大失所望。在医学领域，简化主义的主导地位转化成了对个别疾病及其具体治疗方法日益狭隘的关注。人们通常认为，每种疾病都有其特定的疗法。在这个系统中的每一个环节，我们都会遇到一位技术高超的专家：一位负责研究疾病的个体机制，一位负责开发药物，另一位做外科手术，甚至还有一位要专门操心谁来付医药费的事情。但我们都为此付出了更大的代价，因为大自然无法被切割成一个个组成部分，再交由不同的专家分别处理。健康危机也是如此，无数的致病因素会相互作用，甚至协同发力，让整个身体都受到病痛的折磨。我们目前首选的治疗方案（包括药物、补充剂和手术）的每一个"副作用"都证明了简化主义做法的缺陷，也进一步佐证了健康和疾病的整体性。我们对癌症等可预防疾病采取的"治疗"手段有以下几个特点：治标不治本，不能真正解决造成疾病的根本原因；提出的药理学"解决方案"风险很大、有悖自然，成功率也低得惊人，还会带来诸多意想不到的问题；患者个人及全社会都要面临高昂的费用。

　　因此，我们的医疗系统总在追赶也就不难理解了。就疾病的定义而言，简化主义的专业化分工非常适合学习疾病。健康不仅是指没有疾病，它在本质上是疾病的对立面，它对任何一个专业来说都是一个太过宽泛的主题。只要几乎所有医疗专业人员的时间和精力都花在对疾病的被动反应性治疗上，我们的医疗系统就永远无法将促进健康作为行动的准则。即使在个别专业领域，疾病治疗也占用了我们太多的时间和精力，导致我们最终无法解决疾病预防的问题。要改变这一点，我们就需要对健康和疾病建立更加全面的理解，而这是我们目前的系统无法做到的。

再次强调一点，我并不是在批评"医疗"系统中的那些备受信赖的专家个人。我不怕他们，我是在替他们担心。我担心他们促进健康的速度赶不上疾病肆虐的速度。专业化是一个不同凡响的工具，但不能作为我们唯一的工具。

那么，我们该怎么办呢？营养学领域又该如何变革呢？营养学领域知识渊博的专家应该更有能力探讨疾病的控制问题，因为食品与健康、疾病、预防和治疗的联系比任何药片或侵入性手术都要自然得多。摄入有益健康的食物，你就会感觉自己很健康，反之亦然；要想防止出现不健康的结果，只需要进行仔细的观察，再采取适当的行动即可。在推广至更庞大的人群时，这似乎有点儿过于简单化了，但我在此想要表达的重点是：药物和手术是在被动应对疾病，而食物则会主动引发反应。即使我们没有注意到，并且没有刻意激发健康的结果，我们也没有逃脱食物的控制。更可能的情况是，我们单纯只是忘记了食物的自然力量，而盲目地任其将我们引向疾病和死亡。

因此，作为一门具有刺激性但又纯天然的科学，营养学为我们提供了一个独特的机会，可以帮助我们从根本上挑战和脱离目前给社会造成沉重负担的疾病治疗系统。也许这就是它的主要作用。营养学目前尚未在大范围内提出这一挑战，这既是医疗系统的失职，也是营养学家本身的失职，他们理应为此遭到谴责。同其他科学一样，营养学领域的研究也采用了被动反应式、高度专业化的简化主义方法，与营养学的实际工作原理并不一致。事实上，"简化主义营养学"这个概念本身就前后矛盾。然而可悲的是，营养学领域已经由简化主义主导，并且在错误的道路上越走越远，其在预防和治疗恶性疾病方面的潜力也因此受损。由于研究人员将营养学拆分成了一个个极小的组成部分，再单独对这些组成部分进行简化的研究，营养学如今已经沦落至毫无用处的地步。

我们现在需要对简化主义营养学进行彻底的改革。

第 8 章

简化主义营养学的局限性

提供食品的行业不讲究健康，提供医疗的行业不关注食品。

——温德尔·贝瑞

我们不应害怕以诚实和全面的方式直面营养学领域的失败，也就是主导这一领域的系统性误解。这不仅包括本书第二部分讨论的挑战（营养学研究内部的体制失灵），还包括第 7 章介绍的一系列更广泛的挑战。这些都是超越了营养学本身的挑战，是让营养学落入陷阱的挑战。它们揭示了更大范围内的功能障碍，以简化主义独占鳌头为特征的所有科学的功能障碍。就好比在一个健康的系统或者健康的身体内部，这种功能障碍不仅仅是我们的所有错误之和：我们整体的失败远远超过其所有部分之和。

你或许还记得，我在本书第一部分回顾历史时曾分析道，在癌症和其他代谢疾病的传统研究和治疗中，营养的作用长期被忽视、被边缘化，而传统治疗方案则能够在一些强大机构的支持下得到巩固，这些机构在如今的研究和治疗中依然占据着主导地位。当然，我相信这种边缘化对于理解我们目前的处境至关重要，但我想暂时略过不谈。尽管我们可以轻易将潜心钻研营养与癌症之间关系的研究人员描绘成一个腐败而排外的系统的受害者，但这种叙述方式并不足以推动我们继续向前。这一批评确实基于事实，却忽略了非常重要的一点：指责太多了，营养学家也不能幸免。

毕竟，如果这个故事只是关于一个腐败的、排外的系统，我们就不会看到这么多同行评议论文在美国国家医学图书馆的文献数据库 PubMed 网站上以"饮食与癌症"和"营养与癌症"为检索词被编入目录；截至 2020 年年初，相关文献数量已经超过 55 000 篇。鉴于这个庞大的数字，难道我们不应该对一些重大问题拥有更多的答案（如果不是共识）吗？比如，癌症和营养之间是否存在明确的关联？更根本的问题是，营养研究机构为何迄今未能就最健康的饮食方式达成共识？我认为这一失败并非证明个别错误的证据，而是证明了一个支离破碎的概念，证明了普遍存在的误解，证明了我们（在简化主义科学的指导下）就营养学提出的问题在根本上就是错的。

作为这群营养学研究者中的一员，令我感到尴尬的是，尽管在过去的 50~75 年里，业界展开了大量的研究，但许多营养学家仍然在围绕细节争论不休。在我提到的近 55 000 篇同行评议论文中，绝大多数作者都将简化主义营养学作为文章的分析框架。其后果非常严重。在其他某些科学领域，简化主义可能被用来设计和测试针对特定受体部位的药剂，但在营养学领域，简化主义独占鳌头显然弊大于利。我们是在和大自然打交道，大自然通过新陈代谢协调我们各种各样的营养需求。这就意味着，我们在解释简化主义研究成果时需要非常小心谨慎。仅仅通过简化主义来描述或者解释大自然的流程是远远不够的，而且往往会带来危险。

到目前为止，我们还不够小心谨慎。相反，我们已经坠入了简化主义思维的深渊。正因为如此，对食物维持健康和预防疾病的能力的描述几乎只涉及个别营养素。虽然有关个别营养素的信息在某些情况下同样有所帮助，但这种方法会让我们的视野变得越发狭隘。即便我们能在智力、知识水平上接受天然食品的复杂性，由于简化主义已经变得如此常态化，对营养素独立活动的实验和探索性研究也还是经常公然忽视这种复杂性。我们继续研究单独的营养物质，仿佛它们单独的活动与其在天然食物中的活动是一样的，而实际上这两者往往有着天壤之别（比如通过补充剂单独提供的营养素往往会带来意外的危害）。

这种只关注食物中"独立"营养成分的方法，几十年来一直是研究食品和健康的核心模式。从 20 世纪 40 年代早期到 2002 年的膳食指南都是基于单个营养素的推荐每日供给量。2002 年，膳食建议被扩大至包括一系列针对单个营养素的"安全"摄入水平。食品标签和健康声明长期以来也一直强调单个营养素的重要性。它甚至渗入了公众的意识，影响了我们对特定食物的评价。我们常被教育，胡萝卜中的 β-胡萝卜素对视力有好处，橘子中的维生素 C 可以预防感冒，牛奶能提供维生素 D 和钙，可以强壮骨骼和牙齿。长大后，我被催促着："赶紧把肝脏吃了！肝脏含铁，你不想得贫血症吧？"如果你和大多数人一样，那么当你听到"钾"这个词时，你脑海中浮现的食物肯定是香蕉。与此同时，同样的逻辑也适用于相反的情况。你可能听说过，吃太多菠菜会减少钙的吸收，因为菠菜含有草酸，或者土豆中的碳水化合物会增加罹患肥胖症和糖尿病的风险，又或者大豆中的雌激素会诱发乳腺癌。你也许还听说过，食用脂肪含量过高的坚果会增加患心脏病的风险，不过你很可能也听到过有关坚果的相反说法。

也许是时候在困扰人类的流行病列表上再增加"困惑"这一项了。

你可能认为，这些营养方面的细节似乎也没那么危险。但我们告诉自己的故事其实至关重要，会塑造我们的信念和行为。想象一下在你自己的生活中，如果你不停地告诉自己你不够好，结果会是什么？这么做能培养自信、自尊，带来启迪吗？当然不能。那些在社会中无处不在、塑造着我们的信念和行为的故事同理。倘若我们告诉自己的一切有关"健康膳食"的故事几乎都是碎片化的、自相矛盾的，脱离了宏观的背景，我们又如何能期待一个健康的结果呢？健康（health）这个词的古英语词根来源于古英语单词 hælth，意思是"完整的"，但我们对健康饮食的概念却只停留在一大堆支离破碎、半真半假的信息上。

因此，就目前的情况来看，我们关于营养和健康的概念是互相矛盾的。由于仅仅关注简化主义营养学，我们其实故意忽视了健康的整体性，只要营养学不承认和服务于健康的整体性，这些概念就将持续矛盾下去。你能想象给一位刚得过脑卒中的病人开一张处方，建议患者每日摄入番茄，甚至（更糟的情况是）番茄红素补充剂吗？当然，没有医生会给出这样的建议，只有绝望的病人才会微笑着采纳，因为他们会怀疑（怀疑就对了）医生隐瞒了部分真实情况。也许这就是当今的营养学家没有与看似老练的外科医生和药物研发人员得到同等尊重的原因。这三类人提供的都是不完整的解决方案，没有完全解决疾病的根本原因，但至少外科医生或药物研发人员的方案似乎更明确、更有技术含量，而且更富有成效。

"彻底改变饮食方式"的建议当然比开一张多吃番茄的处方主动得多，但如今的营养学家并未接受过这样的膳食建议训练。现在的临床营养师和营养学家都是由营养与饮食学会"培养"的，我可以告诉你——他们并不提倡整体主义营养学。我曾三次受邀在他们的全国大会上做主题演讲，最近一次是 2008 年在美国芝加哥市。在那次活动中，会议主办方给所有参与者提供了一个袋子，上面自豪地展示着营养与饮食学会的合作伙伴，包括制药公司（葛兰素史克）、膨化食品和饮料公司（可口可乐、百事可乐）和乳制品利益集团（美国国家乳业委员会）。那一年我分享了与上述组织利益相悖的观点，之后就再也没有被他们邀请过。

在这样一个受到操控的环境下，如今的营养学家并没有充分发挥他们的专业潜力。不是因为他们是坏人，而是因为整个系统出了问题。他们会提供温和、简单、没有任何威胁性的建议，鼓励我们给低脂酸奶一个机会；有些营养学家甚至公然兜售保健品。这也不奇怪吧？类似的例子正是简化主义营养学的一部分。过去营养学家的研究也没有完成饮食方式的彻底变革（至少没有实现整体上的改革）。在少数案例中，研究人员确实曾为营养在癌症和心脏病等疾病中发挥的作用寻求更全面的证据[1]，但他们都面临过相当大的阻力。

考虑到过去和现在的情况，营养学与其他治疗手段相比显得更加前途未卜也就不足为奇了。请参考以下事实：

- 在美国受到认可的大约130个医学专业中，营养学不是其中之一。
- 医学院几乎从不教授营养学知识。
- 医生几乎不可能收到营养咨询的经济补偿。
- 尽管国际流行病学研究和实验室研究都表明，营养有可能在治疗癌症方面发挥作用，但依然无人重视营养疗法，哪怕只是将其作为其中的一种可能。
- 根据最新估计，到2020年，美国国立卫生研究院在营养学研究方面的总投资额[2]为19亿美元，将用于4 500项个人研究拨款，略高于该机构总预算的1%。我听到的一个说法是，还会有额外的营养学研究资金提供给国立卫生研究院的特定疾病类别。这个说法或许在某种程度上倒也没错，但这笔钱其实是用于调查涉及特定营养素的药品（保健品），以及非营养药片和手术治疗的。①
- 让我们换个角度来看：一项非常保守的粗略估计显示，美国每年的药品研发支出为714亿美元，几乎比上述营养学研究支出多40倍。（这个估计数字大大低于行业内的估计，而营养学研究支出的19亿美元却涵盖了大量并非直接针对营养学的基础调查研究，当然更不是针对整体主义营养学的；鉴于此，我们很容易得出一个接近100∶1的支出比率。）

但同样地，营养学专业人士不能因为这种排斥和低估就免受指责。由于对简化主义的信奉，我们在营养学领域的研究已经过于细化，以至于我们看不到自己的价值了。这样的话，其他人也看不到自己的价值便不足为奇了。

---

① 我的经验来自两次给国家癌症研究所的工作人员做关于营养优先事项和资金的私人演讲。

简化主义营养学的图解

20世纪60年代，在教生物化学入门课的时候，我会给学生介绍一个如今已经众所周知的细胞内生化反应途径：一系列"端到端"的反应途径，始于在植物中形成的一种糖分子（葡萄糖），通过光合作用充满了来自太阳的能量。看起来是个相当复杂的系统，对吧？

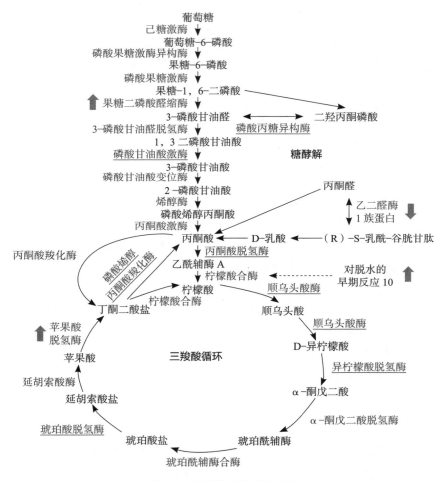

图 8.1　细胞内生化反应途径

资料来源：Alqurashi, M., Gehring, C., and Marondedze, C., from DOI: 10.3390/ijms17060852, reproduced under Creative Commons License (CC BY 4.0)。

或许确实如此，但复杂也是相对而言的。在更新的图 8.2 中，你可以看到，在过去的 50 年里，研究人员发现了许多新的反应，进一步加深了我们对这一途径的理解。

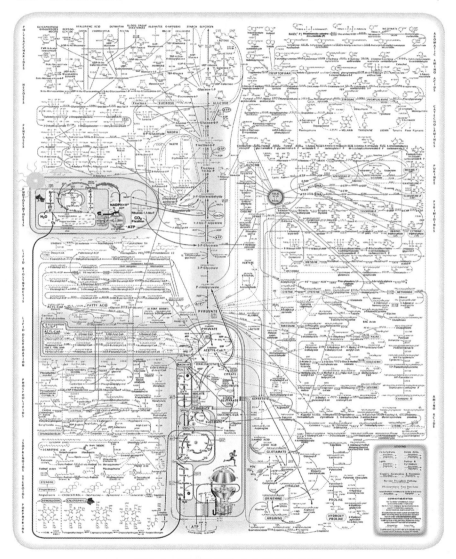

图 8.2　更新的细胞内生化反应途径

　　资料来源：本图经许可复制自唐纳德·尼科尔森代表国际生物化学与分子生物学联合会绘制的代谢图。

虽然图 8.2 错综复杂，令人眼花缭乱，但它也仍然只是浅尝辄止，其中展示的不过是整个反应网络中微乎其微的一小部分，无法充分说明自然界新陈代谢的无限复杂性，不仅是因为这张图是不完整的，更是因为它永远无法达到完整的程度。有限的空间根本不可能描绘出无限的内容。诗人深知这难度有多大，可太多的科学家却假装不知道。

不过，就我们的目的而言，这张图已经足够清楚了：这是一场证明了不可知的信息狂欢。在我看来，这意味着我们将永远无法完全理解食物、健康和疾病之间的机械和热力学关系。我们始终凝视着深渊。在我们对营养学的调查中，我们将傲慢的做法与天真的精神融合在了一起；如果我们认为大自然是可以用图表描绘的，那我们一定是高估了自己，低估了它。但是没关系。在了解了自己的无知以后，此刻最重要的就是后退一步，综观全局，找出那些适合我们食用的而且可以优化这个无限复杂过程的天然食品，并拥有克服自我缺陷的智慧。

而另一种选择，即沿着简化主义营养学的道路走下去，则是完全不可接受的。

浑水摸鱼

让我们通过三个简单的例子，看看简化主义是如何不仅没能澄清营养问题，反而还帮了倒忙的。首先要说的就是我们总倾向于按营养素密度对食物进行排名。这种做法生动地体现了营养学已经在多大程度上偏离了自身的发展潜能，以及它与简化主义方法的关联究竟有多密切，二者其实是一体两面。这个例子的典型性还体现在它已经成为主流的做法。几乎每个人都或多或少熟悉"营养密度"这个概念。此处的传统观念已经变成了群体性愚蠢的代名词。

几年前，牛奶在营养丰富的食品中高居榜首，尽管现在的赢家已经变成了羽衣甘蓝。当然，排名的顺序取决于你测量的具体营养成分及所针对的生物学目标。我可以轻易地将许多不同的食物标榜为营养密度最高的食物，这取决于指标中选择的营养素，以及具体采用哪种功能来定义其整体的价值。说得好听点儿，这种回旋余地为"创造性解读"保留了相当大的空间。但是，这种食物排名系统的问题不仅在于容易出现刻意的选择，而且在于测量本身的变数很大，不利于提供切实的建议。

为了说明这两点，请参考以下通常被认为营养价值相近的 7 种蔬菜中 3 种营养素的含量（所有数据均来源于美国农业部的"食品数据中心"数据库[3]，也是最权威的营养素数据库，已四舍五入保留两位有效数字）。

表 8.1　七种样品食物的营养变化

维生素 C（毫克/100 克）	生食	煮熟后	百分比变动
羽衣甘蓝	93	18	−81
西蓝花	89	65	−27
甜青椒	80	74	−8
芜菁叶	60	27	−55
豌豆	40	14	−65
唐莴苣	30	18	−40
菠菜	28	10	−64
β−胡萝卜素（微克/100 克）			
芜菁叶	7 000	0	—
菠菜	5 600	6 300	+12
唐莴苣	3 600	3 600	0
羽衣甘蓝	2 900	1 700	−41
豌豆	450	470	+4
西蓝花	360	930	+158
甜青椒	210	260	+24

镁（毫克/100 克）			
唐莴苣	81	86	+6
菠菜	79	87	+10
羽衣甘蓝	33	25	−24
豌豆	33	39	+18
芜菁叶	31	22	−29
西蓝花	21	21	0
甜青椒	10	10	0
排序	维生素 C	β-胡萝卜素	镁
羽衣甘蓝	1	4	3
甜青椒	3	7	7
豌豆	5	5	4
芜菁叶	4	1	5
唐莴苣	6	3	1
菠菜	7	2	2
西蓝花	2	6	6

　　我展示这些数据的目的是说明食物营养成分的多变性，这一观察结果几乎从未被分享给公众，或被公众认可过。当我们比较这 7 种蔬菜中 3 种特定营养素（水溶性的维生素 C、脂溶性的 β-胡萝卜素及矿物质镁）的含量时，我们发现营养素的含量变化很大。（生食如此，煮熟后尤为明显。食物烹饪的过程通常会降低其营养素含量，但也有例外情况。）至于哪种食物的"营养最丰富"，这完全取决于你衡量的具体是哪些营养素，正如表 8.1 的排名所示。类似的发现也可以在许多其他食物营养素组合中得到证实。你也可以尝试自己列出食物清单，查看它们的营养素含量，我相信也会得到同样的

结果。

那么，这些食物的共同特征就是营养素含量的波动性。请记住一点，至少与其他食物组相比，上述这 7 种食物已经类似了。

鉴于营养素含量的变化，我不确定公众应该如何利用这些信息。生西蓝花的维生素 C 含量是生菠菜的 3.2 倍，而生菠菜的 β-胡萝卜素和镁元素含量却分别是生西蓝花的 15.6 倍和 3.8 倍，知道这一点对我又有什么好处呢？这些差异是巨大的，但仍然只露出了冰山的一角。特别是，这些食物中的其他营养素又如何呢？它们之间的相互作用有何影响呢？有谁能确定哪种食物更健康吗？我们又如何能从这些数字中得出膳食方面的建议，或者就身体健康状况做出预测？与吃生菠菜的人相比，吃生西蓝花的人患感冒的概率会是前者的 1/3 吗？代价是什么？在 β-胡萝卜素方面（菠菜比西蓝花的含量高），我吃西蓝花是否牺牲了对视力的益处？

用营养密度排名作为比较食物和推断具体健康影响差异的手段是荒谬的，不仅因为它需要复杂的逻辑，更因为它超出了哪怕是最精明的消费者的能力范围。我们需要一组超级计算机来根据排名确定最佳的饮食方式，即便有了这样的条件，我们也需要比现在更多的信息。地方食品商店里的人怎么可能会有时间和精力来分析这么多信息？

那么，除了我们自己和其他购物者，谁可以从这些营养素含量信息中获益呢？他们又能得到什么呢？在我看来，最明显的受益者就是食品加工和营销专家，正是这些人构成了一个日益壮大、令人不安的资本主义专家群体。在他们的世界中，利润和发展优先于我们的身体、社会和环境健康。这并不是说健康和利润是水火不容、难以两全的，只是健康，尤其是长期健康，在这些食品加工商的优先事项清单上排名靠后。健康对他们中的许多人来说仍然至关重要，只不过与你想象的有所不同：他们将健康商品化，往往并非出于对人类共同利益的考量，而是为了将其作为获得更多利润、更快发展的捷径。除了营养学生物化学家，人人都能看出这种商品化的行为。走到当地一家"健康食品"商店的货架旁，你会看到货架上陈列着的大都是毫不健康的加工食品，上面却贴着各种巧妙的标签，吹嘘产品有多健康。这些制造商成功的地方就在于给产品打造出健康的形象。

我曾应美国国家科学院之邀，在联邦贸易委员会健康声明听证会担任三年的主要证人，对此我有着深刻的了解。曾经有一家公司想要利用国家科学院于1982年发表的一篇提倡增加蔬菜、水果和全谷物摄入量的报告，对其生产的补充剂发布健康声明，但报告中的证据却只适用于天然食品。（修订食品和药品法规的激烈运动也涉及这部分内容，从而为营养补充剂产业的发展敞开了大门。）这家公司的申请被拒绝了，但从长远来看，他们和同行的不懈努力成功推动了维生素补充剂产业的发展。

"营养密度"这个概念尤其如此。作为健康的代名词，"营养密度"催生了许多营销策略。有时这些策略涉及非常好的食物，比如所谓的"超级食物"。市场告诉我们要多吃这些食品，因为它们具有特殊的健康功效，通常与某种营养素有关。在大多数情况下，这些确实都是好食物，比如羽衣甘蓝、石榴和许多被打上"超级食物"标签的食物，我本人都很爱吃。但这样的描述并非没有后果。首先，对超级食物的强调还不足以引发对标准美式饮食的大规模变革。事实上，这恰恰有可能会适得其反，让消费者沾沾自喜，赋予他们一种虚假的安全感。可悲的事实是，大多数美国人的饮食需要的是更彻底的改变，而不只是加入一份巴西莓那么简单，尽管类似的食物可能很美味，但将它们单拎出来并无任何意义，除非你靠生产、销售这些食品来赚钱。

许多被吹捧为超级食品的食物价格也十分高昂，因此进一步强化了普通消费者的错误印象，即健康只属于富人。随着健康日益商品化，价格越高也就意味着对健康的价值越高。健康的饮食方式就意味着会超支，这是关于健康饮食最常见、最危险的谬论之一，越早推翻这种说法越好。虽然鼓吹玛卡粉（maca powder）神奇功效的新闻标题可能很吸引眼球，或许也可以服务于精英阶层，但我们的注意力最好还是转向那些能救人性命的"农民食品"，比如鹰嘴豆、燕麦片、红薯等。遗憾的是，这些食物并不具备同样闪耀的光芒，部分原因在于它们实在太普通，而特色食品的独特性正是它们吸引力的来源。营销入门指南告诉我们，不仅要推销健康的形象，还要推销一种自鸣得意的优越感。

食品加工和营销专家还有其他手段可以从营养密度排名中获益，其中一些手段比销售健康食品更阴险。也许其中最重要也最基本的一点就是，营养排名加强了个别营养素在营养学中的核心地位。把营养素而不是天然食物和饮食模式放在首位，会招致各种各样的诡计。在一个优先考虑个别营养素的世界里，面对营养素被提取出来并作为补充剂装瓶的做法（这是一种很危险的做法，我们将在下文展开讨论），或者当不健康的食物被添加剂"强化"以制造健康的假象时（这种做法或许会增加某些食物的营养素含量，但并不一定能确保食物整体的健康），消费者都不会感到诧异。生产商则更是不为所动，眼也不眨，反倒是舔了舔嘴唇。

营养素含量的进一步变化

到目前为止，我所讨论的问题都基于这样一个假设，即食物的营养素含量都已经得到了准确的测量，而且测量得越准确，对健康的益处就越大。为了严肃对待营养密度这个话题，并基于其自身来辩驳它的有效性，我便默认了这两个假设。但现在我们应该倒回去，验证一下这两个假设，因为在一个支离破碎的系统中，没有什么是你可以无条件相信的。

首先，美国农业部对营养素含量的实验室测量与在其他任何情况下进行的重复测量所遇到的标准差是相同的。在测量单个样本中的营养素含量时，即使是最保守的估计也会假设与平均值存在一定的差异，考虑到所有修改变量，差异可能在5%~20%。当你扩展到单个样本（比如一块特定的西蓝花）之外，考虑更大样本的营养素含量时，你就会得到一个更可靠的平均值估计数字。但事实证明，一壶煮沸的水并不是唯一能从根本上改变美食中营养素含量的东西。除了多次分析同一样本所产生的变化，更大的波动还来自其他几个因素：植物是在什么时间、什么环境中采摘的，是如何被加工处理的，以及从采摘到食用经过了多长时间。上述每一个因素都会在同一种食物的不同样品中造成额外的营养素差异，合起来就会极大地增加营养素含量的不确定性。最重要的是，在摄入食物时，我们只能粗略估计食物的营养素含量。

令人吃惊的是，美国农业部的数据库并未提及这种波动性。事实上，该数据库甚至还不遗余力地想要体现数据的精确性。例如，数据库中列出的葡萄叶的 β-胡萝卜素含量为每 100 克 16 194.00 微克——足足 7 位有效数字！既然我们已经知道这些数字是会变的，那么更明智的做法肯定是四舍五入到最多 3 位有效数字，比如 16 200。至于这个营养数据库创建者究竟是何动机，我也只能靠凭空猜测了。或许他们是想营造一种凸显数据准确性的氛围。我只知道，高度精确的数字并不一定意味着科学就更加可靠。人们常说，说谎者会提供更多不必要的细节，以应对他们预计受众可能会产生的不确定性和抱有的不信任感，我很好奇这里是否同样如此。

如果你认为这很糟糕，那么一旦一种营养素（无论是食物还是药片）被吞下并留在体内，事情就会变得更加棘手。在从嘴唇运送到功能部位的过程中，营养素必须经过多次的筛选和调整：消化、肠道吸收、血清运输、进入细胞、细胞内代谢，最后在体内进行分配。上述每一个步骤都由你的身体系统精心管理，调节营养素的通过量和通过的速度。从一个阶段到下一个阶段的转移速率往往有很大差异：大量证据显示，通过每个阶段的营养素含量可以轻易变化 30%。在肠道吸收过程中，这种变化甚至可能高达 90%。[4] 简而言之，在经历了如此多重的不确定性之后，营养素的摄入量与最终到达功能部位的含量之间的关系根本无法估计。①简单来说，大自然有充分的工具来做它想做的事，可以轻易调整最终带到作用部位的营养素数量。它操控着一个完全开放的游戏，对我们说："交给我吧。这车我想怎么开就怎么开，能开多快就开多快，需要去哪儿就去哪儿。你只需要带些合适的物资来，剩下的全部交给我。哦，对了，别把一大堆东西一股脑儿全扔进来，我可没那么多精力——清理！"

我们已经看到了大自然有多复杂，它对营养素含量变化的影响有多大，哪怕是在同一种植物中。但一个至关重要却常常被遗忘的事实是，人类也是自然的一部分。是的，不管怎么假装，我们都是自然的一部分。就像自然界的其他部分一样，我们的身体比我们想象的复杂得多，不仅决定着有多少营养素会从一个阶段传递到另一个阶段，速度有多快，而且决定着有多少营养素会被代谢（变成新的产物，即实际在体内执行营养素功能的代谢物），以及将在何时何地使用这些代谢物。每一种代谢物都可能以不同程度的效能作用于不同的组织目标。一些营养素代谢物的活性可能是其原始营养素的1 000倍左右。

即使有可能通过简化主义科学来测量所有的反应速率，了解单一营养素产生的所有代谢物，这些信息也依然是无用的，因为这些速率并非一成不变。它们会随着其他营养素的存在而变化，也会随着时间的推移而变化——哪怕是在一纳秒内。这些过程每时每刻都发生在我们数以万亿计的细胞中。身体整合我们所摄入的营养素的过程是一个高度动态的反应系统，发生于身体的各个层面，持续运转以建立最佳功能。

---

① 根据我的朋友、自由职业数学家达蒙·德马斯博士的计算，假设人体摄入了1 280微克营养素，在抵达最终功能部位之前需要途经6个关卡，每次只能通过50%的营养素，那么最终平均只有20微克的营养素能成功抵达目的地。但如果在每个关卡的"通过率"有一个合理的正常变化区间，那么大自然就会在超过30%的时间内提供少于8.6微克或者超过31.4微克的营养素。

这种不确定性可能看似扑朔迷离——如果你理解不了身体机理的错综复杂，那再正常不过了——但它其实可以不那么让人迷惑。重要的是，我们不能自欺欺人，自以为无所不知。在这样一个令人敬畏的系统中，简化主义生物化学只能就此止步。要想继续前行，我们就必须吸取其他的美德，比如谦逊。作为一个将一生都奉献给了生物化学的人，我想说：我们必须放弃了解一切的需求，我们必须以更聪明的方式进行观察，尊重我们已经学到的知识。一旦照做，不确定性就不会再带来绝望，反而会让人们意识到：人体是自然界的一种高度智能的力量。如果你给身体提供了必要的资源并打理好它的外部环境，身体就能照顾好自己。我们已经在无意义的事情上浪费了太多的时间和精力——给最聪明、最富求知欲的人才仅仅配备显微镜和分光光度计，却要求他们观察整个宇宙，准确且全面地传达宇宙的深度。然而，要想真正了解应该如何照顾身体，我们就不应只关注简化主义营养学，也不应再痴迷于研究单个食物所含的单个营养素的数量。

热量之争

简化主义营养学的第二个例子就是我们对热量的过分关注。多年来，这一话题已经渗透了食品和健康界，倘若不加以解决，它就将继续引发民众的困惑。

冒着将争论过度简化的风险，我们必须首先考虑两个观点。第一种观点认为，饮食对健康的影响主要是摄入的食物数量所致；第二种观点则认为，食物的种类更为重要。

我第一次意识到这场争论的存在是在 1976 年和 1977 年，美国参议院麦戈文委员会建议，将平均膳食脂肪占总热量的比例从 35%~40% 降低至 30%，以控制心脏病的发生。尽管这一建议非常温和，但它对包括畜牧业在内的多个产业构成了威胁。一种反驳论调由此出现，表示影响健康的不是摄入食物的种类，而是食物的总量，也就是总热量。因此，从脂肪中摄入

40% 的热量并不一定会导致心脏病，只要总热量不超标就行。只要计算总热量就无须顾忌，想吃什么就吃什么。

许多人都对这种"热量进、热量出"的建议表示怀疑，因为高纤维的植物性饮食（换句话说，吃某种特定类型的食物）已经被证明有助于控制热量的利用方式，例如，多余的热量是如何通过额外的锻炼和／或通过燃烧供身体取暖被消耗的。[5] 有些人甚至表示，只要我们吃正确的食物，我们就可以吃得更多，体重更轻。[6, 7]

时至今日，科学家都还没有就此达成共识，这个问题仍然是一个公共辩题，因为两种观点都有一定的道理。毫无疑问，不管饮食内容如何，通过仔细监控热量摄入量，再加上有规律地锻炼来增加热量的消耗量，肯定可以控制体重。[8] 此外，正如一些人所发现的那样，如果摄入的热量过多，又不加强运动，那么即便是采用天然蔬食也有可能导致体重增长。[8] 据我所知，还没有任何专业发表的、经同行评议的研究能够以各方均满意的方式协调这些不同的观察结果。

然而，有一点是很清楚的：如果我们将注意力集中于热量，我们就会错过健康领域更宏大的背景。不管饮食类型，只关注热量，确实也有可能达到理想的体重，但这并不能确保健康，尤其是从长远来看。把体重作为衡量健康的标准也是一种简化主义思想。虽然超重或者肥胖总是与不少健康问题息息相关，但这并不意味着减肥就是改善健康的全部和最终目的。有很多完全不健康的方式也能起减肥的作用，比如吸食冰毒。可以促进减肥但不支持整体健康的饮食方式并不是真正的健康饮食，尽管它们可能对这个以貌取人的肤浅社会颇具吸引力。

除此之外，从这几十年的争论中可以明显看出，过分关注热量对阐明营养在促进健康方面的作用并无裨益。事实上，这种关注反倒在很大程度上分散了公众对营养最关键作用的注意力。营养的作用与其说是控制体重，不如说是控制和逆转致命疾病。

少量的营养素造就了庞大的产业

现在应该比较明确的一点是，简化主义营养学是一个贫瘠的外壳，对纠正我们目前的疾病治疗系统无济于事。营养科学家对简化模型的执迷不悟已经造成了一系列的后果，我已经讨论过其中的两个（对营养密度的理解不够准确，以及围绕热量的争论偏离了重点）。第三个例子就是营养补充剂产业的发展壮大。

这里我主要指的是个别维生素和矿物质的补充剂，以及补充剂的组合。1982 年，在美国国家科学院发表了关于饮食、营养和癌症的报告之后，这种补充剂便很快得到了蓬勃的发展。[1] 与如今相比，彼时的维生素和矿物质补充剂产业规模还较小，组织也比较混乱，尽管公众已经对这些营养素表现出浓厚的兴趣。继 20 世纪二三十年代维生素和矿物质的发现之后 [9]，补充剂产业的市场规模从 1925 年的 70 万美元一跃增长至 1935 年的 3 200 万美元，再到 1940 年的 8 300 万美元。预计到 2026 年，这个数字将达到 2 163 亿。[10] 这简直就像在兔子洞里找到了美军基地！

在整个 20 世纪中期，人们就这些补充剂的法律和监管控制展开了热议，以确保它们的营销安全。主要的监管问题似乎是这些物质是否应被归类为食品或者药品，而主要的医学问题则围绕它们的功效和安全性。在美国国家科学院于 1982 年发表那篇报告的同一时期，关于维生素补充剂最重要的一条法规就是此前颁布的 1976 年普罗斯麦修正案（Proxmire Amendment），该修正案推翻了现有的食品药品监督管理局法规，即补充剂必须遵守维生素推荐每日供给量 150% 的"安全"上限。此时，公众兴趣的上升转化成了巨大的政治压力。

正是顾及这一兴趣，我们才选择在 1982 年的报告中探讨单独的营养素作为补充剂在帮助控制癌症方面的作用（如有）。我们在摘要中明确指出，我们的推荐目标是将天然食物而不是营养补充剂当作营养的来源。[1] 我记得我们曾在报告摘要中清楚地强调"这些建议只适用于将食物作为营养素来源的情况，而不适用于个别营养素的膳食补充剂"。

我还记得，尽管如此，补充剂产业依然在努力确保为产品营销和健康声明的推广营造一个宽松的监管环境。[11, 12]一批相对较小、关联也没那么密切的"健康"公司将这段时间视为它们"做大做强"的机会——在公众强烈要求的补充剂产品上加倍努力。因此，在1982年报告发布后的几年里，美国国家科学院便要求联邦贸易委员会就支持营养补充剂的健康声明举行行政法院听证会。应国家科学院之邀[①]，我花了三年时间作为主要证人对这些声明提出疑问。[13]根据最新的证据，我现在的立场与当时的证词是一样的，即营养补充剂产业的健康声明是完全站不住脚的。有几项研究已经证明营养补充剂是无效的[14—16]，甚至表明营养补充剂有时可能会带来危险。但这在当时似乎并不重要，现在也依然不重要。联邦贸易委员会举行的那些听证会不过是一条减速带，自那以后，产业一直保持飞速发展。营养补充剂的推销说辞太容易让人心动，产品也没有频繁遭到知情人的质疑。尽情享受你喜欢的食物，不爱吃的就尽管不吃，只要用神奇的药丸填补缺口就好。不知道缺口在哪儿？没关系，我们会帮你找到。在这个时代，几乎所有致命的疾病——心脏病、癌症、糖尿病等，都是营养摄入过量所致，可营养补充剂产业却坚持认为，我们体内肯定缺点儿什么。[②]简直荒谬至极，但至少你再也不必勉强自己去吃球芽甘蓝。

最终，在1994年，营养补充剂产业的努力达到了顶峰，食品药品监督管理局的法规迎来了另一项至关重要的修正案，称为《膳食补充剂健康与教育法》（Dietary Supplement Health and Education Act，缩写为DSHEA），如今被业界认为是20世纪最重要的一次食品和药品立法。法规为开发无穷无

---

① 我个人并未因此得到任何报酬。

② 当然，如果一个人的饮食中大都是非天然食物，那确实可能会导致某些营养素不足，但这绝对不能证明服用补充剂就是合理的；相反，这个例子更有力地证明了天然蔬食的价值。加倍服用补充剂只会进一步强化导致缺乏症的坏习惯。

尽的膳食补充剂打开了大门，开创了一个巨大的市场。1982 年报告发表以来，截至 1994 年，该产业已经实现大幅扩张，销售额高达 40 亿美元，生产产品 4 000 种，客户群体涵盖美国大约一半的成年人。但 1994 年的修正案为更快的发展铺平了道路。2020 年，又过去了 26 年，77% 的美国人表示他们服用膳食补充剂，预计到 2027 年，膳食补充剂的全球市场规模将达到 2 300 亿美元。

20 世纪 80 年代初期联邦贸易委员会举行听证会以来，科学研究界已经进行了许多由美国国立卫生研究院资助的人类干预试验，以确定单独或组合服用营养补充剂是否有效。这些发现与国家科学院报告中的主张一致，同样令人沮丧。通常情况下，营养补充剂对患病风险几乎没有影响，在某些情况下，他们发现营养补充剂甚至会增加患病风险。[17] 最早的一项研究关注的是单一营养素作用的假设，涉及抗氧化剂 β-胡萝卜素（维生素 A 的一种代谢物）。① 研究表明，饮食中富含 β-胡萝卜素的吸烟者罹患肺癌的风险会大大降低。[18] 大约在同一时间，另一项针对 1 954 名男性吸烟者的研究表明，摄入 4 种类型的 β-胡萝卜素后，肺癌的发病率降低了 7 倍。β-胡萝卜素摄入量越大，肺癌的患病风险就越低，这一显著的关联对那些吸烟至少 30 年的人来说尤其明显。[19] 这显然不是说，只要食用富含 β-胡萝卜素的食物，吸烟者就可以放心大胆地继续吸烟，但这些研究发现确实非同寻常，引发了营养补充剂产业的浓厚兴趣。随后，一项为期 8 年的研究旨在确定 β-胡萝卜素补充剂能否对另一组吸烟者产生类似的效果，但当补充剂组的癌症发病率从 36% 飙升至 59% 时，研究人员不得不提早终止研究项目。[14]

还有许多研究案例可以证明，从食物中分离出来的单个营养素产生了与

---

① 当维生素 A 被发现时，它被称为"视黄醇"（现在也依然如此）。然而，营养素的定义是我们身体无法合成而必须从食物中摄取的物质。根据这个定义，视黄醇既不是一种维生素也不是一种营养素，因为人类可以利用摄入的 β-胡萝卜素在肝脏中合成维生素 A。因此，真正的维生素其实是（植物制造的）β-胡萝卜素，而非视黄醇。

其在食物中的假定作用截然相反的效果。事实上，证据已经积累了如此之多，在我看来，营养研究人员现在应该已经有了头绪。此外，对单个营养素试验的进一步总结（元分析）业已证实，营养补充剂无法为健康带来显著的益处。[16, 20] 几家权威新闻媒体随后也报道了这些研究发现。2013 年，医疗资讯平台 WebMD 的新闻标题是"专家表示：不要把钱浪费在复合维生素上"。[21] 2018 年，"每日科学"（ScienceDaily）网站的一个类似标题是"研究发现，最受欢迎的维生素和矿物质补充剂对健康没有任何好处"。[22]

当然，这些干预试验和关于营养补充剂毫无作用的一致信息本应该在很久以前就为这个虚假的产业敲响丧钟。所以，到底发生了什么呢？可悲的是，营养补充剂产业最大的命脉就是公众对健康的渴求。我们病得越重，就越希望寻求通往健康的捷径；我们越是寻求捷径，就越容易受到产业虚假声明的干扰，尤其是当它们的建议易于接受、操作方便，不需要我们付出太多努力的时候。近期的一份维生素补充剂产业报告[23] 非常直接地谈到了这一点："健康预测：人口老龄化趋势和对健康与日俱增的担忧将会推动补充剂产业的发展。"该"健康"预测估计，2018 年该产业的年收入 310 亿美元将以 1.9% 的速度继续增长，总就业人数将达到 1 383 家企业的 36 404 人。在报告中，该产业为自己满足了"主流消费者对健康和营养日益浓厚的兴趣"而沾沾自喜。与此同时，其他预测显示，未来几年主流消费者对营养补充剂的兴趣将只增不减。根据美国市场研究和咨询公司大观研究（Grand View Research）的预测[24]，如前文所述，到 2027 年，膳食补充剂市场（包括植物制剂、维生素、矿物质、氨基酸和酶）的规模将达到 2 300 亿美元。它的预测在很大程度上依赖于发达经济体肥胖率的持续快速上升，以及"包括印度和中国在内的新兴经济体"快餐行业的发展和久坐不动的生活方式，该公司预计这将导致"心血管疾病、糖尿病和肥胖症患病率的上升"。

这些预测进一步证明了一个显而易见的事实：一个快速发展的速效治疗产业不仅是疾病肆虐的结果，也是疾病背后最大的支持者。要消灭与营养有关的一切可预防疾病，我们就必须直面从中牟利的奸商。然而，最重要的是，我们还要学会直面自己的自满。根据上述大观研究公司的预测，未来将有越来越多的高收入群体"会将……膳食补充剂视作处方药的替代品"。

关于营养补充剂的研究结果与鼓励人们继续服用补充剂的虚假宣传和公众对它们的态度形成了鲜明的对比。我们对补充剂的宣传和信念，与过去近40年的研究以及一些探究食物营养与癌症[1]及相关疾病之间关系的专业研究小组所得出的研究结果截然相反。[25—27]从这些研究中得到的信息普遍是很乐观的。吃什么确实很重要。然而，对单个营养素补充剂而言，同样的结论并未得到研究的支持。服用补充剂的做法不过是简化主义、市场空间和社会普遍健康水平恶化相结合所诞生的丑陋产物。

简化主义的补充剂，与前面两节所举的例子（按照营养密度对食物进行排序的做法，以及围绕热量的争论）如出一辙，都将公众和专业人士的注意力从如何利用营养预防甚至治疗疾病上转移开，还造成了大量不必要的混淆。以上这三个例子都削弱了营养学领域的发展潜力。如果我们还不加倍小心，还不考虑放弃简化主义营养学而另寻出路，那么人类未来的寿命恐怕也将大打折扣。

另一种选择：整体主义营养学

这并不是说简化主义就不配在营养学中拥有一席之地。正如我在本书第 7 章多次强调的那样，我批评的不是简化主义本身，而是它占据的主导地位。在恢复平衡之前，营养科学将保持我截至目前在本章所描述的状态：一个负责收集矛盾信息的复杂系统，而无论是医疗专业人员还是公众都不知道该如何运用这些信息。

为了恢复这种平衡，并最大限度地发挥这门科学的潜力，我想提出一门全新定义的整体主义营养学。

整体主义营养学要求，有关特定营养素的证据和建议被加入辩论的前提必须是它们能丰富我们对更大背景的理解。当然，在某些情况下，这种有关特定营养素的证据和建议确实可以丰富我们对更大背景的理解，但我们必须时刻保持警惕，永远不要忘记它们的终极目的：在更大科学背景的支持下，促进天然食物的摄入和全身健康，最终让人类、社会和地球都变得更加健康。同样地，关于特定食物的见解可能会在这场讨论中占据一席之地，就像对所谓的超级食物的研究一样，但我们需要对自己提出的关于特定食物甚至食物组的问题培养更加敏锐的洞察力，在评估支持证据的相关性时更具批判性，在报告证据时也要表现得更加负责。在此我想重申我在本书第 7 章提出的观点：整体主义并不排斥证据，只是对证据的标准要求更高，需要我们考虑所有的证据。由于为简化主义的狭隘视野所困，消费者对菠菜的评价很容易因为草酸盐对钙吸收的孤立作用而有失公允。然而，经过仔细理解和交流关于菠菜有益健康的所有证据，我们会得出一个更合乎逻辑的方案——比如蔬菜沙拉。更进一步说，从整体的角度看待营养，不仅能改善我们对特定营养素和食物提出的建议，还要求我们避免以过度简化的方式评估这些营养素和食物在人体内的作用。整体主义承认甚至赞美各类营养素高度综合的运作方式。整体主义关注的不是个别机制，而是无数机制如何通过协同合作达到同一目标——健康。此外，整体主义还关注营养对健康和疾病造成的广泛影响。从这个意义上说，整体主义既涉及广度，也涉及深度。

当我们从整体主义的视角来看待营养和健康问题时，我们就会得到两个关键启示。首先，整体主义强调健康、营养和食物的整体性，顾名思义，它反对食用任何非天然的食物碎片。这不仅包括营养补充剂，还包括高度加工的产品，如精制糖、油及其他类似药品的物质，尽管它们给你的身体、社区和地球造成了痛苦，但其生产的目的就是让你禁不住想吃更多。所有的证据和公众的看法都普遍认为这些产品是不健康的。各种体形的节食者大都同意，苏打水不是一种健康的饮料，尽管我相信一定有人会持反对意见。（显然，还有一些人仍然相信地球是平的！）这种共识不足为奇。我们称之为

"垃圾食品"总归是有原因的。即使是最痴迷于苹果肉桂麦片产品的消费者也能凭直觉感受到，他们勺子里的食物不过是一种破碎的替代品，取代的是大自然以苹果等食物提供的完整养分。其次，基于整体主义所强调的广泛多元的证据，最健康的就是完全以植物为基础的饮食方式。总之，通过这两个启示综合得出的建议饮食方式就是我过去 30 年的专业研究工作的核心：天然蔬食。

　　我在本书的前几页就已经介绍过这种饮食方式，以及围绕其展开的大量争议。随后几章一直在阐释具体的争议内容。如前文所述，这场争论涉及疾病护理、动物蛋白及其他营养方面的谬见，现在又涉及科学和证据。随着我将这些争议渐次展现，我提醒你特别留意支持天然蔬食的每一项证据。但此刻最重要的是更有针对性、更全面地关注这些证据：如果证据经不起审查，那么围绕它的争议就几乎不值得讨论。

/ 第 9 章 /

整体主义科学的案例分析

和存在于我们内心的一切相比，

存在于我们身前身后的事物都显得微不足道。

——拉尔夫·瓦尔多·爱默生

试图仅通过简化主义研究中使用的科学方法来研究天然蔬食，就好比只用卷尺来给马称重，研究的主题与我们的研究方法之间存在着根本性的互不相容。由于一些显而易见的逻辑原因，我们根本无法使用被奉为"黄金标准"的双盲随机对照试验来测试天然蔬食的效果。虽然可以用这种方法来测试某些单独的食物，例如，或许可以制造出与真正的亚麻籽粉具有相同质地或味道的胶囊安慰剂，但对整个饮食，尤其是强调天然食物的饮食来说，根本不可能完成这种试验。

因此，我们必须考虑有关天然蔬食的更广泛的证据，必须着眼于更大范围内的研究，包括一切满足或者不满足简化主义及其"良好"研究标准的研究，同时也必须在更大的背景下将它们作为整体的一部分进行解读。此外，我们应该按照最高的标准来衡量这些证据：支持天然蔬食的证据应该具备压倒性的说服力。这并不是说证据就应该是确凿无疑的。就像在肺癌病例中指责吸烟为罪魁祸首的证据不是确凿无疑的一样，支持某一特定饮食方式的证据也永远不会是绝对确凿的。然而，没有任何一个理性的人会一边质疑反对香烟的压倒性证据，一边继续吸烟，我相信我们在饮食方面也能得出一个类似的结论。这是一个非常古老的思想：在没有任何绝对证据的情况下，人们应该采取谨慎的做法，采用现有证据最充分的方案，尤其是在没有反面证据的情况下。

这种整体主义的方法是我从职业生涯中期开始就一直在使用的，尽管我并不总能完全意识到它准确的定义。在整个过程中，我依赖于大量已发表的证据，包括当代的和更久之前发表的研究。就我个人而言，在我职业生涯的初期，我也曾深陷于简化主义的常规思想，也从那些研究中收获了很多有价值的信息。1965—1997 年，我问了一些简单的问题，做了一些简单的实验，大部分是在实验室里完成的。通过研究单一的原因、结果和解释机制，我能够在不太扰乱大局的情况下，提出相对具有挑衅性的问题。这些问题大多与饮食和营养对癌症的影响有关。但在传统学术实践的封闭发展下，当时没有一项研究能够像现在这样被置于完整的背景中并显现出价值，单独来看也不具有足够的挑衅作用。只有当我把这些发现整合到更广阔的背景中，整合到我如今才意识到的事物的自然秩序中时，研究才真正开始显露颠覆性的作用。

支持天然蔬食的证据

限于篇幅，我没办法将支持天然蔬食的全部证据罗列在一本书中，更不用说仅仅一章了。包括《救命饮食》在内的其他书，对这方面的一些证据进行了比本节更全面的调查，但即使是这些书也无法充分展现这一领域的持续发展。为了保持本节内容尽量言简意赅，同时不牺牲本书其他有价值的元素，我在证据方面做了不少权衡取舍。以下是我认为最相关、最有力的例证。

请记住，这些证据不是凭空存在的。最好的评估方式是将它们彼此联系起来。我这么说不仅是在提醒其他领域的人，也是在提醒植物性食品界的研究者。根据我的经验，植物性饮食的支持者所受到的简化主义思想的影响并不比其他人小。许多人屈从于特定的利益，无论是在销售营养补充剂方面，还是为了追求个人的名誉和财富；忽视我们在这方面的弱点将酿成大错。因此，虽然分离这些证据更方便阅读，但我们必须始终铭记，只有将所有证据整合在一起，我们才能对营养及其对人类健康的影响有更深刻的理解。

相关性研究

营养学领域的简化主义研究者几乎普遍不赞同使用观察性、相关性的研究来支持任何结论，因为相关性研究无法证明因果关系。这个道理是科学家学到的第一课，也是我作为大学教授教了多年的一课内容。假如我们在寻找单一影响的单一原因，比方说，如果我们在寻找一种促进卵巢癌发展的单一、特定的营养素，就像简化主义营养学所提倡的那样，这个道理就很切合实际。在这种情况下，我们可以轻易地说："饱和脂肪似乎与卵巢癌有关，但不一定会促进卵巢癌的发展。这种相关性可能没有任何意义，卵巢癌也可能是由 X、Y 或 Z 原因引起的。"然而，这一批评的主要缺陷在于，它从一开始就假设卵巢癌的出现可以归于某个单一的原因。

另一方面，如果我们假设营养学的定义遵循整体主义思想，多种营养素是同步作用的，并且我们根据广泛的饮食模式而不是特定的营养素来解释相关研究，我们就能收获更多见解。根据这种整体主义的定义，我们从相关性中推测出的结论既不是"饱和脂肪会导致罹患卵巢癌"，也不是"X、Y 或 Z 因素也可能导致罹患卵巢癌"，而是考虑一系列营养素如何共同发生作用，从而促进多种癌症的发生。通过将癌症的因果关系重新定义为多重因素共同作用的结果，我们对相关性研究的解释将不再脱离背景而贸然将疾病归咎于特定的营养素，而是将某种营养与疾病之间特定的关联仅仅当作阐明宏观膳食背景的一种手段。然而，也请不要忘记：如果只关注我们摄入的因素，并假设这些因素会在组织中独立发挥作用，那么即便是采纳多因素因果关系的整体主义论调也可能存在一定的局限性。我认为，更完整的描述还必须包括代谢过程中各因素的相互作用。在因果统计分析中，这被称为二阶和三阶方差。

例如，在接下来的所有相关性研究中，我都使用动物蛋白或者动物蛋白的替代品[①]作为自变量。但我这么做并不是要表明动物蛋白本身就会导致各类癌症，就像简化主义解读所暗示的那样。我使用动物蛋白是因为，正如我们已经讨论过的，动物蛋白的摄入量是饮食模式的显著决定因素。在全天然食品的背景下，人们摄入动物蛋白的唯一方式就是食用动物性食品，与饱和脂肪不同，动物蛋白无法被从动物性食品中剔除。因此，动物蛋白在此其实是被视为饮食趋势的一个指标。特别是由于人的总食量是有限的，摄入更多的动物蛋白也就意味着摄入更少的植物性食品。基于现有的研究，我认为，正是这两种不可分割的模式促进了退行性疾病的发展。

图 9.1~ 图 9.10 展示了不同国家饮食与疾病率（死亡率或发病率，视图而定）之间的相关性。所有图都基于公开发布的数据，均显示了疾病率（或其指标）与动物蛋白（或其替代品）摄入量之间的线性关系。[②]

图 9.1 源于一篇关于总脂肪、饱和脂肪和不饱和脂肪摄入与乳腺癌死亡率之间关系的论文。[1]1989 年，在得到论文作者肯·卡罗尔（Ken Carroll）教授的许可后，我给这些脂肪摄入重新冠以"动物蛋白摄入"之名。肯·卡罗尔教授是一位颇有成就的饮食和癌症研究专家，他认为我的这种解读十分新颖，也很准确。虽然这里没有明确说明，但有研究显示，乳腺癌死亡率与

---

① 这里的"替代品"指的是取代物或者统计上显著相关的事物。使用高度相关的替代品，背后强调的是多种变量会共同促进疾病和健康的发展。

② 除了图 9.8，所有的直线（线性回归）都是遵循直线两侧的数据点个数基本相同的原则来拟合的。请注意，这些线都是直的，而且穿过了坐标轴的原点，这表明不含动物蛋白的饮食可以将癌症发病率和死亡率降低至零。

植物蛋白之间不存在任何关联。在那一年,我首次向美国国家科学院的一个委员会提出了这一解读,当时该委员会正在准备一份关于膳食与疾病的重要报告[2],而卡罗尔正是委员会的成员之一。许多年后的2017年,我发表了关于心脏病的这一解读[3],因为动物脂肪的摄入与动物蛋白的摄入高度相关(r=0.94)[4];我了解到,20世纪初进行的动物研究表明,动物蛋白在实验中比胆固醇本身更容易引发早期心脏病。[5]

图9.2由另一组作者发表于2005年[6],记录了乳腺癌发病率而非死亡率,并将肉类摄入量而非动物蛋白摄入量(后者还包括乳制品和蛋类)作为自变量。尽管存在这些差异,但两项研究得出的结论却大体相同。从中观察到的肉类摄入量与乳腺癌发病率之间的联系进一步印证了图9.1中乳腺癌死亡率的结果,表明从理论上讲,肉类摄入量的增加与罹患乳腺癌风险的增加息息相关。

图9.3展示了不同国家的子宫癌发病率与总脂肪摄入量之间的关系。正如图9.1所示,总脂肪与动物蛋白高度相关,因此是一种有效的替代品。此外,与图9.2类似,图9.3也显示了饮食与生殖系统癌症之间的密切联系。

图9.4显示了女性结肠癌发病率与肉类摄入量之间的关系,图9.5则显示了男性肾癌发病率与动物蛋白摄入量之间的关系。[4]

图9.6显示了前列腺癌死亡率与动物蛋白的另一种很好的替代品——脱脂牛奶之间的关系:由于脂肪已被剔除,脱脂牛奶主要由动物蛋白构成。研究再次表明,含有更多动物蛋白的饮食会使癌症的发病率上升,在这个例子中是前列腺癌。

再来看看癌症以外的疾病,图9.7(来自近50年前的研究!)显示了23个国家的胆固醇摄入量与心脏病之间的线性关系。[7]研究表明,随着胆固醇摄入量的减少,患心脏病的风险也会降低。胆固醇也是动物蛋白的极佳替代品,因为胆固醇只存在于动物性食品中。

图9.8发表于1959年[8],显示了心脏病死亡率与动物蛋白摄入量的对数

关系（涉及 20 个国家）。

最后，图 9.9 和图 9.10 分别展示了骨折率与钙和动物蛋白摄入量之间的关系，二者都主要由乳制品提供。骨折率是骨质疏松（一种慢性退行性疾病，常被误以为是随着年龄增长的必然结果）的一个指标。这两张图可与图 9.6 中脱脂牛奶与前列腺癌的关系进行比较。

通过将注意力转向动物蛋白及其替代品，将其作为饮食模式的指标，而不是造成疾病的唯一原因，并以更综合的方式来解读这些图（避免孤立对待各种疾病的传统做法，关注这些疾病背后常被忽视的饮食关系），我们便能彻底挑战这类研究传统的解读方式。我明白，就传统科学界而言，我即将提供的解读有点儿冒险，但这是有意为之。毕竟，我更关心的是如何将这些信息以切实可靠、富有意义的方式呈现给公众，我相信会给公众带来极其深远的影响。结论要点如下：

- 所有图都是未经修改的原始数据，表明了一致的结论：避免动物蛋白的摄入与很少甚至不患疾病相关。
- 一切与动物蛋白有关的相关性都应被解释为动物蛋白的直接影响与天然植物性食品摄入量减少的间接影响相结合的结果。我之所以使用"动物蛋白"一词，而非"反植物性食品"（同样可以接受），是为了强调许多人长期以来把肉类及其他动物性产品视作优质营养来源摄入的狂热。
- 动物蛋白对各种疾病（几种癌症、心脏病、骨质疏松）的影响范围之广令人瞠目。[9]
- 没有相关性研究呈现相反的关系，也就是说，没有研究表明，高蛋白质摄入量与这些疾病的发病率或死亡率降低有关。这也表明这些相关性颇为可靠。
- 这些发现的显著一致性进一步加强了这种可靠性。这些结果代表了几十年来许多作者对多种疾病的研究。

• 将这种一致性归为巧合的概率（尤其是在没有任何矛盾研究的情况下）相当低。

回到最开始的地方，我要再次承认，在简化主义的模型中，如果假设由单一因素导致单一疾病，那么相关性并不等于因果性。但重要的是，营养学并不属于简化主义模型的范畴。通过扩大范围，将疾病的形成看作多重因素的结果，并且只考虑代表更多饮食模式的因素，例如动物蛋白，我们实际上就消除了混淆不同变量的可能性。此外，我觉得这些发现都不太可能归结于非营养因素，因为这些慢性疾病不仅长期与营养存在关联，而且与营养的联系比与其他生活方式或环境因素（如久坐不动的生活方式、环境毒素等）的联系更具说服力。

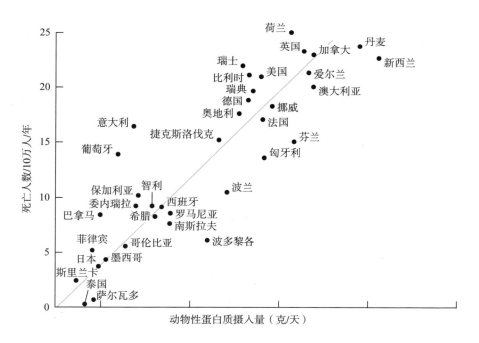

图 9.1　乳腺癌死亡率与动物蛋白摄入量的关系

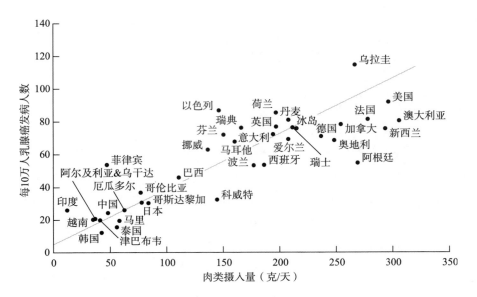

图 9.2　乳腺癌发病率与肉类摄入量的关系

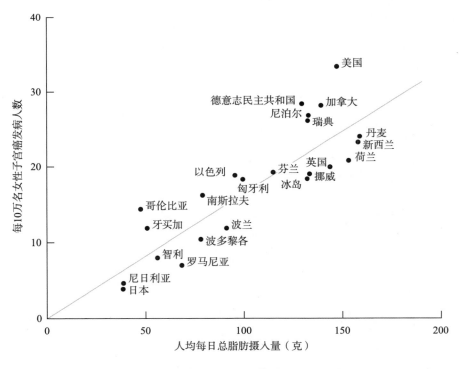

图 9.3　子宫癌发病率与总脂肪摄入量的关系

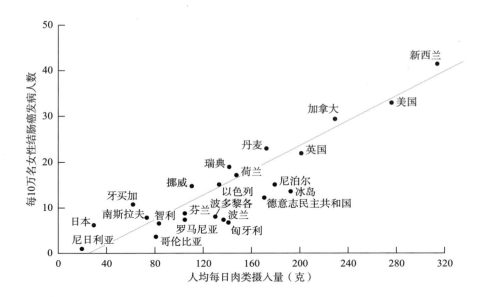

图 9.4　女性结肠癌发病率与肉类摄入量的关系

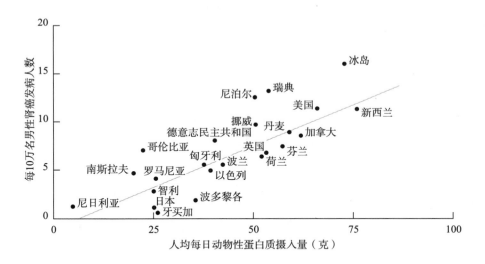

图 9.5　男性肾癌发病率与动物蛋白摄入量的关系

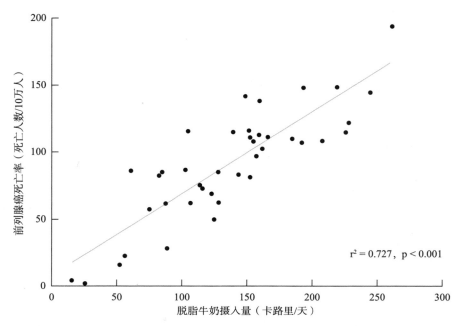

图 9.6　前列腺癌死亡率与脱脂牛奶摄入量的关系

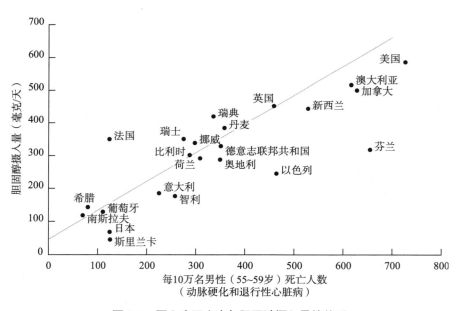

图 9.7　冠心病死亡率与胆固醇摄入量的关系

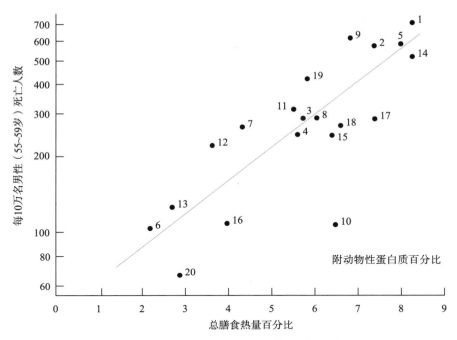

图 9.8　20 个国家的冠心病死亡率与总膳食热量的关系

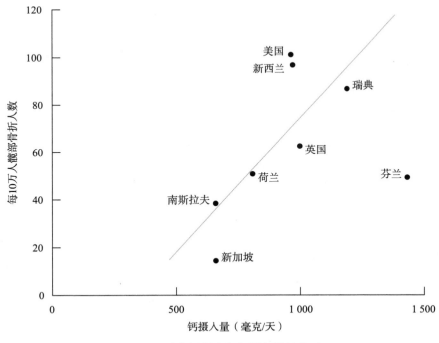

图 9.9　髋部骨折率与钙摄入量的关系

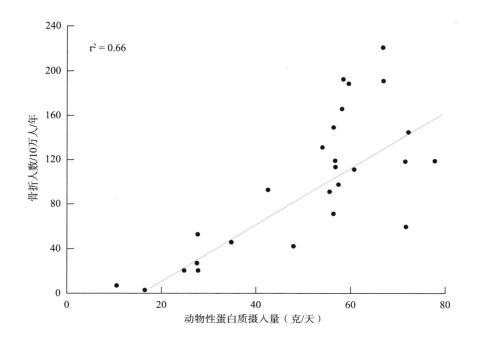

图 9.10　骨折率与动物蛋白摄入量的关系

　　为了不使我此处对动物蛋白"驱动因素"地位的结论显得太过草率，从理论上讲，营养成分差异很大的加工食品与动物蛋白结合起来也可能是一个驱动因素，至少在某种程度上是这样的。但加工食品的营养作用和营养素含量的变化实在太大，几乎不可能确定最终的效果是食物中的哪一种成分和哪一种受影响的目标所致，也无法确定这种成分是否会或者能否起驱动作用。最重要的是，在如此众多的食物类别中，几乎不可能找出解释机制。虽然解释机制本身仍然属于简化主义思想，但这样的解释机制（我将在下文着重讨论）确实为整体主义的证据提供了强有力的支持（例如前面提到的相关性研究）。

　　最后，正如一篇关于饮食和癌症关系的大型综述[10]和一项表明营养对黑色素瘤存在很大影响的单独研究[11]所示，富含动物蛋白的饮食与口腔癌、咽癌、喉癌、鼻咽癌、食管癌、肺癌、胃癌、胰腺癌、肝癌、子宫内膜癌和宫颈癌之间也存在类似的联系，尽管与心脏病、乳腺癌、子宫癌、结肠癌、肾癌和前列腺癌（见图 9.1~ 图 9.6）相比，支持这种联系的证据相对有限。

这些相关性研究的证据本身就很有说服力。如果存在可以证明生物学上关联合理性的补充性证据，也就是说，如果有证据表明动物性食品是如何产生这种效果的，那么此论证将更加让人心服口服。我很快就会谈到这一点。但首先，我们应该了解一下另一种能够证明天然蔬食益处的证据。

干预研究

我在前文已经解释了为什么随机对照试验（通常被认为是所有研究的黄金标准）不适合用来测试天然饮食。每个被试都明确知道自己属于试验组还是对照组，而且几乎不可能将被试随机分配到各自的组中。你能想象人们因为各种个人原因而坚持食用自己讨厌的食物吗？更不可能的是，你能想象这样的研究因为是评估饮食的长期影响所必需的，所以还要持续很长一段时间吗？在营养领域，这种类型的干预是测试药物和类药物补充剂的理想方法，但它的作用仅限于此。因此，我们只能考虑其他类型的干预研究。在此过程中，特别是在针对心脏病的干预研究中，我们发现天然蔬食在预防和治疗心脏病方面具备超强的有效性。

在饮食方面最符合简化主义模型的研究开展于 1946—1958 年，它随机将患者分配到治疗组或对照组。[12, 13] 你可能还记得本书第 1 章对该研究的简要介绍。研究员莱斯特·莫里森是一位心脏病专家，他会接收初级诊疗医生转诊来的患者，交替安排连续 100 名确诊心脏病的患者（平均年龄为 60岁）采用两种不同的饮食方式。第一组患者采用高胆固醇的饮食，每天摄入 200~1 800 毫克胆固醇；第二组患者则采用低脂、低热量的饮食，每天摄入 20~25 克总脂肪，占 1 500 总热量的 15% 左右，且每天仅摄入 50~70 毫克胆固醇。第一种是更典型的美式饮食，而第二种则类似于现在一些人所说的"弹性素食"：大多数时候遵循素食，但也不像天然蔬食那么严格。低脂组的实验结果很是引人瞩目：50 名遵循高胆固醇饮食的患者在研究进行的 12 年间全部离世，而遵循低胆固醇、低脂饮食的患者中却有 38% 还活着。这表明，与标准的美式饮食（脂肪和动物性食品含量相对较高）相比，任何朝着天然蔬食方向靠近的努力都可能是有益的。

然而，尽管研究发现令人震撼，研究的赞助方（美国医学会）和出版方（《美国医学会杂志》）也声名卓著，但这项研究还是遭到了质疑。近期一篇关于围绕胆固醇、脂肪和心脏病长达数十年争论的综述表示，一些同时代的人认为这项研究只是"偶然事件（或更糟）"，一位评论家甚至抱怨这项研究的分组并非完全随机（尽管此人对他汀类药物的热情暴露了他内心的偏见）。[14]

近 40 年后，迪恩·奥尼什等人[15]对 28 名患者进行了为期一年的生活方式干预，让他们采用低脂的素食饮食。82% 的患者在未使用降脂药物的情况下实现了病情的逆转（狭窄症状有所缓解，即动脉狭窄的程度减轻了）。在接下来的四年里，低脂组患者的血管健康状况持续改善，而标准高脂组患者的血管健康状况则持续恶化，动脉进一步变窄。此外，在那四年里，高脂组患者的冠状动脉相关发病率比低脂组高 5 倍。

大约在同一时间，考德威尔·埃塞斯廷等人[16—18]进行了一项类似的干预研究，在实验中加入了降脂药物这种选择。实验进行到第 5 年[17]和第 12 年[16]的研究结果显示，患者冠心病的发病率显著下降，甚至出现逆转。18 名采用天然蔬食类似饮食的患者在第 12 年的平均血清胆固醇水平为 145 毫克 / 分升。[16]然而，更令人惊叹的是，这些患者在研究开始后的几年里"没有出现临床疾病的扩展，没有发生冠状动脉疾病，也没有接受干预措施"。研究结果的一致性令人大为震惊，尤其是考虑到这些患者的心脏病病史。在研究之前的 8 年里，这 18 名患者总共经历了 49 次冠状动脉发病事件！

随后的一项研究对连续 198 名"确诊为心血管疾病"的患者进行了平均为期 3.7 年的随访，也发现了类似的结果。所有患者都参加了一场长达 5 个小时的植物性营养专业咨询。此后，89% 的患者选择依从，这些患者中只出现了一例脑卒中——复发率仅为 0.6%！根据详细的实验室测试，"不良事件发生率最多为 10%"，与不依从组相比，这个结果同样瞩目。不依从组中有 62% 的患者经历了复发事件[16]（与预期复发率的 25%~30% 相比，这是一个异常高的比例）。

再加上前一节图 9.7 和图 9.8 所示的相关性研究，这些干预研究共同表明，天然蔬食与心脏病的预防和治疗之间有着密切的联系，而每年约有 65 万个美国人死于心脏病。心脏病与动物蛋白[8]及其替代品胆固醇的关系是线性的，直线会穿过坐标轴的原点，意味着哪怕一丁点儿的动物蛋白摄入也会增加患病风险——终生都受影响。但这些干预研究也证明了天然蔬食的强大短期作用。天然蔬食不仅被临床证明可以阻止和逆转人类的最大"杀手"——疾病的进程（这是其他饮食、药物或手术做不到的），而且仅在几个月之内就能见效。

这种长期和短期效应的结合鼓舞人心。上述证据符合本书第 7 章介绍的几个希尔提出的标准：关联的强度、关联的稳定性、关联的剂量反应关系，以及最新加入的标准——关联的普遍性。鉴于大量研究已经证实，植物性食品可以将心脏病和其他疾病的风险降至最低，而且考虑到多吃动物蛋白类食品就意味着少吃天然植物性食品①，证据的一致性标准也是满足的。

实验室实验

除了前文提到的更具整体主义的相关性研究，支持天然蔬食对癌症影响的主要证据来自简化主义的实验研究。是的，你没看错。这两种类型的研究相辅相成，优势互补：实验室实验通过帮助解释动物蛋白与癌症在生物学层面的关联，增加了相关性研究的深度和可靠性。它们提供了有力的证据，回答了这个问题："吃肉是怎样推动癌症发展的？"用更专业的术语来说，它

———————————
① 请注意，食物的选择近似于零和博弈——当你吃更多动物性食品时，剩余的热量空间就会减少，留给植物性食品的空间也就变少了。

们满足了希尔提出的另外三个证据标准：关联的剂量反应关系、关联的合理性和实验测试。

20 世纪 60 年代中期，我在弗吉尼亚理工大学开始参与这类研究，之后又在康奈尔大学继续研究了 20 多年（算上后续评估过程的话就有 30 年）。在弗吉尼亚理工大学的最初几年里，我同时还参与了美国国务院资助的旨在改善菲律宾营养不良儿童营养状况的项目，这个项目在本书第 5 章已经讨论过。我当时正在研究黄曲霉毒素 [19, 20]，也就是一种在花生（花生是一种廉价、多用途的蛋白质来源，对我们改善儿童营养的任务来说不失为一种完美的选择）中发现的强效化学致癌物 [21, 22]。大约在同一时间，正如前文所述，我听说了在印度进行的另一项实验室研究。在该研究中，老鼠在接触了黄曲霉毒素后，又被投喂了占热量总量 5% 或 20% 的动物蛋白（特别是酪蛋白）。[23] 那项研究的结果（被投喂高蛋白质食物的动物罹患肝癌的概率大大增加）动摇了我的世界观，从此改变了我的职业生涯轨迹。

我从国立卫生研究院获得了研究资金，在弗吉尼亚理工大学的实验室里研究这个问题，首先是要核实印度研究人员的研究发现①，然后，可能的话，找到解释背后原理的机制。考虑到发现可能引起轩然大波，理解背后的机制就显得尤其重要；毕竟，动物蛋白是一种备受推崇的营养素，我们不仅需要解释发生了什么，还要能解释它究竟是怎样发生的。借用希尔的标准来说，明确背后的机制将显示生物学上关联的合理性，为早期的发现增强可信度。

在分享我们实验室的发现之前，首先必须说明的一点是，癌症的发展有三个阶段——启动（产生突变时）、促进（癌细胞自我复制时）和发展（细胞毒性增强并转移到其他组织时），每一阶段都包含着大量的事件和反应。

----

① 我们最终的确证实了印度的研究结论，发现饮食中的动物蛋白含量一旦超过 10%，就会开始促进癌症的发展，前 10% 的动物蛋白主要用于支持身体对蛋白质的需求。而植物蛋白（如小麦蛋白和大豆蛋白）对癌症的发展就没有这种影响。[24, 25]

药物开发人员正是针对这些事件和反应寻找有效的药品的，我们也正是通过这些事件和反应，试图解释动物蛋白对癌症的影响的。

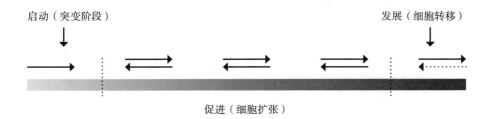

图 9.11　癌症发展阶段

注：双箭头表示癌症发展过程的可逆性。

　　我们效仿之前的印度研究人员，也使用黄曲霉毒素引发癌症，它导致突变并引起了肝癌的发展。我们观察到，在启动阶段，黄曲霉毒素进入细胞，被混合功能氧化酶转化为一种高度活跃的代谢物——环氧化黄曲霉毒素。这种代谢物随后与肝细胞中的 DNA 结合，如果在细胞分裂前未被修复，就会形成突变，并将突变传递给连续的几代细胞（促进阶段）。最终，这些细胞发生转移：变得极具攻击性，并迁移到新的组织，开始进入发展阶段。

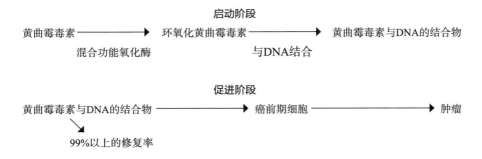

图 9.12　癌症的启动阶段和促进阶段

　　我们探究了在启动阶段和促进阶段的 10 种或许可以解释动物蛋白促癌作用的机制。在启动阶段，我们发现动物蛋白的摄入会：

1. 增加致癌物质（黄曲霉毒素）进入细胞的数量。

2. 增加用来激活黄曲霉毒素的混合功能氧化酶的数量。

3. 通过改变新老混合功能氧化酶的三维构造来增强其活性。[26, 27]

4. 促进黄曲霉毒素代谢物（环氧化黄曲霉毒素）与 DNA 的结合，从而增加其损伤力。[28, 29]

5. 弱化黄曲霉毒素与 DNA 的结合物的修复。[①]

随着我们发现动物蛋白越来越多的有害作用，我开始怀疑，我们能否找到最能导致癌症发展的单一反应。此外，我们在促进阶段发现的每个机制也都证实了相同的规律。我们发现动物蛋白会：

1. 减少负责破坏癌细胞的自然"杀手"细胞的总数。

2. 降低自发的能量消耗（以实验老鼠在跑轮运动上花费的时间来衡量）。[30, 31]

3. 降低棕色脂肪组织的能量消耗，该组织有助于维持体温、增加非自主的运动（如肠道运动、心跳、呼吸等）。

4. 增加刺激癌细胞生长的生长激素。

5. 促进活性氧分子的形成，从而刺激癌症的发展。[32, 33]

我相信，我本可以围绕其中的任意一个机制展开自己的职业生涯，我也毫不怀疑，我本可以通过相同的简化主义手段找到更多的机制。但最终我开始感觉到，背后的故事远没有这么简单。无论是在癌症的启动阶段还是促进阶段，我们都有充足的证据来证明生物学上关联的合理性：高动物蛋白饮食

---

① 这一发现在我的实验室同事朗达·贝尔（Rhonda Bell）的研究中也得到了证实，她还与我的同事罗德尼·迪特尔特（Rodney Dietert）一同衡量了膳食蛋白质对 DNA 修复的影响，结果显示高蛋白质饮食会抑制 DNA 的修复。

加强了 8 种在正常情况下可以促进癌症生长的机制，同时弱化了 2 种在正常情况下可以预防癌症的机制。

乍一看，我们没有发现任何相反的机制，也就是说，没有一种机制将高蛋白质饮食与抑制癌症联系起来，这似乎很值得注意。但仔细想想，这可能也不足为奇。在我看来，这样的机制不太可能存在，因为它会严重破坏其他所有机制的相继作业。为什么大自然要创造一个如此混乱、自相矛盾的系统？（至少在新陈代谢领域，这是闻所未闻的。我们确实见过序列中的机制的实例，比如酶。某种机制能够阻断下游的酶，我们称之为"速率限制"，但这并不是两个机制之间相互矛盾的例子。事实上，我们经常了解到，是下游的酶向上游发送信息来刻意减慢输送的过程。换句话说，这些机制通过相互合作来保持平衡。）此外，这样的机制还会严重违背人类研究的结果。事实上，我们在实验室实验中发现的机制只会进一步巩固现有的人类研究，包括前文提及的研究。

从我的角度来看，另一个重要的故事是，不断有证据表明，营养素的功能高度统一、相互协作，其中涉及多重机制——我现在认为这才是整体主义营养学的核心。正如在癌症的发展过程中，大自然设计出一种与其他所有机制矛盾的机制是没有意义的，让其中一种机制的重要性超过同系列中的其他所有机制也毫无意义可言。同样地，单一营养素独立发挥作用是没有意义的，让任何一种营养素在健康和疾病的形成过程中负更大的责任也是没有意义的。这种思维站在了整体主义的对立面。具有讽刺意味的是，只要科学继续强调分离主义和简化主义，整体主义的迹象就会越发明显。这是不可避免的，因为整体主义是自然界所固有的。即便是上述的机制序列也不像你想象的那样呈现的是简单的线性关系。无数的研究报告表明了有多少单一营养素会通过多种机制以高度综合的方式协同发挥作用，进一步证明了整体主义才是营养学的本质。

支持彻底转变为天然蔬食的证据

到目前为止讨论过的所有证据都表明了同一件事：我们应该尽量少吃动物性食品，多吃天然植物性食品。这和你小时候被告知的"多吃蔬菜！"（这是科学界几乎人人都认同的一条建议）没什么不同。你吃的蔬菜越多，留给动物性食品和非全天然植物性食品的空间就越小，这些食品通常含有大量的盐分、糖分和脂肪。我之所以把动物蛋白单拎出来，是因为它是饮食选择中最贴切的指标或者驱动因素。很长一段时间以来，动物蛋白都被奉为最神圣的营养素。但我们对动物蛋白的崇拜已经超出了合理的程度。我们不应再将"蛋白质"与"肉类"混为一谈，应该坦然承认植物本身就足以提供人体所需的蛋白质，停止追问"你从哪里获取蛋白质"这样的常见问题。我希望很快取而代之的是一连串不同的问题：普通的西方饮食容易造成氧化应激反应和慢性炎症，那么你要从哪里获取抗氧化剂呢？叶酸、钾和纤维从何而来？最重要的是，你要从哪里获得未曾遭到破坏和化学污染的真正食物？我们一边因为"营养"过剩而面临死亡，一边却缺乏自然界最具保护作用的食物。

尽管如此，你可能还是很好奇，为什么我要建议完全从饮食中剔除动物蛋白，而不是遵循比如 80% 或 95% 的天然蔬食。这个问题非常合理，值得进一步深究。毕竟许多人会说，对这个问题的研究还不够充分，对健康饮食的比较研究（例如将纯天然蔬食与每周吃两次鱼肉的微调版本做比较等）也不够多。尽管我很乐意看到此类实验研究，但我相信支持彻底戒掉动物性食品的证据已经非常充分了。

首先，上述相关性研究显示，回归直线要么经过坐标轴的原点，要么非常接近原点（x 轴和 y 轴的交点）。这表明，哪怕只是食用少量的动物蛋白也可能有促进疾病的作用。不知道你怎么想，但我本人其实衷心希望拥有不含任何风险的饮食，尤其是它可以既美味又有其他很多益处。

另一项重要证据与心血管疾病和相关的退行性疾病有关，来自我在中国农村地区的研究，也是我第一本书的重点。[34] 我们发现在中国的 130 个村庄中，村民的心脏病死亡率[①] 比西方国家低很多。[②] 在中国的一些县，平均每 1 000 份死亡证明中仅有不到 1 人死于心脏病（相比之下，美国每 1 000 份死亡证明中却有近 200 人死于心脏病）。[35] 此外，心脏病和其他西方常见疾病的发病率具有地理集中特征，表明地方饮食习惯发挥了重要作用。这类西方国家常见疾病（如心脏病、癌症、糖尿病等）与血胆固醇水平高度相关[③]，而血胆固醇又与动物蛋白的摄入量高度相关。[36] 在 88~165 毫克 / 分升（平均值 = 127 毫克 / 分升）的范围内[④]，随着血胆固醇水平的升高，西方常见疾病开始显现，患病风险随之抬升。这一范围内的血胆固醇水平相当于少量的动物蛋白摄入，大约每天 1~12 克。要知道，西方人倾向于每天摄入大约 30~65 克动物蛋白[34]，其血液中的胆固醇含量一般在 150~300 毫克 / 分升之间。

换句话说，即使是中国农村地区最爱吃动物蛋白的人，其摄入量也仅为西方国家的 10% 左右。然而，即使是在那个最小的摄入范围内，我们也能发现，动物蛋白导致了西方常见疾病死亡率的上升。因此，从理论上讲，要想让疾病风险降到最低，就要戒掉一切含有动物蛋白的食品（采用天然蔬食），并且确保血胆固醇的基线水平维持在约 90 毫克 / 分升。

如果这个数字让你感到震惊，那么你并不是唯一一个这么想的人。几十年来，西方人 150~300 毫克 / 分升的血胆固醇水平一直被认为是正常的。如今，大多数权威机构建议，只要血胆固醇水平低于 200 毫克 / 分升就都是"可取的"。研究人员曾针对 361 662 名男性进行了一次多重危险因素干预试

---

① 受访人群年龄在 35~64 岁。

② 注意，不能与其他人群进行相应的比较，因为这取决于所考虑的年龄层及其与总人口的关系。

③ p 值 <0.001，意味着高血胆固醇与西方常见疾病的高发病率相关的可能性超过 99.9%。

④ 用于这个范围的数字是整个县的平均值，这意味着一些人的血胆固醇水平甚至低于 88 毫克 / 分升。

验，这也是在心脏病和血胆固醇领域最著名的研究之一。研究中的一幅图显示，血胆固醇和心脏病之间的关系与我们在中国农村观察到的结果相同。然而，这次试验在一个更高的血胆固醇水平范围——一个被西方标准视作"正常"的范围内观察到了这种联系。[37]西方的数据显示，在低于 182 毫克 / 分升的"低"胆固醇水平下，老年男性的死亡率仍然较高（每 1 000 例死亡中约有 10 人死于心脏病），再结合来自中国农村的数据，这表明，我们有可能实现更低的胆固醇水平。这也证实，心脏病可以通过膳食等相关手段加以避免。事实上，在中国农村地区的一个县，每 265 000 份死亡证明中仅有一人死于心脏病！

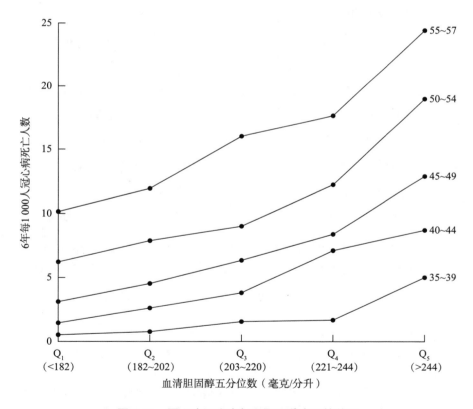

图 9.13　冠心病死亡率与血胆固醇水平的关系

正是基于这样一个"正常"范围（150~300毫克/分升），我们在中国农村地区检测了人们的血胆固醇水平，才发现平均水平仅为127毫克/分升。鉴于西方人的心态，我们当时还担心，这么低的血胆固醇水平恐怕很危险。正是在这个背景下，我们觉得有必要在不同的实验室使用不同的方法对样本重新进行检测。我们发现，中国人的胆固醇水平根本不危险，除非你认为降低罹患心血管疾病的风险也算得上危险。事实是，我们身体的适应性很强，所谓"正常"的范围并不固定，然而，这并不意味着如今社会的正常水平就是最佳水平。但凡涉及正常的血胆固醇水平或者"正常"的健康状况，我们就应当对西方国家医疗机构的说法保持警惕，毕竟它们同时也声称，慢性可预防疾病的出现是正常的衰老表现，甚至在年轻群体中也是如此。

我提倡完全转变为天然蔬食还有最后可能也最重要的一个原因，那就是：如果一个人时不时地回到原来的习惯，那么要坚持这种（或任何一种）饮食方式可能会变得更加困难。换言之，彻底戒掉肉类的方法可能更容易实施，这与不鼓励吸烟者时不时奖励自己抽一根烟是同样的道理。倘若真如证据所示，天然蔬食就是最健康的饮食方式，那我们根本没有理由要去时不时放纵一把。

富有争议的科学是唯一的科学

虽然对这项证据的陈述可能比较简短，但你已经知道了：天然蔬食这个案例生动地说明了我们应该如何通过同时运用整体主义和简化主义来探究科学。这种方法是有争议的，具体原因我在本书前两部分已经分析过。

但是，争议难道不是所有科学的命脉所在吗？我说的不是那些有时被拖进科学道路的邪恶之人或无知者发出的人身攻击，我说的是根本的争议，就像我在第7章开头所说的——根本的争议，对事物根源的争论。以天然蔬食具有争议性为由，驳回支持该饮食方式的一切证据，这不是对待科学应有的真诚态度。认为证据不够完整的看法尚且值得探讨，但对它的直接否定则证明了简化主义科学的存在。我认为，到目前为止，这种简化主义方法并没有给我们带来太多好处。

我不否认，在更大的健康和疾病范围内，拥有更多的、更多样化的证据将大有裨益。这包括更多类似于之前讨论过的研究，以及各种不同类型的研究。但与此同时，我们应该将支持天然蔬食的所有证据和支持其他任何饮食方式（包括标准美式饮食）的所有证据做比较。只要相反的证据仍然不足，即只要没有任何相关性研究、干预研究或实验室实验显示与上述相反的效果，我们就应该以一种整体主义的方式好好考虑现有的支持证据。

我们不应该基于对个别证据的随意批评，就忽略这些证据为我们提供的整体教训。如果所有的研究都是将慢性疾病与动物性食品联系起来的相关性研究，那么这些研究一定令人信服，也会提出许多的问题，但也未必就能得出定论。如果所有的研究都是将天然蔬食与心脏病（以及此处没有讨论的其他许多疾病）的逆转联系起来的干预研究，那么这些研究一定更加令人信服，也会提出更多的问题，但依然未必能得出定论，正如关于吸烟的研究并不能百分之百得出确定性的结论。如果所有的研究都是表明动物蛋白促进癌细胞生长背后的机制的实验室实验，那么这些研究绝对令人信服，还会进一步提出问题，但许多人却会理所当然地认为，这些发现需要结合更大的背景。

然而，把所有这些碎片信息放在一起，你就会发现，支持天然蔬食的证据广泛、多样，并且有充足的背景支持。如果下次有人试图说服你，这些证据并不充分，那你不妨问他们有哪种饮食方式的支持证据比这还要充分，要他们提供短期和长期的证据，证据既要有广度（疾病类型、治疗和预防等），又要有深度（是否开展过各种规模的研究，包括人类研究和实验室机制研究等）。永远别忘了问问他们是否在销售某种产品，以及该产品对健康的影响是否在短期和长期的研究中都有充分的记录。他们的证据也许有力，也许很薄弱，但无论如何你都应该主动去问，并在更大的背景下解读这些证据。

4

第四部分
展望未来

第 10 章

建议

可能的话要和平，不惜代价求真相。

——马丁·路德

围绕以植物为本的天然饮食（天然蔬食）的争议揭示了机构如何运作的一些宝贵真相。我们开始看到，机构是如何及为什么要认可某些类型的科学而忽视其他类型的科学，以及这如何及为什么能影响对未来科学的资助、出版和接纳。机构如今的态度与我们记得（或遗忘）的过去之间的联系清晰可见。但或许更准确的说法是，这些争议领域揭示了我们的机构在造福公众方面是如何失灵的。

尽管解构和谴责当前的体系有所裨益，但我们也必须同时进行建设性的思考。我们面临的挑战也是复杂的，因此需要的不仅仅是一个简单的解决方案。所以整体主义作为一种指导科学追求的组织原则，是我们应对这些挑战的第一步：它不仅是对现状的拒绝，而且是对更宏大、更重要的事物的接受；它不仅质疑有缺陷的简化主义做法，而且提供了一个积极的、吸引人的替代方案。通过提供替代方案，我们就不只是简单地摧毁系统，而是在对系统加以改进。这难道不应该成为我们的目标吗？尽管许多机构已经支离破碎，但它们也并非一无是处到要彻底拆除的地步。

在科学和健康方面，机构似乎总会发挥一些作用。它们相当擅长收集海量的各类信息（尽管对这些信息的解读可能会受到机构偏见的影响，特别是在涉及资金来源的情况下）。在科学领域，由专业机构主办的会议尤其富有成效——当然，前提是与会人员足以代表各方利益。某些监管、法律和财务目标也只能通过由机构推动的集体行动来实现。

因此，问题并不在于如何消灭这些机构，而在于如何改变现状，从根本上变革体系，使它们不再阻碍发展，而是助力发展。我们应该如何利用机构的力量来推动积极的变革，转变它们发力的方向来为人民赋权？

始终质疑机构扮演的角色

一切拥有权力的机构都应该接受那些受影响者（包括专业人士和外行人士）的监督和异议。不管机构是公开运作还是私下运营，不管机构是否涉足我们的政治体系，不管机构是否自称为一家非营利慈善机构，或者为我们的孩子提供食物或教育——只要一家机构与它所影响的人之间出现权力的失衡，机构所扮演的角色就必须基于正当的理由。人们必须能从这种不平衡中获益，但人们可以自行定义和讨论益处是什么。

然而，如果一家机构无法证明其权力的合理性，那么它的合法性就应该受到质疑。如果一家机构声称服务于公众，但事实证明它其实牺牲了公共利益，优先为私营实体（比如产业）提供服务，那么它的合法性就应该受到质疑。一家诚实追求自己的目标但效率低下的机构，与一家居心叵测的机构之间存在天壤之别。前者尚且可以得到完善，但后者则恐怕已经不可救药。如果一家机构总是不遗余力地阻止或抑制上面提及的监督和异议，这就是一个重大危险信号，表明它是后者。

在当今的疾病治疗系统中，几乎所有的机构都必须面对更严格的审查和质疑。其中不少机构似乎已经决意要破坏一切合法性的主张。这并不是说某些机构已经无可救药了，但在我们完全可以控制的一些问题上，至少应该限制它们的绝对权威。当然，我在这里指的就是营养对健康的好处，应该让所有人都能从中获益。营养学比其他任何生物医学学科都更注重个体的自主性。虽然我们既无法自行设计药物，也无法给自己动手术，但我们总可以自主选择往购物车里添加哪种食品。因此，阐明营养的意义至关重要，不仅是因为营养具有预防和治疗疾病的能力，更是为了重建独立和自主决定的能力。良好的饮食习惯对心理、社会和生理都有好处。正如知识的清晰度对充分挖掘营养的潜力至关重要一样，可及性也是如此。当营养学记住，所有决定最终都掌握在个人的手里时，这门学科就会变得更加强大。饮食方式的选择不应由雀巢、百事可乐公司来做，也不应交由美国全国养牛者牛肉协会（National Cattlemen's Beef Association）来做；这些选择既不属于康奈尔大学，也不应听从美国癌症协会或者其他任何神圣的机构。因此，任何影响营养学（这是一门赋予人自主权的平等主义科学）知识的清晰度或可及性的机构都应该被要求达到最高的标准，任何扰乱清晰度或限制可及性的机构都应该接受对其合法性的质疑。事实上，我认为这不仅是一个合法性的问题，更是一个道德的问题。

棘手的问题是：我们能指望谁以公共利益的名义质疑这些神圣机构的合法性呢？

其他机构会进行制衡吗？

你可能听过或期望听到的一个论点是：我们或多或少可以信任机构来进行自我监督。毕竟，每家机构都声称自己是为公共利益服务的。但根据我的经验，这种想法只是一厢情愿。事实上，我目睹过这种"监督"，它往往与人们期待的那种监督恰恰相反。事实上，这最终只不过是另一种巩固现状、压制少数意见的方式。

我想到了三个例子。第一个例子涉及两家癌症研究机构：美国癌症研究院和美国癌症协会。与前文多次提到的美国癌症协会不同，美国癌症研究院历史不长，成立于1982年，重点是支持饮食、营养和癌症方面的研究和教育。作为该组织的首位且唯一的高级科学顾问，我在其成立初期（1983—1987年和1992—1997年）深度参与了研究院举办的活动，其中包括作为合著者为5万名医生编写了一份三折的小册子，总结了1982年美国国家科学院关于饮食和癌症的那份报告中的发现。

想必你也猜到了，美国癌症研究院对结合营养学的癌症研究所表现的独特兴趣并非没有后果。有一次，我在纽约北部给一群县级营养推广人员做演讲时，主办方人员就其中的一张幻灯片向我提问，幻灯片上提到了一家新成立的非营利癌症研究协会——美国癌症研究院。她问我是否知道该组织传闻中的坏名声。她指的是一份"新闻稿"，稿件称美国癌症研究院的顾问团队是一个由几名医生组成的委员会，这些医生都曾因渎职刑事案件而被起诉（在美国，因渎职而受到刑事起诉的情况非常少见），而我就是那个委员会的主席。这一说法纯属捏造，是蓄意诽谤、恶意中伤。我知道美国癌症协会对美国癌症研究院的敌意，因为它在国家科学院委员会的一次讨论中就曾显露这种敌意。当时美国癌症协会要求以某种方式与我们委员会合作发布一份报告，因为他们担心，这份报告可能会把美国癌症协会塑造成不负责任的形象，没有让公众及时了解癌症研究的这一角度。他们的担忧果然是对的。我一直怀疑，这条诽谤性的错误言论就来自美国癌症协会的一位执行领导者。

像美国癌症协会这样的组织可能会成为破坏者，与他人合作来破坏一个看似互补的组织的工作，遗憾的是，在我看来，这似乎是可信的，也是可能的。美国癌症协会将美国癌症研究院视为针对公共资金的潜在竞争者，对于任何有关营养可能在控制癌症方面发挥作用的说法，他们都坚决反对。他们认为自己的使命是支持医学界的发展。① 回到起点，如果这个例子可以体现我们期待来自竞争机构的那种相互"监督"，那我们恐怕应该从其他地方寻求真正的监督，因为这种行为只会服务于监督者及其行业伙伴的预定利益。它并没有改变现状，反而加强了对不知情公众的控制。

至于第二个例子，我后来了解到，1985 年 12 月，一群热衷行业监督的科学家在奥黑尔希尔顿酒店会面，讨论美国肉类协会和美国乳业委员会可能希望监测的"重大关切"项目。我在以前的文章中曾把这群人称为"机场俱乐部"[1]，因为他们经常在机场的贵宾室会面。在他们最初讨论的 9 个项目（后来拓展到了 12 个）中，我"有幸"参与过两个。一个是我们当时尚未宣布、刚刚开展两年的在中国的项目，另一个项目就是美国癌症研究院。这个例子再次说明了产业对科学的侵蚀。在这个例子中，究竟是谁在让谁遵守规则？

还有一个例子与 1980 年由现在的美国营养学会成立的一个 17 人委员会有关。该委员会负责处理市场上的欺骗性饮食和营养声明。美国营养学会的上级联合会的公共关系官员邀请我担任一名无投票权的临时成员，因为我当时是美国实验生物学学会联合会的国会联络员。这个新成立的委员会自诩为营养学信息的大仲裁员，好比这个领域的"最高法院"，可以对所有营养相关事物的合法性做出裁决。

接下来发生的事情却让人大失所望。这个所谓的"最高法院"并未对其他机构的权威进行制衡，反倒迅速确立了自己无可挑战的权威地位，认为自己可以对一切营养声明的有效性任意做出裁决。在 1980 年召开的第一次会议上，当我看到主席提议的新闻稿把饮食目标归纳成一长串众所周知、不可接受的健康主张（例如：摄入苦杏仁苷对健康的益处，而苦杏仁苷由于存在

---

① 回想一下本书第 2 章讨论的弗雷德里克·霍夫曼在 1913 年美国癌症协会成立中所发挥的作用。他对重视营养的倡导遭到了接管该组织的外科医生的断然拒绝，因为他们青睐局部性疾病理论。

严重的健康风险已被禁用；摄入潘氨酸对健康的益处，它常被错误地归为维生素）时，我很快就意识到了其中的缘由。通过将基于证据的饮食目标与这些未经证实的健康主张联系起来，他们试图暗中诋毁参议员麦戈文于1977年发表的一份关于饮食和心脏病的报告。该报告温和地建议大家多吃水果和蔬菜，少摄入脂肪，报告内容得到了广泛宣传，也因此备受争议。当然，这些饮食目标没有任何不实之处，也不值得这个群体特别关注。当我向邻座我的前导师兼委员会成员提及此事时，他对我的反应表现出不悦，但新闻稿最终还是被撤回了。

1981年，在美国实验生物学学会联合会的年会期间，该委员会召开了第二次会议。这一次，会议的议程包括投票决定我们是否应该向上级协会提议，让我们新成立的监督委员会正式成为营养信息的"最高法院"，最好是在全美国范围内。出席会议的还有罗伯特·奥尔森（Robert Olson）教授，时值他担任美国营养学会主席的最后一周。在我看来，他显然是要寻求有利于委员会的官方推荐，而此时委员会即将得到美国营养学会的全面批准，并有望在全美国范围内站稳脚跟。

到了投票环节，没有一个委员会成员质疑这一推荐。但我觉得自己必须站出来发声。我解释道，委员会第一年的活动乏善可陈。[①] 我们甚至都还没有建立一个明确的策略来评判虚假声明——而这才是我们开会的由头！在缺乏明确策略的情况下，我担心委员会会在没有充分理由的情况下针对某些主题，特别是违背产业利益的膳食建议。

在我解释了这些担忧之后，主席站了起来，绕着长方形会议桌重重地踱步，随后抓住我椅子的扶手使劲摇晃。他要求我到会议室外跟他单独谈话。我拒绝了他的要求，一再表示，委员会在过去一年里开展的活动实在是平平无奇。就在这时，一名美联社的记者敲了敲我们会议室的门。记者显然是按

---

① 已经召开的活动包括为美国实验生物学学会联合会组织的一场关于虚假健康声明的研讨会。出席会议之人寥寥，最后会议实际上被用来给委员会副主席的一本新书打广告了。

照之前的安排来拿有关委员会做出"积极"决定的新闻稿的。

倘若一切按照原定计划进行，也就是说，如果这个有问题的提议在未经任何严肃讨论或未提出异议的情况下被强行通过，美国营养学会主席奥尔森接下来可能就会在即将举行的学会全员大会上宣布这个好消息。消息可能会得到赞同，也可能只是迎来一片沉寂。无论如何，投票最终没能进行。

诸如此类的种种经验让我相信，如果我们放任机构互相监督，那么类似的活动还将继续。面对权势，没人会提出更高的合法性标准。相反，他们会陷入本书第 5 章介绍过的常见概念：群体思维。我想借用政治理论家汉娜·阿伦特的观点，将这个概念扩展到另一个层面。1963 年，在讲述犹太人大屠杀组织者阿道夫·艾希曼的审判时，阿伦特创造了一个著名的短语"恶的平庸性"来描述她所目睹的一切。她并不是要为纳粹德国的罪行开脱，而是要强调邪恶往往看似平淡而不出风头。我认为，作为一种制度现实，群体思维的运作方式也同样平庸。当然，其中也常会有戏剧性情节，这是我的亲身体会。但我也知道，群体思维的本质并不像好莱坞的心理惊悚片那般刺激，反倒是更多地汲取了顺从、从众和野心的力量。群体思维就在平淡的常规中发展。如同任何常规事物一样，你很容易就在不知不觉中受到它的影响。如果我对机构自我修复和彼此制衡的能力持怀疑态度，那么这在很大程度上是因为人性的这一方面——这种平庸而残酷的群体思维。

媒体的贡献

你可能听到的另一种说法是，媒体会监督我们所信任的机构。经验再次告诉我，这种说法过于乐观，因为它忽略了许多媒体与产业之间的紧密联系。我又想起了一个例子。2016 年秋，我受到英国广播公司（BBC）的邀请，接受了一档即将播出的节目的采访。我对 BBC 的节目向来颇具好感，这可以追溯到 20 世纪 80 年代中期我在牛津大学休假的时候，所以我非常高兴地接受了访谈的邀请。由于在他们提议的时间段，我已经在芝加哥安排了一场讲座，所以我便利用这次去芝加哥的行程，在我朋友小考德威尔·埃塞斯廷位于克利夫兰市的家中与他们见面，埃塞斯廷也将接受同一节目的采访。

没过多久，我就意识到自己上当了。采访者是剑桥大学的遗传学家贾尔斯·约（Giles Yeo）博士。他似乎已经对我的研究工作下了定论，对任何新观点都毫无兴趣。在采访开始时，他向我承认，他是一个"毫不妥协的食肉动物"。在长达两三个小时的采访过程中，我们大部分时间都在克利夫兰附近的一个果园里乘着高尔夫球车讨论《救命饮食》中的一些研究成果。我们跟在 BBC 的摄制组后面，随着前方摄像机的运转，约博士就我这本书在世界各地的影响力发表了几句评论，但我可以感觉到，他此番话语并非褒义。他其实是在暗示，作为一本畅销书的作者，我应该在与公众对话时格外小心。

随后，我看着约博士接着采访埃塞斯廷和他的三名患者，他们谈论了自己是如何通过采用天然蔬食摆脱了严重的疾病，获得康复的。尽管这些患者表达清晰，故事生动，但我很清楚，约博士并不相信这些。

两个月后，当我收到 BBC 的节目样片时，我此前的一切担忧和怀疑都得到了证实：这就是一场彻头彻尾的恶意攻击，显然是为了诋毁我本人和支持天然蔬食的所有证据。样片的开头展示了《救命饮食》一书的封面，然后把它与一些广受质疑的健康书混为一谈。其中一本书的作者甚至因为对癌症病人治疗不当而蹲过监狱！那么对埃塞斯廷博士及其患者的采访结果又如何呢？不出所料，二者根本没有出现在样片中，大概是因为这些采访已经严重偏离了节目的预设轨道。

至于约博士，他自身的偏见和产业关系已经说明了一切。在那次采访大约两个月后，他发表的一篇论文反映了他对确定肥胖症的遗传基础的研究兴趣。此处暗含着典型的简化主义研究思路：如果能找到正确的基因，我们或许就能合成一种可以阻止这种基因表达的药物（再也不用考虑那些促进或防止肥胖的食物了）。在论文的最后，约博士感谢了来自亥姆霍兹环境代谢性疾病成像和治疗联盟（Helmholtz Alliance ICEMED）的资金支持，该联盟"由多个研究团队和研究中心组成，合作伙伴包括赛诺菲-安万特制药（Sanofi Aventis Pharmaceuticals）公司及剑桥大学的国际顶尖糖尿病和肥胖症研究中心"。我想，作为全球第五大制药公司，赛诺菲-安万特一定非常乐意向你出售这样一种产品：一种预防啤酒肚的药片。

我自然非常关心这期节目引起的反响。我知道，任何熟悉我的研究工作的人都能立刻看穿节目的居心，但大多数观众既没有时间也没有精力去一一核实他们看过的每个电视节目。不管产品有多粗制滥造，许多人都会假定，像BBC这样可靠的广播公司肯定知道得更多。当我听说美国有线电视新闻网（CNN）也计划在那周播出同一期节目时，我知道自己必须做出回应。我迅速将自己对节目的感受通过电子邮件发给了BBC的导演，并在我们的网站上发表了一篇简短的总结和评论。导演对我并未事先征求他的意见就匆忙发表文章感到不悦，他要求我也同时发表他本人以及埃塞斯廷博士和他的一位患者的回应。我照做了。[①]

在节目播出几个月后，我收到一位英国绅士戈登·麦肯齐的来信。在看过这期节目后，他为节目中对事实的扭曲深感不安。他联系了BBC，建议他们给我一个以相同方式回应的机会。消息石沉大海后，他向政府的媒体监督机构英国通信管理局（OFCOM）投诉，结果再次以失败告终。截至我撰写本书之时，他仍在执着坚持。与此同时，一位颇有胆识的英国记者克劳

---

① https://nutritionstudies.org/british-broadcasting-corporation-bbc-your-credibility-is-tarnished/.
https://nutritionstudies.org/hidden-british-broadcasting-corporation-bbc-agenda-dr-yeo-gives-answers/. https://nutritionstudies.org/british-broadcasting-corporation-bbc-credibility-tarnished-part-2/.

斯·米切尔（Klaus Mitchell）也联系了我。一段时间以来，约博士一直公开声称，他让我承认了，我拿不出证据来支持自己的说法。米切尔在听到风声后，便在约参加的一场会议期间要求采访他。约没有料到的是，米切尔对我的研究工作和节目的刻意歪曲已经了如指掌。不出所料，约在这次采访中重申，我已经承认了自己证据不足。米切尔随后将采访视频发了过来，于是我便将自己的一些评论和原视频拼接在一起，指出了采访中的虚假陈述、错误前提和有违科学之处。

在这本书中，我花了不少笔墨描述有关健康和营养的合理、有效信息是如何被掩盖，从而导致真相空缺的。BBC 事件生动体现了是什么填补了这一空缺：耸人听闻的错误信息是如何被制造出来，又是如何挤占真相留下的空缺的。这个特殊的案例展示了一家著名媒体公司（BBC）、一所受人尊敬的知名学府（剑桥大学）、一家高级政府监督机构（英国通信管理局）和一家价值数十亿美元的制药产业巨头（赛诺菲–安万特）之间的不当勾结。这些机构并非将真理作为终极目标而通力合作，也没有相互制衡，而是始终如一地守护着共同的利益。

* * *

还有谁能担起质疑机构的重任呢？诚实的科学家？公众代表？负责管理我们生活的系统内外部人士？如果我把这个重任交给难免带有缺点和局限性的普通人，会太过天真吗？除了权力体系内外大多数善良的人，我们还能相信谁可以负责监督和提出异议呢？

我是作为一个深度参与了本书所讨论的机构的人说出这番话的。特别是 1972—1997 年，我曾服务于许多主要的科学机构，同时在几个不同的专家小组中工作，与他人合作撰写报告，也曾接受研究资助。作为美国癌症协会的一员，我曾经担任科研资金评审小组的终身成员，负责建议协会应该资助哪些研究申请。[①] 美国政府的国家癌症研究所资助了我 90% 的研究（1972—2007 年），包括我们在中国农村地区展开的研究项目（1983—1994 年）。[②] 此外，我还曾在国家癌症研究所的化学致癌研究部门任职，为连续几届管理团队主持了所长研讨会，并就成立一个新的研究部门请愿成功（遗憾的是，部门名字中删除了建议的"营养"一词）。我也一直是美国癌症研究协会的专业会员。我的研究成果发表在了同行评议期刊《癌症研究》（顶级癌症研究期刊之一）上。[2—5] 我们长达 896 页的中国项目专题论文 [6] 也登上了那本期刊的封面。最后，前文已经介绍过，我还加入了新成立的美国癌症研究院，是 16 人国际小组的联合主席，该小组撰写了一篇长达 670 页的全球视角专题论文 [7]，我还负责组织和主持了一些研究会议（在美国和英国）。

毫无疑问，我从这些专业协会和机构中受益良多。尽管我面临着重重阻碍，尽管我做研究常常逆势而为，但我也曾担任在别人眼中全美最具声望的专业营养学职位。我在全美顶尖的营养学系担任终身正教授，开展着全系最大、资金最充裕、论文发表最多的项目。[③] 因此，我不会轻易质疑这些机构的合法性，也不会作为一个终生郁郁不得志的愤世嫉俗者去质疑。我关心公众和这些机构的诚信问题（如果真的存在），恰恰是因为我有过近距离的接触和个人的经历，看到了本应进行干预但实际并未干预的情况。

如今人们普遍担忧机构并没有充分发挥出它们的潜力，公众对机构的信任似乎已经处于历史的最低点。这一点在公众对高等教育、媒体、政府和科

---

① 时任美国癌症协会副主席约翰·史蒂文斯（John Stevens）邀请我加入艾伦·维果斯基（Alan Vegotsky）领导的小组。遗憾的是，几年后我不得不辞职，因为手头的其他项目已经让我不堪重负。感谢史蒂文斯和维果斯基的诚挚邀请。

② 其他支持来自：陈君石博士指导下的中国预防医学科学院和黎均耀博士指导下的中国医学科学院，他们为我提供了大约 300 人年的专业劳动力，其中包括在康奈尔大学实验室工作的中国高级科学家（20 人年，由世界银行资助）；6 个国家的 24 个分析生物样本的研究实验室；由理查德·皮托爵士和吉尔·伯勒姆博士领导的牛津大学拉德克利夫医院的临床试验部。

③ 这是康奈尔大学营养学系财务办公室主任告诉我的。

学本身的态度中已经显露无遗。可悲的是，这可能会成为新的常态。那些曾被认为过于冷漠或偏执的观点，如今却早已是老生常谈。在这样的环境下，我担心许多读者会带着麻木而非愤怒的情绪阅读本节的例子。我担心我们已经对操纵、审查和虚伪变得过于麻木不仁——听闻资本操控着大众对营养学的理解，很少有人感到惊讶，我也担心自己在这里所写的不是什么反常现象。

然而，从我听到的评论和看到的媒体报道（或者隐瞒不报）来看，很少有人真正了解产业影响的巨大程度——从假公济私的研究资助，到薪酬颇丰的咨询服务，再到这些超出公众认知的野蛮影响力。因此，我才在这本书中集中讲述了自己在职业生涯中亲历的各种事件。尽管我在以前的书中已经提到过一些，尽管我有时其实不太愿意讨论它们，但我强烈地感觉到在这个新的背景下进行阐述是具有启发意义的。我"有幸"能够"生活在肮脏的环境里"——与这些机构密切合作。公众有权知悉他们缴纳的税款是如何使用的，他们的健康是如何受到影响的，以及主导观点是如何形成的，无论是在华盛顿特区，还是在"高等"教育的课堂上。此外，即使这种产业影响已经常态化到了令我们麻木的程度，这也并不意味着它变得更可接受。我们对营养和健康的认知应该仅由证据来决定，而不是由食品和药品产业的支出能力来决定。

我已经厌倦了生活在肮脏的环境里。

保护和恢复学术自由

关于如何完善机构的第二条建议与第一条建议是相辅相成的。对我来说，如果没有学术自由，我的职业生涯恐怕在几十年前就会陷入绝境。我可能永远都写不出《救命饮食2》和更早的《救命饮食》。我当然也不会写现在这本书，更不会邀请你一同质疑机构的作用。

几个世纪以来，学术自由一直是学术生活的重要组成部分，而终身教职就是用来保护这种自由的工具。美国的现代学术终身教职制度是指授予合格的教授无限期担任某一职位的权利。该制度构想于 1915 年，在 1940 年通过《关于学术自由和终身教职的原则声明》[8] 得以确立，并于 1970 年更新过一次。与最高法院的大法官类似，终身聘用制度旨在保障教授的言论自由和调查自由，不管内部或外部的利益对大学施加什么样的压力。当然，终身教职制度并不完美。与任何事物一样，理想的目标并不总能完美地实现。一些批评者认为，终身教职助长了教授的自满和懒惰风气。但我认为，这些风险往往被夸大了，尤其是与其他选择相比。倘若没有终身教职的庇护，学术自由将极易受到操纵和腐蚀。

此外，终身教职的授予标准并不宽松。通常是助理教授经过 7 年的观察晋升为副教授，并经过一个同行委员会的深入审查才会被授予终身教职。此后，副教授可能要再经过 7~15 年才能进一步晋升为正教授。显然，终身职位来之不易，需要雄心壮志。只要大学在筛选程序上保持严格，那些获得终身教职的人就不太可能像批评者常说的那样懒惰或自满。

我 35 岁时在弗吉尼亚理工大学获得了终身教职。幸运的是，我的终身教职在 6 年后于康奈尔大学任职时再次得到了确认。我在整个职业生涯经历的所有专业事件中，较早获得终身职位无疑是最重要的一个里程碑，它扼杀了无数让我噤声或者将我解雇的企图。仅举一例，美国禽蛋委员会（一个国家级家禽产业倡导组织）的主席曾向康奈尔大学校长戴尔·科森和农业学院院长戴维·考尔要求解雇我。这两位都很了解我，事实上，当我最初于 1974 年被康奈尔大学聘用时，面试我的正是科森校长和考尔的前任基思·肯尼迪。但即便他们对我一无所知，终身教职也能确保我的安全。

当然，终身教职并不能保护离经叛道的学者免受一切形式的外部威胁或者嘲笑和蔑视。虽然工作稳定和学术自由至关重要，但终身教职不能完全防止各种形式的人身攻击。尽管终身教职制度有其不足之处，但它仍在保护学术自由方面发挥着重要作用。以我为例，即使康奈尔大学营养学系主任对我的研究工作非常不满，我的工作也仍然能得到保障。即使在有人为了私人利益要求解雇我的时候，我也依然能够利用公共资金潜心研究，产出丰硕的成果。

这些保障措施的现状如何呢？早已不同往日。图 10.1 显示，在美国医学院的基础科学院系中，仅在短短 19 年间（1980—1999 年），获得终身教职的人员数量就下降了 33%。2004 年，终身教职的数量被非终身教职反超。[9]从那以后，终身教职制度遭到了进一步瓦解。那么紧随其后的学术自由被阉割，对真相的求索惨遭审查和打压，又有什么好奇怪的呢？

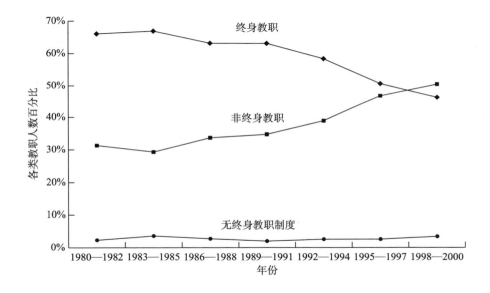

图 10.1　美国医学院的基础科学院系获得终身教职的人数变化

终身教职数量的减少并非对学术自由的唯一威胁。2018 年 4 月 30 日，美联社发表了题为《文件显示大学与保守派捐赠者之间的密切联系》的新闻报道，揭露了巨额捐赠者是如何损害大学客观寻求真相的公共责任的。[10] 新闻开篇写道：

最新公布的文件显示，弗吉尼亚州最大的公立大学赋予了保守派查尔斯·科赫基金会（Charles Koch Foundation）在教授聘用和解雇方面的决定权，以换取数百万美元的捐款。在乔治梅森大学与该基金会之间的捐赠协议公布之前，大学管理人员多年来一直否认科赫的捐款妨碍了学术自由。

该大学多年来一直反对进行信息披露，这一信息是在法官下令披露后才被公开的。文件显示，科赫基金会有权任命教师招聘委员会五名成员中的两名，文件详细说明了他们是如何利用这一权利对大学施加影响的。此外，科赫基金会还"享有对顾问小组类似的任命权，这些小组有权……建议解雇任何不合格的教授"。但别害怕！这所大学向公众和学生保证，此类捐赠不会"限制学术自由"。你难道还不相信他们吗？

几天后，《纽约时报》也刊载了大体类似的报道，详细阐述了企业利益对全美各地学术领域的渗透已经蔓延到了惊人的程度。[11] 说句公道话，该大学和科赫基金会可能都会指出，这些协议早已到期。然而，鉴于并不是每份有效协议都能得到公众的监督，而且这份协议在公开前已经刻意对公众隐瞒了多年，很难相信类似的密切关系不会以其他形式继续存在。

有些人可能会反驳道，这种捐赠方与学术机构之间的关系只是"公事公办"，因此没什么可担心的。我认为这种说法只能算是对了一半：这种关系确实反映了一种务实的交易安排，但也不必更不应该成为常态。另一些人可能还会捍卫捐赠方影响其资金使用方式的权利，特别是当他们的影响对象仅限于委员会的少数成员时。但基于我过去无数的经历和几十年的学术生涯，我知道，在这样的"学术"委员会中，少数成员所能施加的影响可一点儿都不小。以这种方式量化和控制利益冲突几乎是不可能的。即便在顾问委员会中学术机构的代表仍占多数，仅仅是捐赠方任命成员的存在，以及隐约了解到机构未来资金来源的不确定性，也会让大学的代表们进退维谷。通常情况下，他们会感受到为捐赠方利益服务的强大压力，即使这有违大学服务公众的使命。

个别研究项目对公正和学术诚信的主张也应该受到质疑。研究人员和管理人员在参与一个公开由产业资助的研究项目时，是否有可能维护他们所在机构声称的可信度和客观性？让我们面对现实吧，这个体系为科赫基金会这样的捐赠方提供了非常好的服务。只要学术机构愿意以它们神圣的名字提供可信度（在乔治梅森大学的例子中，所涉金额大约为 5 000 万美元），某些研究利益就会得到满足，某些研究人员就会被聘用，而其他人则会被弃若敝屣。

这不是什么复杂的阴谋，就是一个非常简单的经济学问题。这样的交易严重违背了大学争做"真理追寻者和学术自由保护者"的宗旨。最糟糕的是这种勾结对公众的影响，公众自身的税收贡献并没有带来同等比例的影响力。这让我想起了康奈尔大学的通信办公室是如何被阻止宣传我们在线植物营养认证课程的，该课程是纳税人资助的数十年研究的智慧结晶。康奈尔大学很乐意与我们达成线上课程的合作，却不愿公开宣传课程取得的成功，因为……什么？是害怕失去来自受影响产业的捐赠资金吗？

我们的社会需要反思，院校的信誉是否应该被拿来买卖；对公共机构的捐赠是否应以私人利益为条件，以及这条件应该持续多久；学术自由、公众信任乃至言论自由，能否且是否应该被转变成纯粹的谈判筹码。

我也希望这些评价全无必要。很多人会说，答案是显而易见的。然而，对于下一代有志于从事与正统相悖的研究（比如动物蛋白的摄入对癌症和心脏病等疾病造成的深远影响）的科学家，我为他们感到担忧。我担心他们从一开始就不被允许提出这样的问题，毕竟当下的环境甚至比我那个时代更不利于这类研究的发展。如果我们无法保护和恢复学术自由，那我们又将如何保护和维持富有争议性的有益课题的思想交流？

从技术和产业手里拯救科学

许多人认为，科学的目的与技术的目的不尽相同。那么两者的目的分别是什么呢？为什么这种区别如此重要？在我看来，科学是观察的艺术，其目的是追求知识，而知识是没有任何明确的边界或者终点的。科学追求的是超越我们意识的知识领域。另一方面，技术则是一种建设性的冒险，致力于创造可以解决问题的产品。理想情况下，科学家追求的是他们还不了解的事物。他们常常在还不知道所有值得问的问题时就踏上了科学之旅。毕竟，如果他们已经知道了，科学研究也就变得毫无意义了。另一方面，技术专家通常会追求应对已知问题的解决方案。引领他们前行的不是未知，而是已经被他们认定为重要的问题。怎样才能让这个系统更有效地发挥作用？怎样才能解决这个问题，填补缺口，转变任务？通常情况下，科学先于技术出现，当然，技术也可以在科学过程中提供帮助。

我之所以把科学和技术区分开来，是因为在我的职业生涯中，我看到很多科学领域都转变成了类似技术的领域，包括营养学。营养学领域的"科学家"对未知的事物和他们从未考虑过的问题变得越来越不感兴趣。在今天的营养"科学"中，最容易被接受的问题是那些早已确立了重要地位的问题：我们要如何获取足够的蛋白质？如何创建和使用一个更完美的指数来量化和编录营养密度？如何降低血清胆固醇水平？也许这些问题听起来并没有那么糟糕，但如果人们一谈到营养学就只会提出这几个问题，而且几乎没人质疑这些问题是否有用，那就会造成严重的问题。我可以用一个明确而具体的例子来说明技术对营养的控制，那就是在脱离大背景的情况下对营养素开展的简化主义研究，其背后的理念是，我们可以生产单独的营养素（作为补充剂）以解决问题（营养素缺乏症），并从中获利。

简而言之，营养学已经屈服于技术的目的，摒弃了开放的思想和不断追问的精神，转而倾向于通过分析解决问题，在这种思路下，（大部分）问题都已预先确定，解决问题的工具也是有限的。在许多方面，当代营养学已经站在了科学的对立面。但它并不是唯一出现这种现象的学科。许多科学领域都已经在一定程度上屈服于技术，但"不是唯一"并不会减少这一变化的重要性，也无法缓解人们对此的忧虑。

天然蔬食与权威机构的营养"科学"并不相符，恰恰是因为它根本就不是一项技术。天然食品的生产和药片的生产有着本质的区别。

天然食品不是一种技术性解决方案（除非你能想象出一位技术专家兼创作者）。此外，即使是创造天然食物的条件（肥沃的土壤、雨水、阳光等）也不需要生产。这些条件和"产品"已经天然存在，是由神奇的大自然或者宇宙中的某种巧合与运气来决定、调整的，而且这些条件不需要技术人员施加任何影响。这并不是说，食品系统不受任何技术因素的影响。如今的农业实践就是技术实践；如今的农民不得不成为技术专家，他们的收入完全依赖于重型机器和技术专家"要么做大，要么出局"的乌托邦逻辑。但是天然蔬食本身不是一种技术解决方案——事实上恰恰相反，因此它几乎从未引起科技机构的兴趣或得到其资金支持。

我无意假装自己是科学哲学方面的学者，我不过是一个长期从事科学研究且热爱科研事业的人。在我看来，科学为我提供了一个绝佳的机会，让我成为自己的老板，探索广泛而迷人的研究问题，我一路追随着这些问题的轨迹，任凭它们将我引向任何可能的终点。我的同行会对我起监督作用，他们会评判我的资金申请和论文投稿。他们经常半信半疑，也因此引发了不少民间辩论，这也是科学应该做的。如果没有这种怀疑和辩论，我的科研生涯就不会像现在这样充满意义、富有成效。但是在营养学领域，这种公开的民间辩论已经越发不见踪影了。

与技术不同，研究不是也不应该成为一种产品。研究是一项正在进行的工作，是一个过程。通过这个过程，我们会探讨出一个更准确、更实用的世界观；在这个过程中提出、重构并发现新的问题。一些研究人员喜欢对非常具体的发现进行深入的钻研，研究的时间跨度可能很大，直到他们最终确立定量的特征和有效性；另一些人则更喜欢可以同时检验广度、深度和有效背景的实验。不管是哪种情况，在时间截止或资金耗尽前，研究人员都要一直不停地检验假设。我们很少会将自己的观点仅仅停留在一次实验的结果上，永远都有问不完的问题。

在技术的世界里，一款产品要么成功，要么失败。这种成功或失败相对容易进行测试和改进。但在科学领域并非如此。在科学的世界中，我们对观察到的一切未知事物都保持着开放的心态，在这个过程中也要时刻保持小心谨慎。如果我们在研究之初就对失败或成功有了先入为主的看法，那我们就迷失了方向，因为失败和成功是完全独立于观察行为的价值判断。在技术领域，我们的工作往往有一个明确的目标，但在科学领域，目标总是模糊而遥不可及。我并不是说，科学不应该被解读，不应该被很好地加以利用；最终，我们应该回顾自己所观察到的全部内容，再对相关的行为和未来的问题做出决定。但是，如果用关于观察的价值判断来扰乱观察到的结果本身，那就是在刻意寻求某个特定的结果，这绝非科学。

毫无疑问，技术可以丰富我们的生活。此刻你手里（或屏幕上、耳机里）的这本书就是技术的一个鲜活例子：书籍解决了如何跨越时空传递语言的难题，显然对人类的发展产生了巨大的影响。技术在促进健康方面同样发挥着重要作用。如果我因为股骨骨折进了医院，我当然不会反对照 X 光。但当涉及的是营养问题和营养相关的疾病时，我认为我们必须超越技术，并相应地提供资金。

这需要思想上的重大转变。如果说"保健食品"（帮助预防或治疗疾病的食物或食物产品）这个词在现代社会的流行能透露什么信息，那就是：我们目前尚未将营养和技术分开，反而把它们进一步捆绑在了一起。从语言学的角度来看，"保健食品"是将营养素视为药物，换句话说，就是将营养视为一种技术。事实上，我担心这个词常被用来强化营养学是一门严肃"科学"的概念。营养学在被注入制药医学神奇技术的内涵之后，理应显得更有力、更重要。可营养素毕竟不是药物，"保健食品"的概念好比一团烟雾，太过虚无，没有任何实质的用处。

尽管整体主义营养学可以与 X 光机技术和谐共存，但它与我们将营养视为一门技术的观念终究是格格不入的。

受到企业裹挟的科学

由于科学和技术之间模糊的界限，科学也日益与产业勾结在了一起，产业则将技术作为一种盈利的手段。我们只需看看美国膳食指南的发展，就能窥见这种产业、技术、科学之间的勾结到底是如何发生的。1980 年以来，美国农业部和美国卫生与公众服务部一直共同资助膳食指南的制定。美国农业部无疑受到了畜牧业的影响。事实上，自 1862 年成立起，美国农业部的主要目的一直是为美国农业服务。从表面上看，这并不是一件坏事（美国农民的利益应当得到代表和重视），但从 1862 年开始，情况发生了翻天覆地的变化。今天的美国农业早已不再是我记忆中的小型家庭农场，而是变成了大型的农业综合企业，以利润而非健康为发展目的，尽可能高效地生产牲畜和相关作物。（正如营养学越来越注重技术，农业也是如此。）因此，当美国农业部开始制定膳食指南时，无论科学的真相为何，我们怎么可能会看到或许有损美国农业技术的建议呢？只要主管部门与产业密切相关，那么它提出的建议就将与产业利益深度绑定。与此同时，与美国农业部一同制定美国膳食指南的合作方卫生与公众服务部也深受制药产业的影响。这并不奇怪——既然我们对健康的全部概念和维护健康的系统都集中在药物和外科手术的应用上，卫生与公众服务部又怎能不受制药产业的影响呢？

也许是为了给人留下公平和透明的印象，美国膳食指南咨询委员会给公众提供了一个机会，可以对科学顾问委员会每 5 年修改一次的最新指南发表意见和建议。2015 年的一份报告有 75 天的征求意见期。[12] 很多人在听到这个流程后都深受感动，但我不会。撇开公众参与的表象不谈，制定膳食指南的整个系统都受到了政治操控。首先，入选科学顾问委员会的成员往往不愿挑战企业的利益。事实上，他们之间经常发生基于产业的个人利益冲突。其次，供公众评论的最终报告必须经过农业部长的审批，而农业部长本人既不是科学方面的专家，也不可能对畜牧业保持警惕，毕竟他们要对畜牧业感恩戴德，并最终向其汇报。

自从我的朋友兼同事哈佛大学的马克·赫格斯特德（Mark Hegsted）教授和美国食品药品监督管理局的艾伦·福布斯（Allan Forbes）于 1980 年在我隔壁的办公室撰写了第一份膳食指南报告开始，我就一直密切关注着这个项目的进展。我本人也曾在几个类似的政策小组中任职。因此，2015 年 5 月，在75 天的征求意见期开始时，我便提交了一篇共计 773 字的评论，适度引用了参考文献 [13]，查阅了 33 本专业参考书，提出了我认为在拟议的 2015—2020年膳食报告中被忽视的几点。在报告收到的 29 000 条评论中，知名的国会报纸《国会山报》在头版刊载了我的评论。评论内容突然收获了如此多的关注，让我一时感到欣欣鼓舞，但美国农业部却依然选择视若无睹。[①]

在 2015—2020 年指南 [12] 所列的"行动策略"中，作者鼓励"在食品零售和食品服务机构中（推广）开发和供应与《膳食指南》推荐一致的食品"。这一指导方针假定：美国农业部推出的指南能够鼓励"有益的"变革；产业将屈服于农业部的压力，会严格遵守指南提供的策略；最重要的是，农业部的影响力是从指南到产业单向施加的。对此我的看法有所不同。显然，基于过去二三十年的实践，与产业对指南的屈服程度相比，指南对产业影响力的屈服程度只会有过之而无不及。

如果你认为，我对不受产业影响的合理膳食指南的期待实在太过天真或

[①] 我提出的部分建议如下：（1）应当在报告中引用埃塞斯廷和奥尼什有关心脏病逆转的证据，因为报告暗示目前尚无此类研究；（2）应当在报告中加入营养对癌症的影响（目前在这方面的评论几乎为零）；（3）应当注意到，目前美国的医疗成本是全世界最高的，但这种投资在人民健康上的回报却是全世界最低的。

者不切实际，那么请参考以下案例：加拿大在制定 2019 年食品指南[14] 时限制了产业的意见表达，朝着有利于公共利益的正确方向迈出了新的一步。指南中的建议包括"选择更多来自植物的蛋白质食品……无须摄入大量的蛋白质食物来满足营养需求……多喝水，少喝饮料"。其他的变化也相当引人注目，包括废除：

> 对具体分量或每日摄入量的建议……"没有人真的遵循（这些建议），没人知道究竟多少才是一份的量……"约尼·弗里德霍夫（Yoni Freedhof）博士表示，……"但这些建议却为食品产业提供了强大的卖点，特别是乳制品产业，它总在宣传消费者每天需要吃多少份乳制品，以及加拿大人在乳制品摄入方面有多不足。"

在我看来，加拿大的膳食建议还不足以构成最佳的饮食方式，根据科学，其中有些部分依然值得批判。但政府在减少产业对膳食建议施加影响方面做出的努力值得高度赞扬。对这份食品指南抱有怨言的就包括加拿大奶农协会[14]，我认为这是一个良好的迹象。也许有一天，如果美国膳食指南能摆脱产业的控制，我们可能也会看到美国全国家畜生产者协会及其他有损人民健康的特殊利益集团表达类似的不满。

在剥离了技术的目的和产业的影响后，我们还剩下什么？科学一旦摆脱了这双重影响，又能做些什么呢？这要看情况。我不会单纯为了科学而绝对地捍卫所有科学。科学假设最终或许可以成为科学理论，其价值取决于多重因素。例如，即使是最聪明的研究设计和最精确的测量方式，也不能保证最终结果的价值。然而，在适当的条件下，纯粹的科学能够取得比作为技术和作为产业的"科学"大得多的成就。

如果我们的社会真正关心全体人民的福祉和社会发展的未来，我们就必须决定是否应该重视科学畅通无阻的自由，是否应该相信科学的诚实正直。当今太多的"科学"都受到了外部因素的制约。关于政策、法规和营销的实际决策其实是在保护企业，巩固现状，给此前的花销买单，维护表面的和平，实质上是以高人一等的态度对待社会公众。即便未来科学实现了独立的发展，不再受到外部利益的约束，完全由社会公众资助，它也可能很难再获得认可。这就完全摧毁了科学的价值。因为尽管科学作为一门观察的艺术本身就很迷人，但它真正的用处稍后才会显现，那时相互矛盾的解读会被提出来接受交叉验证，我们能从中汲取有益的见解以便在生活中做出相应的抉择。文明展开辩论是至关重要的。

然而，只要科学依然被技术和产业操控，这种经过深思熟虑的辩论就不会得到应有的关注，而"科学"也将始终无法发挥出其全部的潜力。

修复营养学

除了以上三条适用于多个科学领域乃至科学以外生活的宽泛建议，我还专门为营养学提供了更具体的建议。建议涵盖了以上我讨论过的所有问题，最后总结出了一套基于纯粹科学的修复方案：

1. 为所有经认证的医学院课程建立有效的营养学教育方案。对于未能提供充分营养学培训的医学院校，政府应当取消一切支持。培训最好采用课堂教学与实践（比如采纳天然蔬食至少两周，再通过小型实验室评估监测饮食效果）相结合的方式。

2. 为运用营养学教育的初级诊疗医生制定经济补偿程序。这种现存疏漏是个人、职业、机构、社会和道德的耻辱。

3.（在目前美国国立卫生研究院下属的 27 家研究所的基础上）新增一家国家营养研究所。

4. 转变粮食补贴计划，鼓励符合可靠营养学证据和消费者保护的食品生产。

5. 成立一个食品和营养咨询委员会，真正服务于消费者的利益，委员会的资金应当来源于不受企业财务利益影响的捐赠信托基金。

我们必须有壮士断腕的勇气。在营养学领域，回归纯粹科学的理念将招致巨大的颠覆。但话说回来，这种颠覆正是关键所在。具有讽刺意味的是，与之最相似的颠覆来源于技术世界。"颠覆性技术"是一种新兴技术，极大地改变了商业运作的方式，甚至会让旧有技术彻底被时代淘汰。医学领域的一项潜在的颠覆性技术就是人工智能。斯坦福大学的一个研究小组称，"深度学习和大数据集的最新进展使算法得以在各种医学影像任务（包括糖尿病性视网膜病变检测 [15]、皮肤癌分类 [16] 和心律失常检测 [17]）中超越医疗专业人员的表现"。因此，在医学领域，人工智能等颠覆性技术有望取代人类专家诊断疾病，从而提供更准确的技术诊断。

但是，天然蔬食还配不上"颠覆性技术"这个标签，因为它根本就不是技术，所以我在此要稍做修改。天然蔬食更恰当的标签应该是"颠覆性科学"。天然蔬食可能会危及许多产业——制药产业、食品生产业、临床护理、住院治疗等，而这些产业都充分认识到了这一威胁。一旦天然蔬食得到广泛采纳，这些产业就会出现大规模的失业，企业利润也将遭受重创。但我们不能因此就放弃改善健康的努力。难道我们对自己在新方向上的创新能力就如此缺乏信心吗？

就我个人而言，我愿意投票支持颠覆性变革。据我所知，凡是积极的变革都会颠覆之前的旧事物。毫无疑问，人类对营养的无知造成了惨重的损失，还彻底渗透了整个生物医学研究和临床实践体系，因此理应被根除。毋庸置疑，营养不良是人类的头号杀手，也是成本高企、近乎失控的头号原因，近期还成了环境灾难的罪魁祸首。如果我们忽略了最后这个后果，那我在本书所写的一切内容都将是白费口舌。因此，本着谋求生存的精神，我要在此重申对未来的最后一条建议：修复营养学。

附言
改变饮食能帮助我们战胜新冠肺炎疫情吗？

　　除了编辑工作一直持续到 2020 年 7 月末，本书的大部分内容都于 2020 年年初完成。在此期间，我们遭遇了新冠肺炎疫情危机，日常生活受到了前所未有的扰乱。工作岗位流失，从学前班到大学的教育机构纷纷关闭，一切人员聚集的活动都被取消或禁止，世界各地的企业被迫关门。如果我不花点儿时间探讨一下本书的核心思想是否适用于新冠肺炎等病毒性疾病，那么本书的内容就不算完整。

　　简而言之，答案是"适用"。我相信它有能力在这场危机及未来的病毒疫情和大流行中发挥重要作用。尽管戴口罩、勤洗手、勤消毒、在公共场所保持安全距离等基本而切实的行动既合理又必要，但我相信，营养学有着更加强大却不为人知的力量。我们必须尽快密切关注这种力量，因为这事关人类在地球上的存亡。

　　在向我们的亲朋好友、公众传递这一信息时，我们会遇到许多障碍。农业、食品、药品和医疗基础设施产业的总规模在整个经济中占比很大，鼓励彻底改变饮食结构并不符合它们的最大利益。正如本书所述，在我的整个职业生涯中，我曾多次目睹产业的影响力。我对这种权力动态的看法与以往一样——我无意积极强迫别人听取我的建议或者由看似权威的机构颁布的且得到产业认可的"指南"，因为我有理由相信，人们可以也应该做出自己的选择。当然还有其他需要解决的障碍，比如医疗和食物获取方面的种族和经济差异，但更重要的问题仍然存在：我们必须向公众提供有关营养和疾病的一切可靠信息，包括那些或许会威胁产业发展的信息。在这个行业工作了 65 年之后，我了解了很多类似的信息。

我脑海中与新冠肺炎疫情相关的信息来自我在 20 世纪 80 年代初组织并与来自中国和牛津大学的一些杰出同事共同负责的一项中国农村研究中获得的、经同行评议的已发表数据。该研究于 1983 年首次开展[1]（涉及 130 个村庄和 6 500 名 35~64 岁的成年人），并于 1989 年再次进行[2]（在中国大陆 138 个受调查村庄的基础上增加了中国台湾地区的 16 个村庄，共计 8 900 名受调查对象）。（通过记录食物摄入量和采集血清样本，）我们在疾病死亡率、生活方式、饮食方式和营养方面收集了史无前例的海量数据。我已经在此前的书中讨论过一些相关信息，但考虑到当下的危机，我想分享一下项目中发现的最有趣的一组数据，涉及四种病毒及其与各种癌症的关系。我们对肝癌的主要致病因素乙肝（乙型肝炎病毒）进行了格外深入的研究。

在进一步讨论之前，我必须说明一个关于病毒常被误解的基本观点：病毒与病毒之间的差异很大。一方面，它们之间互不相同，每种病毒株都能造成独特的症状。但更重要的是，所有病毒有一些共同之处。所有病毒入侵人体的过程，以及人类的免疫系统建立防御战线、为每种病毒株定制抗体和相关作用物的过程，总的来说是大体相同的。

基于此，我们通过乙肝病毒发现了四组具有统计学意义的相关性。其中两个数据集涉及植物性食品摄入与抗体和抗原流行率之间的关联，另两个数据集则涉及动物性食品摄入与相同抗体和抗原流行率之间的关联。[2]

每个数据集都相互独立地一致支持同一结论：植物性食品摄入与更多的抗体和更少的抗原相关，而动物性食品摄入则恰恰相反，与更少的抗体和更多的抗原相关。值得注意的是，即使是少量的动物性食品（与美国的平均摄入量相比）也会产生这种效果，而且这些少量的动物性食品也与肝癌死亡率高度相关（p < 0.001）。蔬菜摄入却与较高的抗体流行率高度相关（p < 0.001）。换言之，植物性食品有利于人体免疫力，动物性食品则更容易导致死亡。

我们的动物实验研究进一步支持了动物性食品摄入与肝癌死亡率之间的关联。只有当动物蛋白含量增加到健康所需的最低蛋白质含量以上时，乙肝病毒才会引起小鼠罹患肝癌。在组织学和生物化学上均能产生显著的结果。[3—5]

我坚信，这一发现同样适用于新冠肺炎，特别是对于健康已经受到与营养相关的疾病（如心脏病和其他慢性退行性疾病）影响的老年人，这种广为人知的影响被称为"共病"。终生采用以植物为本的天然饮食可以降低对新冠病毒的易感性，同时增加体内的新冠病毒抗体，这是一个双赢的效果。其他研究显示，后一种免疫反应可能在几天内启动，或许能为尚未感染新冠病毒的人提供足够的时间来增强免疫力。

此外，这种饮食习惯应该一直保持下去，因为近期有未经证实的新闻报道称，一些已经感染新冠病毒的人可能会再度感染。倘若这一点得到证实，那么饮食方式的改变不仅能帮你做好应对病毒的准备，还能帮助你保持随时做好准备的状态。

综上所述，尽管还没有任何直接证据表明，新冠肺炎与营养之间存在联系，但我坚信，天然蔬食的营养策略可以为应对新冠肺炎等病毒性疾病提供一个更快、更安全、更全面的长期规划，因为它能增强整体免疫力和刚刚讨论过的许多仅针对病毒的免疫反应。如果这一点没错，那么我认为，在未来，一旦我们了解了新冠病毒的遗传特性，制定出有效的检测流程，那么除了用于传染性疾病的惯常做法，我们将不再需要强制推行任何额外的社交隔离措施，也不会在茫然等待药物和疫苗研发的过程中感到如此无助，更何况，这些药物和疫苗的有效性与安全性各异，价格也极其高昂。

顺便提一句，就在我开始写这篇附言的时候，戴维·盖利斯（David

Gelles）和杰西·德鲁克（Jesse Drucker）已经在《纽约时报》上发表了一篇有关企业争先恐后研制新冠疫苗的相关文章。[6]人们对开发疫苗寄予厚望，数十亿美元的投资源源不断地涌入制药产业，其中部分资金来自私人风险投资，但大部分都来源于纳税人。随着炒作和虚假声明愈演愈烈，即便是此前从未开发过任何药物的组织也纷纷跃跃欲试。这些努力的前提主要就是这篇文章提到的"绝望的公众"。包括这篇在内的相关评论性文章始终没有提到的一点是，每个人的命运都可以掌握在自己的手里。

总而言之，我对这一建议胸有成竹，因为前文引用的实验性证据和大量的其他证据一致表明，以植物为本的天然饮食能对人类的整体健康产生全面的影响。按照惯例，我要强调的一点是，此处提到的营养是从天然食物而非孤立营养素中获取的。

最后，我把这次与新冠肺炎疫情有关的可怕经历看作一次机遇，我们可以借此机会在全社会宣传有关营养学的信息及其作用。虽然代价惨痛，但利用这次机会的时间就是此刻。既然代价已经付出，我们不妨从中吸取一些教训！

后记
大自然最后说了算

　　非虚构类图书通常都会以行动呼吁收尾。作者会在此向读者指明接下来应该采取的举措。行动呼吁的质量可以通过计算转化率来加以量化：响应号召、采取行动的读者比例。营养学图书最后的行动呼吁五花八门：快来报名参加我们的会议！赶快加入我们的计划吧！这款神奇的复合维生素吸收了亚马孙雨林所有美妙的健康元素，速速下单吧！这些令人反感的营销案例说明，在日常交流和营销逻辑之间的窗户纸已经变得有多薄。在社会中，我们似乎无法在不依赖营销噱头的情况下得出有关健康的任何结论。

　　谈到健康和营养，我已经厌倦了过于简化的行动呼吁方式。考虑到这些学科的复杂性，光有行动呼吁是远远不够的，它会让我想起类似军训中的正步走练习。我担心行动太多，下意识的反应太多，广告太多，借机推销产品的骗子太多。令人困惑的饮食和营养信息如雪片般纷至沓来，有些甚至还有支持"证据"，而所有这些信息都要求公众采取行动。人们说不定还能为灾难性的标准美式饮食（standard American diet，缩写为 SAD，恰巧也有"悲伤"的意思，颇具讽刺意味）找到"证据"。缺少的关键元素是洞察力。在所有这些行动呼吁中，无论是证据的提供者（营养和医学专业人员），还是证据的依赖者（公众），都一概不关心行动所依据的证据的质量。他们也不具备翻译科学文献的外语能力——就像一心一意在各自领域单打独斗的科学家一样。

如果我可以提供另一种选择，那就是：呼吁我们在行动时深思熟虑、更加谨慎。我并不是说，对于那些希望挑战病态的现状、改变社会与健康之间的混乱关系的人，不应该采取任何集体或个人行动。有一些组织正在做这样的工作，我会将它们的名字罗列在这篇评论的最后以表支持，但我本人不会收取任何报酬。

但与此同时，我还想为今后的发展提出以下建议。

1. 呼吁进行批判性反思。反思我们的过去——束缚我们的制度限制，影响我们对健康的看法的谬见，以及我们定义科学本身的方式；反思机构是如何在疾病研究和治疗的诸多领域占据了主导地位的；反思这种主导地位给我们带来的严重后果。100 多年来，企业一直在向我们兜售昂贵的有毒药品。我在此重申一下前文提到的几个例子：2009—2013 年，多数（57%）获审批的抗癌药物在上市时都没有任何证据表明"它们改善了患者的生活质量或存活年限"[1]；与未接受治疗相比，使用细胞毒性化疗药物的患者的五年生存率平均只提高了 2.1%[2]，其中很大一部分可能仅仅是由于安慰剂效应。这种效率低下已经屡见不鲜。回首历史，当这些"解决方案"最初被设计出来时，并没有任何令人信服的证据支撑。我们应当反思，在这种情况下为什么还要继续采纳这些治疗方案？我们究竟为何会将毒药视为追求健康的工具？无能和无知或许是其中一部分原因，但傲慢也是原因之一。记住那位外科老医生的批评——只有那些"怕刀的"胆小之人才会反对外科手术。也要记住那些依靠手术刀获得权力和财富的人。

我们应当反思，在人类进化的漫漫历史长河中，此刻我们个人和集体所处的位置究竟在哪里；我们在某些领域的发展有多停滞不前。当如此多的证据都在表明，含有动物蛋白的食物就是健康杀手的时候，我们为什么还要继续歌颂所谓"高质量"的动物蛋白呢？当动物实验研究、人类干预试验和国际相关性研究都得出了相同的结论时，我们为什么还要继续宣扬这一谬见呢？为什么我们要继续关注单一营养素，比如在营养密度和营养素补充剂中的营养素呢？为什么我们一边通过计算热量来控制体重，一边却忽视了食物更广泛的影响呢？我们还应当反思，我们是如何对环境造成影响的。科学家告诉我们，我们正处于第六次大规模灭绝之中——不是在不久的将来，而正是现在。我们会保持骄矜自满，继续加速这一进程，还是会反思人类行为是如何加剧这场灾难的？我们能做到诚实吗？我们不得不面对的这场人为灾难的目的为何，是受谁的指示？无尽地追求利润以及对个人和地球健康都有毁灭性影响的食物真的值得吗？我们真的把市场看得比生存还要重要吗？是选择由市场驱动的过度消费，还是选择可持续消费？如果我们还不反思这些威胁，那么大自然将会做出最后的决定。我们所习惯的行动呼吁将不复存在。大自然比任何一个物种都更具韧性，它可能会继续发出自己的号召，只是人类再也没有机会听到了。

2. 呼吁展开真实的对话——关于科学证据；关于我们珍视的事物，比如学术自由和透明的政策发展；关于我们正在走向的未来。为改善我们的社区而展开对话。这些不仅仅是学术辩论。如果我们只将其看作没有任何实际意义的学术辩论，那么社会将永远不会改善它与健康、教育和权力之间的关系。我们不应将行动和健康的所有责任都推给所谓的"专家"。他们往往没有接受过营养学方面的教育，容易受到腐败和操纵的影响，也无法与公众进行良好的沟通。倘若所有关于进步的希望都只停留在他们的学术大厅和政策会议室里，那么这种希望也不过是水中月、镜中花罢了。

人们的日常行为中孕育着更大的希望，但前提是，我们必须将自己的行为带到社会大众的面前。让地方企业知道，人们对营养食品的需求是真实存在的；对那些专门生产导致营养不良的致瘾食品的吸血鬼公司发起抗议。闹事既可以选择大声喧哗的方式，也可以选择很安静的方式。如果在温迪快餐（Wendy's）[3]的塑料城垛前示威不适合你，那么至少可以抗议他们对你银行账户的控制。更简单的方法就是保持言行一致。如果健康对你真的很重要，那就努力追求健康。如果社会和地球的健康对你很重要，那就太好了！但请不要让这些看似难以实现的目标分散你对自己健康的掌控。记住你的自主权。从自己的家庭做起，从你自己的健康做起。虽然社会总在颂扬找到良好榜样的重要性，但主动成为榜样（执行力的生动体现）的重要性往往被忽视。

对真实对话的呼吁也是对健康社交功能的呼吁。我们越孤立、越反社会，我们的话语就越割裂；我们的话语越割裂，就越具有破坏性。产业总是试图推销孤立的说法。广告针对的是我们在社会和心理方面最大的不安全感。它们告诉我们，我们是孤独的、不被爱的、不完整的；我们是孤单的个体，需要一种只有它们才能提供的慰藉。这种说法使它们的权力永存，但也不过是海市蜃楼。我们并不是孤立的。在社区内外就健康和营养以及更广泛的价值观展开的真实对话，是证明这一事实的最好方式。

3. 呼吁展开文明的辩论。文明地交流，也就是以开放和互相尊重的方式展开交流。以尽可能诚实和坦率的态度对待科学；用同样的方法对待不诚实的行为。让科学和怀疑主义的精神指导你的判断，但不要把它作为从不参与的借口。本着这种精神，对本书中所列证据的其他任何解释我都愿意考虑。不，不只是考虑——我衷心地表示欢迎。如果我是最后一个就此发表观点的人，我会感到非常沮丧，因为"最后的观点"在科学中没有立足之地。即使在我进行研究的时候，我也常常与怀疑主义做斗争。这些信息真的确凿无疑吗？动物性食品作为我个人经历和文化传承的一部分，其号称的神奇健康效果真的被夸大了吗？或者更糟糕的是，动物性食品真的会导致癌症和其他代谢疾病吗？把我的研究和其他人的发现结合起来，最终让我对营养的定义有了截然不同的看法。但这一看法值得且需要进一步思考。对于怀疑论者，我要说的是，请站出来，如果你有什么想说的，请让我们听到。你的沉默无论是对我个人还是对整个社会都没有多大好处。

与社会其他成员也要展开文明的辩论。主动前往别人所在的地方（这是我们唯一能见到他们的地方），与他们探讨营养对健康的深刻影响。在过去的 20 年里，许多人都曾在公共场合找到我，告诉我他们尝试了天然蔬食，看到了惊人的效果，这种经历发生的次数之多令我感到震惊。我们不应彼此隐瞒这样的故事，或者仅仅因为饮食是一个敏感的话题就干脆避而不谈。我们当然要学会尊重，但如果你也曾受够了不计其数的药物，仅仅通过改变饮食习惯就实现了显著的治疗效果，那么请勇敢说出来，这个世界只会从你的故事中受益。我甚至会说，被赋权的人有责任与他人分享他们的权力，无论是通过树立榜样还是通过周到地参与。

4. 呼吁认可和接受。接受大自然，也接受我们自己（好像这两者之间有什么区别似的）。认可大自然的指导原则，其本质就是整体主义。回想一下本书第 8 章介绍的实验研究结果，它对我的科学之旅产生了十分深远的影响。十多年来，我们的研究一直专注于寻找动物蛋白促进癌症生长的单一生物学机制。但那其实并不是单一的机制，而是多重机制为了共同的目标，在这个复杂过程的不同环节以一种高度综合的方式协同工作。动物蛋白提高了促进癌症生长的机制的活性，而降低了预防癌症生长的机制的活性。鉴于体内不断变化的机械活动，这种机制既解释了动物蛋白对癌症的促进作用，又解释了营养素引起整体生物学效应的一般手段。这种营养学效果证明了依赖药物和简化主义的健康控制手段是无效的。也许最神奇的是，这种整体主义的智慧是身体的天然特征。身体在瞬间就能恢复并维持体内平衡（生物和谐的专业术语）。

我不明白，为什么整体主义的指导原则（对大背景的理解、交流、融合）不应该被大规模推广，从而改变世界？为什么它们不应该成为一切人际关系的基础？为什么它们不应该影响所有级别的社会组织？正如在器官内部具有共同目标的细胞群作为整体的一部分去执行特定的任务，也正如具有共同目标的器官在更大的整体范围内协调彼此的运转，一群人也应该能够为了整体的利益，为了一个共同的目标而相互合作。通过分享才能，公开交流，尊重我们所处的大环境，我们可以改善社区的健康，保护地球的健康。现在有许多免费的平台可以很方便地建立地方团体和组织。社交媒体虽然充斥着各种问题，但在这方面也不失为一个强有力的工具。如果使用得当，并结合更传统的组织方法在社区内探讨集体行动，那么行动的落实也可能会随之而来。如果我们认为这些问题遥远又抽象，根本不可克服，那我们将永远停滞不前。有什么能阻止一位忧心忡忡的家长加入其他家长的行列，讨论美国农业部的全国学校午餐计划带来的危害呢？有什么能阻止忧心忡忡的家长在当地学校的董事会上提出关于这些问题的讨论呢？有什么能阻止当地社区积极参与解决这些问题呢？这些都是切切实实影响社会中每一个人的政治议题。我指的不是我们偶尔在传统电视新闻上看到的那种政治奇观，而是关乎个体的政治关切，是关乎一场生存斗争的政治。

我知道，有些人会把这些目标视为不切实际的乌托邦主义。诚然，相比前文所述的几乎瞬间就能实现的细胞内通信而言，一大群人之间的交流肯定笨拙许多。虽然在某种程度上可能确实如此，但这正是当下的权力结构想让你相信的。我没有那么愤世嫉俗。无论是在个人层面还是在集体层面，我们实现伟大变革的最大障碍都是我们自己，但我们同时也是自身最大的机遇。

无论遇到什么困难，我都不认为我们应该放弃大自然的指导原则。此外，反对者可能还没有意识到，我们已经很接近大自然的模式了，因为我们所有人都被一种有形的物质联系在了一起，那就是食物。尽管我们将农业和食物生产委托给了越来越少的几家公司，因此在自己和食物之间建立了一定程度的隔阂，但我们永远也无法摆脱食物的控制。人人都关心食物。通过能量从太阳到植物、从植物到动物，再从动物到其他动物的生物化学交换，我们都从同一个地方获取能量。食物不过是能量运输和分配的临时工具，而使用具体哪种能量来源的决定则至关重要。

我的建议是"跳过中间的牲畜"，直接从植物中获取能量，这是基于对营养学的整体理解。与食物相比，营养这个概念吸引的人数就少了很多，它承载着一系列更加枯燥、令人生畏的内涵（或许这就是只有"食品广播网"①，却没有"营养广播网"与之竞争的原因吧）。然而，这并不意味着营养带来的影响就不如食物普遍。我们不能忘记：营养是有效的食物。关于食物营养部位活动的可复现证据，包括将这些部位相互连接并与外部世界联系的生物学通路，确凿无疑地证明了人类的存在与大自然的整体主义息息相关。如果人类的存在与大自然的整体主义息息相关，那么大自然在本质上就是一种个人、社会和道德的关切。如果自然是强大的，那我们也就是强大的。也许我们已经忘记了如何利用这种力量，但这并不意味着我们已经永远失去了这种力量。

因此，没错——我呼吁大家接受并赞颂个人在自然中的利益。我呼吁认可我们的相互交融、唇齿相依，这种关系已经超出了语言表达的能力。在当今这个极度短视、充斥着投机取巧和简化主义的时代，这种认可提供了一个激进的选择。它表明，在现代生活的喧嚣之下，在我们构建和想象的所有错觉和隔阂之间，我们其实是生物学的奇迹。

我不会去擅自揣测，为什么我们如此确信人类与自然之间存在隔阂，但我们必须承认这种错觉的存在。在自然界的其他地方，我们还没有见到过像人类这样如此失衡的动物。我们没见过坐落在一棵棵橡树和柳树枝干上的"健康"商店和减肥中心。虽然疾病和破坏也存在于自然界的其他地方，但其严重程度比人类造成的疾病和破坏低许多个数量级。在研究这些复杂性的起源时，我们发现了大自然恢复和维持平衡的更多手段。我们发现，通过禁食之类的自然机制，自然界的生物可以很快恢复健康。我们没有看到的是，其他生物会为了生存而采用孤立的合成物质（这就是所有药物的本质：人工合成的孤立化合物）。其他生物不会对癌症发动无效的"战争"（尤其不会同时采取增加患癌风险的行为方式）。它们不会成立"国家研究所"来解决明

---

① 食品广播网（Food Network），美国著名的食物烹饪电视频道，主要播出有关美食和烹饪的节目。——译者注

明是它们自己造成的问题。它们不会落入宣传短期效果而不考虑长期健康的营销陷阱。据我所知，其他生物也不会像人类一样歌颂自己的聪明才智，但它们也不需要。相反，它们展示了天生的智慧。

我们也有天生的智慧。如果我们能接受这一点，并按照大自然的规律行事；如果我们可以调整自己的行为方式，就好像大自然依赖于我们的行为一样，毕竟事实的确如此；如果我们可以调整自己的饮食方式，就好像大自然依赖于我们的饮食一样，毕竟事实的确如此；如果我们可以调整自己的组织方式，就好像我们都是整体中的一部分一样，毕竟事实的确如此，那么所有人都可能拥有更光明的未来。大自然已经为这样的未来做好了准备。我们可以携手同行吗？

注释

前言与致谢

1　Yzaguirre, M. R. The decline of university tenure makes it harder to defend politically. *The Hill*. (2017). https://thehill.com/blogs/pundits-blog/education/319979-the-decline-of-university-tenure-makes-it-harder-to-defend.

序

1　US Senate, Select Committee on Nutrition and Human Needs. *Dietary goals for the United States*, 2nd ed. (US Government Printing Office, 1977), 83.

2　National Research Council. *Recommended dietary allowances,* 9th ed. (National Academies Press, 1980).

3　Committee on Diet, Nutrition, and Cancer. *Diet, nutrition and cancer*. (National Academies Press, 1982).

4　Committee on Diet, Nutrition, and Cancer. *Diet, nutrition and cancer: Directions for research*. (National Academies Press, 1983).

5　Jukes, T. H. *The day that food was declared a poison*. 42–45 (Council for Agricultural Science and Technology, Ames, IO, 1982).

6　Garst, J. E. *Comments on diet, nutrition and cancer*. 28–29 (Ames, IA, 1982).

第 1 章　今天的疾病护理

1　Nichols, H. What are the leading causes of death in the US? *Medical News Today* (2019). https://www.medicalnewstoday.com/articles/282929.php.

2　Esselstyn, C. B., Jr., Gendy, G., Doyle, J., Golubic, M., & Roizen, M. F. A way to reverse CAD? *J Fam. Pract.* 63, 356–364b (2014).

3　Doll, R. & Peto, R. The causes of cancer: quantitative estimates of avoidable risks of cancer in the United States today. *J Natl Cancer Inst* 66, 1191–1308 (1981).

4　Statista. *Global pharmaceutical industry—statistics and facts* (2017). https://www.statista.com/topics/1764/global-pharmaceutical-industry/.

5　Preidt, R. Americans taking more prescription drugs than ever. *WebMD* (2017). https://www.webmd.com/drug-medication/news/20170803/americans-taking-more-prescription-drugs-than-ever-survey.

6　Fuller, P. Kiwi doctors lobby for crackdown on drug ads. *Stuff* (2018). https://www.stuff.co.nz/national/health/107546694/advertising-prescription-drugs-should-it-be-allowed-in-nz.

7　Amadeo, K. The rising cost of health care by year and its causes. *The Balance* (2019). https://www.thebalance.com/causes-of-rising-healthcare-costs-4064878.

8　Kane, J. Health care costs: how the U.S. compares with other countries. *PBS NewsHour* (2012). https://www.pbs.org/newshour/health/health-costs-how-the-us-compares-with-other-countries.

9　World Health Organization. *Diet, nutrition and the prevention of chronic diseases. Report of a Joint WHO/FAO Expert Consultation.* (World Health Organization, 2003).

10　Crimmins, E. M. & Beltran-Sanchez, H. Mortality and morbidity trends: is there compression of morbidity? *J Gerontol B Psychol Sci Soc Sci* 66, 75–86, doi:10.1093/geronb/gbq088 (2011).

11　Hanowell, B. Life expectancy is, overall, increasing. *SlateGroup* (2016). https://slate.com/technology/2016/12/life-expectancy-is-still-increasing.html.

12　Solly, M. U.S. life expectancy drops for third year in a row, reflecting rising drug overdoses, suicides. *Smart News* (2018). https://www.smithsonianmag.com/smart-news/us-life-expectancy-drops-third-year-row-reflecting-rising-drug-overdose-suicide-rates-180970942/.

13 Redfield, R. R. *CDC director's media statement on US life expectancy.* (US Department of Health and Human Services, CDC Newsroom, 2018). https://www.cdc.gov/media/releases/2018/s1129-US-life-expectancy.html

14 Himmelstein, D. E., Warren, E., Thorne, D., & Woolhander, S. Illness and injury as contributors to bankruptcy. *Health Affairs Web Exclusive* W5–63 (2009).

15 Avalere Health LLC. *Total cost of cancer care by site of service: physician office vs outpatient hospital*(2012). http://www.communityoncology.org/pdfs/avalere-cost-of-cancer-care-study.pdf.

16 Beltran-Sanchez, H., Preston, S. H., & Canudas-Romo, V. An integrated approach to cause-of-death analysis: cause-deleted life tables and decompositions of life expectancy. *Demogr Res* 19, 1323, doi:10.4054/DemRes.2008.19.35 (2008).

17 Vallin, J. & Mesle, F. The segmented trend line of highest life expectancies. *Pop. Develop. Rev.* 35 159–187, http://www.jstor.org/stable/25487645 (2009).

18 Kamal, R., Cox, C., & McDermott, D. What Are the Recent and Forecasted Trends in Prescription Drug Spending? Growth in Prescription Spending Has Slowed Again in 2017, after Increasing Rapidly in 2014 and 2015. *Peterson-KFF Health System Tracker* (2019). https://www.healthsystemtracker.org/chart-collection/recent-forecasted-trends-prescription-drug-spending/#item-start.

19 Light, D. W. New prescription drugs: a major health risk with few offsetting advantages. (2014). https://ethics.harvard.edu/blog/new-prescription-drugs-major-health-risk-few-offsetting-advantages.

20 Public Citizen's Health Research Group. Worst pills, best pills. An expert, independent second opinion on more than 1,800 prescription drugs, over-the-counter medications and supplements (2019). https://www.worstpills.org/public/page.cfm?op_id=4.

21 Starfield, B. *Primary care: balancing health needs, services, and technology* (Oxford University Press, 1998).

22 US Food & Drug Administration. Preventable adverse drug reactions: a focus on drug interactions. (2018). https://www.fda.gov/drugs/drug-interactions-labeling/preventable-adverse-drug-reactions-focus-drug-interactions.

23 Kaiser Family Foundation. *Total health care employment.* (2017). https://www.kff.org/other/state-indicator/total-health-care-employment/?currentTimeframe=0&sortM

odel=%7B%22colId%22:%22Location%22,%22sort%22:%22asc%22%7D.

24   World Population Review. Life expectancy by country 2017 (2017). http://
worldpopulationreview.com/countries/life-expectancy-by-country/.

25   Mikulic, M. Global pharmaceutical industry—statistics and facts. *Statista* (2019).
https://www.statista.com/topics/1764/global-pharmaceutical-industry/.

26   Wikipedia. List of countries by government budget. *Wikipedia* (2019). https://
en.wikipedia.org/wiki/List_of_countries_by_government_budget.

27   Kannel, W. B., Dawber, T. R., Kagan, A., Revotskie, N., & Stokes, J. Factors of risk
in the development of coronary heart disease—six-year follow-up experience. *Ann.
Internal Medi.* 55, 33–50 (1961).

28   Jolliffe, N. & Archer, M. Statistical associations between international coronary heart
disease death rates and certain environmental factors. *J. Chronic Dis.* 9, 636–652
(1959).

29   Stemmermann, G. N., Nomura, A. M. Y., Heilbrun, L. K., Pollack, E. S., & Kagan,
A. Serum cholesterol and colon cancer incidence in Hawaiian Japanese men. *J. Natl.
Cancer Inst.* 67, 1179–1182 (1981).

30   Kagan, A., Harris, B. R., & Winkelstein, W. Epidemiologic studies of coronary heart
disease and stroke in Japanese men living in Japan, Hawaii and California. *J. Chronic
Dis.* 27, 345–364 (1974).

31   Kato, H., Tillotson, J., Nichaman, M. Z., Rhoads, G., & Hamilton, H. B.
Epidemiologic studies of coronary heart disease and stroke in Japanese men living in
Japan, Hawaii and California: serum lipids and diet. *Am. J. Epidemiol.* 97, 372–385
(1973).

32   Morrison, L. M. Arteriosclerosis. *JAMA* 145, 1232–1236 (1951).

33   Ornish, D., Brown, S. E., Scherwitz, L. W., Billings, J. H., Armstrong, W. T., Ports, T.
A. et al. Can lifestyle changes reverse coronary heart disease? *Lancet* 336, 129–133
(1990).

34   Sipherd, R. The third-leading cause of death in US most doctors don't want you to
know about. *CNBC* (2018). https://www.cnbc.com/2018/02/22/medical-errors-third-
leading-cause-of-death-in-america.html.

35   Scrimgeour, E. M., McCall, M. G., Smith, D. E., & Masarei, J. R. L. Levels of serum
cholesterol, triglyceride, HDL cholesterol, apolipoproteins A-1 and B, and plasma

glucose, and prevalence of diastolic hypertension and cigarette smoking in Papua New Guinea Highlanders. *Pathology* 21, 46–50 (1989).

36 National Cancer Institute. National Cancer Act of 1971 (2016). https://www.cancer. gov/about-nci/legislative/history/national-cancer-act-1971#declarations.

37 Hanahan, D. Rethinking the war on cancer. *Lancet* 383, 558-563, doi:10.1016/ S0140-6736(13)62226-6 (2014).

38 Vineis, P. & Wild, C. P. Global cancer patterns: causes and prevention. Lancet 383, 549-557, doi:10.1016/S0140-6736(13)62224-2 (2014).

第 2 章　不为人知的营养与疾病史

1 Slonaker, J. R. The effect of different percents of protein in the diet. VII. Life span and cause of death. *Am. J. Physiol.* 98, 266–275 (1931).

2 Hoffman, F. L. *Cancer and diet*. (Williams and Wilkins Co., 1937).

3 Sypher, F. J. The rediscovered prophet: Frederick L. Hoffman (1865–1946). *The Cosmos Journal* (2012).

4 Anonymous. Frederick L. Hoffman. In *Who Was Who in America* Vol. 2 (Marquis Who's Who, Inc., Chicago IL, 1943–1950).

5 Cassedy, J. H. Hoffman, Frederick Ludwig. *DAB Suppl. 4* (1946–1950).

6 Hoffman, F. L. San Francisco survey. Preliminary and final reports. (Prudential Press, 1924–1934).

7 Hoffman, F. L. *The mortality from throughout the world*. (The Prudential Press, 1915).

8 Hoffman, F. L. The menace of cancer. *Trans. Amer. Gynecological Soc* 38, 397–452 (1913).

9 American Cancer Society. Minutes of National Council Meeting (Friday, May 6, 1921), campaign notes, No. 3 (1921). Cited in Triolo, V. A. & Shimkin, M. B. The American Cancer Society and cancer research origins and organization: 1913–1943. *Cancer Res.* 29, 1615–1641 (1969).

10 Hoffman, F. L., Cancer and Smoking Habits, in *Cancer* (ed. F. E. Adair), 50–67 (J. B. LippincottCo, 1931).

11 Wynder, E. L. & Graham, E. A. Tobacco smoking as possible etiologic factor in bronchiogenic carcinoma: study of 684 proved cases. *JAMA* 143, 329–336 (1950).

12   Doll, R. & Hill, A. B. A study of the aetiology of carcinoma of the lung. *Brit. Med. J.* 2, 1271–1286 (1952).

13   US Public Health Service. *Smoking and health.* (Washington, DC: US Government Printing Office, 1964).

14   Deelman, H. J., in *International symposium, American Society for the Control of Cancer* (Lake Mohonk, NY, 1926).

15   Bashford, E. F. Fresh alarms on the increase of cancer. *Lancet*, 319–382 (1914).

16   Austoker, J. The "treatment of choice": breast cancer surgery 1860–1985. *Soc. Soc. Hist. Med. Bull.* (London) 37, 100–107 (1985).

17   Hayward, J. The principles of conservative treatment for early breast cancer. *Handlinger* 141, 168–171 (1981).

18   Hoffman, F. L. Fallacies of birth control, in *Delaware Medical Society* (Dover, Delaware, 1926).

19   Hoffman, F. L. "The Menace to Cancer" and American vital statistics. *Lancet*, 1079–1083 (1914).

20   Hoffman, F. L., in *Jubliee Historical Volume of the American Public Health Association* (ed. M. P. Ravenel), 94–117 (1921).

21   Hoffman, F. L. National health insurance and the medical profession, (1920).

22   Rosen, G. *A history of public health: MD monographs on medical history*, Vol. 1. (MD Publications, 1958).

23   Hoffman, F. L. The mortality from consumption to the dusty trade. *US Bureau of Labor Bulletin No. 79* (Washington DC, 1908).

24   Hoffman, F. L. in *Fifth Annual Welfare and Efficiency Conference* (Harrisburg, PA, 1917).

25   Cameron, V. & Long, E. R. Tuberculosis medical research. (1959).

26   Triolo, V. A. & Riegel, I. L. The American Association for Cancer Research, 1907–1940. Historical review. *Cancer Res.* 21, 137–167 (1961).

27   Rigney, E. H. The American Society for the Control of Cancer, 1913–1943. (New York City Cancer Committee Publ., 1944).

28   British Empire Cancer Campaign. Notes on cancer. (Chorley & Pickersgill, Ltd., 1923).

29   Lakeman, C. E. Cancer as a public health problem (cited in Triolo and Shimkin, 1969).

(1914).

30 Handley, W. S. *The genesis and prevention of cancer*. (John Murray, 1955).

31 Soper, G. A. A recent English opinion on cancer. A review of a series of lectures delivered under the auspices of the Fellowship of Medicine, London, 1925. (American Society for the Control of Cancer, 1926).

32 Soper, G. A., in *International symposium, American Society for the Control of Cancer*, 148–154 (Lake Mohonk, NY, 1926).

33 Lilienthal, H., in *International symposium*, 308–317.

34 Handley, W. S., in *International symposium*, 22–30.

35 Hoffman, F. L. Personal lecture: On the causation of cancer. April 17, 1924, in *American Association for Cancer Research* (Buffalo, NY, 1924).

36 Hoffman, F. L. Radium (mesothorium) necrosis. *JAMA* 85, 961–965 (1925).

37 Hoffman, F. L. Personal lecture: Cancer in Mexico, in *American Association for Cancer Research Meetings* (Rochester, NY, 1927).

38 Lambe, W. *Reports on the effects of a peculiar regimen on scirrhous tumors and cancerous ulcers*. (J. M'Creary, 1809).

39 Celsus. de Celsus Medicina. Cited by Lambe, W. *Additional reports on the effects of a peculiar regimen in cases of cancer, scrofula, consumption, asthma, and other chronic diseases*. (J. Mawman, 1815).

40 Erasmus, W. *The history of Middlesex Hospital*. (John Churchill, 1845). Ch. 137–144.

41 Spencer, C. *Vegetarianism, a history*. (Four Walls Eight Windows, 1993).

42 Bennett, J. H. *On cancerous and cancroid growths*. (Sutherland and Knox, 1849).

43 Bennett, J. H. *Clinical lectures on the principles and practice of medicine*, 4th ed. (Adam and Charles Black, 1865).

44 MacIlwain, G. *The general nature and treatment of tumors*. (John Churchill, 1845).

45 Shaw, J. *The cure of cancer: and how surgery blocks the way*. (F. S. Turney, 1907).

46 Walshe, W. H. *The nature and treatment of cancer*. (Taylor and Walton, 1846).

47 Howard, J. *Practical observations on cancer*. (J. Hatchard, 1811).

48 Thomson, W. B. *Cancer: is it preventable?* (Chatto and Winders, 1932).

49 Burkitt, D. P. & Trowell, H. C. *Refined carbohydrate foods and disease: some implications of dietary fibre*. (Academic Press, 1975).

50 Braithwaite, J., in *What is the root cause of cancer* (ed. F. T. Marwood). 27–31 (John

Bale, Sons and Danielson, Ltd., 1924).

51   Hare, F. *The food factor in disease*. Vol. II (Longmans, Green and Company, 1905).

52   Williams, W. R. *The natural history of cancer, with special references to its causation and prevention*. (William Heinemann, 1908).

53   Lambe, W. *Additional reports on the effects of a peculiar regimen in cases of cancer, scrofula, consumption, asthma, and other chronic diseases*. (J. Mawman, 1815).

54   Li, J.-Y. Epidemiology of esophageal cancer in China. *Natl. Cancer Inst. Monograph* 62, 113–120 (1982).

55   Wiseman, R. *Several Chirurgicall Treatises*. (E. Flesher and J. Macock, 1676).

第 3 章　疾病护理制度化

1   MacIlwain, G. *The general nature and treatment of tumors*. (John Churchill, 1845).

2   MacIlwain, G. *Memoirs of John Abernethy, F.R.S., with a view of his lectures, writings and character*. (Harper & Brothers, 1853).

3   Rabagliati, A. *The causes of cancer and the means to be adopted for its prevention*. (C. W. Daniel Company, 1924).

4   Russell, R. *Preventable cancer. Statistical research*. (Longmans, Green and Co., 1912).

5   Thomson, W. B. *Cancer: is it preventable?* (Chatto and Winders, 1932).

6   Williams, W. R. *The principles of cancer and tumor formation*. (John Bale and Sons, 1888).

7   Barker, J. E. *Cancer, how it is caused: how it can be prevented. Introduced by Sir W. Arbuthnot Lane*. (Murray, 1924).

8   Russell, F. A. R. The reduction of cancer. (1907). Franklin Classics.

9   Campbell, T. C. Cancer prevention and treatment by wholistic nutrition. *J. Nat. Sci.* Oct 3, e448 (2017).

10   Hoffman, F. L. *Cancer and diet*. (Williams and Wilkins Co., 1937).

11   Bulkley, L. D. *Cancer and its non-surgical treatment*. (1921). William Wood & Co.

12   Hoffman, F. L., in *The Belgian National Cancer Congress*. Brussels, Belgium, Conf. Proceedings.

13   Hoffman, F. L. Personal lecture: On the causation of cancer. April 17, 1924, in

American Association for Cancer Research (Buffalo, NY, 1924).

14 Hoffman, F. L. San Francisco survey. Preliminary and final reports. (Prudential Press, 1924–1934).

15 Williams, W. R. *The natural history of cancer, with special references to its causation and prevention.* (William Heinemann, 1908).

16 Bell, B. *A system of surgery* (Elliot, C., 1784). Cited in Williams, W. R. *The principles of cancer and tumor formation.* (John Bale and Sons, 1888).

17 Lambe, W. *Reports on the effects of a peculiar regimen on scirrhous tumors and cancerous ulcers.* (J. M'Creary, 1809).

18 Lambe, W. *Additional reports on the effects of a peculiar regimen in cases of cancer, scrofula, consumption, asthma, and other chronic diseases.* (J. Mawman, 1815).

19 Howard, J. *Practical observations on cancer.* (J. Hatchard, 1811).

20 Bennett, J. H. *On cancerous and cancroid growths.* (Sutherland and Knox, 1849).

21 Jenner, W. Discussion on cancer (in chair). *Trans. Path. Soc. (London)* 25, 289–402 (1873–1874).

22 Mitchell, R. *A general and historical treatise on cancer life: its causes, progress, and treatment.* (J&A Churchill, 1879).

23 Bulkley, L. D. *Cancer, its cause and treatment.* (Paul B. Hoeber, 1917).

24 Triolo, V. A. & Riegel, I. L. The American Association for Cancer Research, 1907–1940. Historical review. *Cancer Res.* 21, 137–167 (1961).

25 Austoker, J. The "treatment of choice": breast cancer surgery 1860–1985. *Soc. Soc. Hist. Med. Bull. (London)* 37, 100–107 (1985).

26 Shimkin, M. B. Thirteen questions: some historical outlines for cancer research. *J. Natl. Cancer Inst.* 19, 307–314 (1957).

27 Bainbridge, W. S. *The cancer problem.* (Macmillan Co., 1914).

28 Triolo, V. A. & Shimkin, M. B. The American Cancer Society and cancer research origins and organization: 1913–1943. *Cancer Res.* 29, 1615–1641 (1969).

29 Gibson, C. L. Final results in the surgery of malignant disease. *Ann. Surg.* 84, 158–173 (1926).

30 Lakeman, C. E. Cancer as a public health problem. (1914). Cited in Triolo, V. A. & Shimkin, M.B. The American Cancer Society and cancer research origins and organization: 1913–1943. *Cancer Res.* 29, 1615–1641 (1969).

31   American Cancer Society. Minutes of National Council Meeting (Friday, May 6, 1921), campaign notes, No. 3. (1921). Cited in Triolo, V. A. & Shimkin, M. B. The American Cancer Society and cancer research origins and organization: 1913–1943. *Cancer Res.* 29, 1615–1641 (1969).

32   Soper, G. A. A recent English opinion on cancer. A review of a series of lectures delivered under the auspices of the Fellowship of Medicine, London, 1925. (American Society for the Control of Cancer, 1926).

33   Hoffman, F. L. Radium (mesothorium) necrosis. *JAMA* 85, 961–965 (1925).

34   Castle, W. B., Drinker, K. R. & Drinker, C. K. Necrosis of the jaw in workers employed in applying a luminous paint containing radium. *J. Ind. Hyg.* 7, 371–382 (1925).

35   Hartland, H. S., Conlon, P., & Knef, J. P. Some unrecognized dangers in the use of handling of radioactive substances: with special reference to the storage of unsoluble products of radium and mesothorium in the reticulo-endothelial system. *JAMA* 85, 1769–1776 (1925).

36   Wood, F. C. Demonstration of the methods and results of cancer research. *Campaign Notes* 10 (1928).

37   Copeman, S. M. & Greenwood, M. Diet and cancer, with special reference to the incidence of cancer upon members of certain religious orders. (Ministry of Health, His Majesty's Stationery Office, London, 1926).

38   Wood, F. C., in *International symposium,* 318–325 (Lake Mohonk, NY, 1926).

39   Delbert, P. Tentatives de traitement de cancer par le selenium. *Bull. de l'assoc. franc. pur l'etude du cancer (Paris)*, 121–125 (1912).

40   Blumenthal, A. De la reaction febrile consecutive aux injection intra-veineuses de selenium colloidale. *Portou Med. Pontiers* 28, 238 (1913).

41   Anonymous. Groundless fear of radium. *Campaign Notes* 10 (1936).

42   Cramer, W. & Horning, E. S. Experimental production by oestrin of pituitary tumors. *Bulletin* 18 (1936).

43   Moschcowitz, A. V., Colp, R., & Klingenstein, P. Late results after amputation of the breast. *Ann. Surg.* 84, 174–184 (1926).

44   Bulkley, L. D. Precancerous conditions. *Interstate Med. Journ.*, 730–734.

45   Lilienthal, H. in *American Society for the Control of Cancer.* 308–317.

46 Bell, Robert. *Ten years' record of the treatment of cancer without operation.* (Dean and Son, Ltd., 1906).

47 Shaw, J. *The cure of cancer: and how surgery blocks the way.* (F. S. Turney, 1907).

48 Cairns, J. The history of mortality and the conquest of cancer. *Accomplishments in Cancer Research*, 90–105 (1985).

49 Bailar, J. C. & Smith, E. M. Progress against cancer? *New Engl. J. Med.* 314, 1226–1232 (1986).

50 Sweet, J. E., Corson-White, E. P., & Saxon, G. J. The relation of diets and of castration to the transmissible tumors of rats and mice. *J. Biol. Chem.* 15, 181–191 (1913).

51 Rous, P. The influence of diet on transplanted and spontaneous mouse tumors. *J. Exp. Med.* 20, 433–451 (1914).

52 Hoffman, F. L. The menace of cancer. *Trans. Amer. Gynecological Soc* 38, 397–452 (1913).

53 Rigney, E. H. *The American Society for the Control of Cancer*, 1913–1943. (New York: New York City Cancer Committee Publ., 1944).

54 Bashford, E. F. Fresh alarms on the increase of cancer. *Lancet*, 319–382 (1914).

55 Austoker, J. The politics of cancer research: Walter Morley Fletcher and the origins of the British Empire cancer campaign. *Soc. Soc. Hist. Med. Bull.* (Lond.) 37, 63–67 (1985).

56 British Empire Cancer Campaign. *The truth about cancer.* (John Murray, 1930).

57 Lockhart-Mummery, J.P. *The origin of cancer.* (J&A Churchill, 1934).

58 British Empire Cancer Campaign. Series of annual reports. (London: British Empire Cancer Campaign, 1923–1934).

59 Hoffman, F. L., in *American Society for the Control of Cancer.* (American Society for the Control of Cancer, 1928).

60 Childe, C. P. President's address on environment and health. Ninety-first annual meeting of British Medical Associaton. *Brit. Med. J.*, 135–140 (1923).

61 Handley, W. S. *Cancer research at the Middlesex Hospital*, 1900–1924. (London, 1924).

62 Austoker, J. The origins of cancer research, 1802–1902. (Wellcome Unit for the History of Medicine, 1985).

63 Halstead, W. S. The results of radical operations for the cure of carcinoma of the breast. *Ann. Surgery* 46, 1–19 (1907).

64 Handley, W. S. *The genesis of cancer*. (Kegan Paul, Trench, Trubner & Co., Ltd., 1931).

65 Handley, W. S. *The genesis and prevention of cancer*. (John Murray, 1955).

66 Bayly, M. B. *Cancer: the failure of modern research. A survey*. (The Health Education and Research Council, 1936).

67 Clowes, G. H. A. A study of the influence exerted by a variety of physical and chemical forces on the virulence of carcinoma in mice and of the conditions under which immunity against cancer may be experimentally induced in these animals. *Brit. Med. J.*, 1548–1554 (1906).

68 Hoffman, F. L. "The Menace to Cancer" and American vital statistics. *Lancet*, 1079–1083 (1914).

69 Adair, F. E., in *International contributions to the study of cancer in honor of James Ewing* (ed. F. E. Adair), editorial comments, (J. B. Lippincott Co., 1931).

70 Welche, W. H., in *International contributions to the study of cancer in honor of James Ewing* (ed. F. E. Adair), (J.B. Lippincott Co., 1931).

71 Ewing, J. The prevention of cancer, in *American Society for the Control of Cancer* (Lake Mohonk, NY, 1926).

72 Erasmus, W. *The history of Middlesex Hospital*. (John Churchill, 1845). Ch. 137–144.

73 Campbell, T. C. Chemical carcinogens and human risk assessment. *Fed. Proc.* 39, 2467–2484 (1980).

74 Avalere Health LLC. *Total cost of cancer care by site of service: physician office vs. outpatient hospital* (2012). http://www.communityoncology.org/pdfs/avalere-cost-of-cancer-care-study.pdf.

75 Morgan, G., Ward, R., & Barton, M. The contribution of cytotoxic chemotherapy to 5-year survival in adult malignancies. *Clin. Oncol. (R. Coll. Radiol.)* 16, 549–560 (2004).

76 Kagan, J. European Medicines Agency (EMA). *Investopedia* (2019). https://www.investopedia.com/terms/e/european-medicines-agency-ema.asp.

77 Home Precautions After Chemotherapy. *Roswellpark.org* (2020). https://www.roswellpark.org/cancer-care/treatments/cancer-drugs/post-chemo-guide.

第 4 章　营养学的状况

1　Campbell, T. C. Nutrition renaissance and public health policy. *J. Nutr. Biology* 3, 124–138, doi:10. 1080/01635581.2017.1339094 (2017).

2　Press release, National Academy of Sciences, (ed. The National Academies). (National Research Council, Institute of Medicine, Washington, DC, 2002).

3　Wikipedia. *Nestlé*. (2018). https://en.wikipedia.org/wiki/Nestl%C3%A9.

4　Sharma, S., Dortch, K. S., Byrd-Williams, C., Truxillio, J. B., Rahman, G. A., Bonsu, P. et al. Nutrition-related knowledge, attitudes, and dietary behaviors among Head Start teachers in Texas: a cross-sectional study. *J. Acad. Nutr. Diet* 113, 558–562, doi:10.1016/j.jand.2013.01.003 (2013).

5　Hoek, J. Informed choice and the nanny state: learning from the tobacco industry. *Public Health* 129, 1038–1045, doi:10.1016/j.puhe.2015.03.009 (2015).

第 5 章　对动物蛋白的狂热崇拜

1　根据 Munro (1964)，马尔德命名蛋白质的论文是 Mulder, G. J., *J. Prakt. Chem.* 16, 29 (1839)。

2　Mulder, G. J. *The chemistry of vegetable & animal physiology* (trans. P. F. H. Fromberg). (W. Blackwood & Sons, 1849).

3　Munro, H. N., in *Mammalian protein metabolism,* Vol. I (eds. H. N. Munro & J. B. Allison), 1–29 (Academic Press, 1964).

4　Lewis, H. B., in *Mammalian protein metabolism,* Vol. I (eds. H. N. Munro & J. B. Allison), 13–32 (Academic Press, 1964).

5　Voit, C. Ueber die kost eines vegetariers. *Zeitschr. f. Biologie* 25, 261 (1889). Cited by Chittenden, R. H. *Physiological economy in nutrition.* (F.A. Stokes, 1904), 5.

6　Chittenden, R. H. *Physiological economy in nutrition.* (F.A. Stokes, 1904).

7　Spencer, C. *Vegetarianism, a History.* (Four Walls Eight Windows, 1993).

8　Mitchell, H. H. Does a Low-Protein Diet Produce Racial Inferiority? *Science, New Series* 38, no. 970, 156–58 (1913).

9　Agriculture Research Service. *History of human nutrition research in the U.S. Department of Agriculture, Agricultural Research Service: people, events, and accomplishments* (United States Department of Agriculture, Agriculture Research Service, 2017), 356.

10　Mitchell, H. H. A method of determining the biological value of protein. *J. Biol. Chem.* 58, 873–903 (1924).

11　Sarwar, G. & McDonough, F. E. Evaluation of protein digestibility-corrected amino acid score method for assessing protein quality of foods. *J. Assoc. of Anal. Chem.* 73, 347–356 (1990).

12　Key, T. J. A., Chen, J., Wang, D. Y., Pike, M. C., & Boreham, J. Sex hormones in women in rural China and in Britain. *Brit. J. Cancer* 62, 631–636 (1990).

13　Marshall, J. R., Qu, Y., Chen, J., Parpia, B., & Campbell, T. C. Additional ecologic evidence: lipids and breast cancer mortality among women age 55 and over in China. *Europ. J. Cancer* 28A, 1720–1727 (1991).

14　Chen, J., Campbell, T. C., Li, J., & Peto, R. *Diet, life-style and mortality in China. A study of the characteristics of 65 Chinese counties.* (Oxford University Press; Cornell University Press; People's Medical Publishing House, 1990).

15　Grant, W. B. An ecologic study of dietary links to prostate cancer. *Altern. Med. Rev.* 4, 162–169 (1999).

16　Giles, G. G., Severi, G., English, D. R., McCredie, M. R., MacInnis, R., Boyle, P. et al. Early growth, adult body size and prostate cancer risk. *Int. J. Cancer* 103, 241–245, doi:10.1002/ijc.10810 (2003).

17　Pike, M. C., Spicer, D. V., Dahmoush, L., & Press, M. F. Estrogens, progestogens, normal breast cell proliferation, and breast cancer risk. *Epidemiol. Revs.* 15, 17–35 (1993).

18　Cheng, Z., Hu, J., King, J., Jay, G., & Campbell, T. C. Inhibition of hepatocellular carcinoma development in hepatitis B virus transfected mice by low dietary casein. *Hepatology* 26, 1351–1354 (1997).

19　Hu, J., Chisari, F. V., & Campbell, T. C. Modulating effect of dietary protein on transgene expression in hepatitis B virus (HBV) transgenic mice. *Cancer Research* 35, 104 Abs. (1994).

20　Schulsinger, D. A., Root, M. M., & Campbell, T. C. Effect of dietary protein quality on development of aflatoxin B_1-induced hepatic preneoplastic lesions. *J. Natl. Cancer Inst.* 81, 1241–1245 (1989).

21　Burkitt, D. P. Epidemiology of cancer of the colon and the rectum. *Cancer* 28, 3–13 (1971).

22　Drasar, B. S. & Irving, D. Environmental factors and cancer of the colon and breast. *Br. J. Cancer* 27, 167–172 (1973).

23　Reddy, B. S. & Wynder, E. L. Large bowel carcinogenesis: fecal constituents of populations with disease incidence rates of colon cancer. *J. Nat. Cancer Inst.* 50, 1437–1442 (1973).

24　Mafra, D., Borges, N. A., Cardozo, L., Anjos, J. S., Black, A. P., Moraes, C., et al. Red meat intake in chronic kidney disease patients: two sides of the coin. *Nutrition* 46, 26–32, doi:10.1016/j.nut.2017.08.015 (2018).

25　Campbell, T. M. & Liebman, S. E. Plant-based dietary approach to stage 3 chronic kidney disease with hyperphosphatemia. *Brit. Med. J. Case Rept.* 12:e:e232080, doi:10.1136/bcr-2019-232080 (2019).

26　Rhee, C. M., Ahmadi, S. F., Kovesdy, C. P., & Kalantar-Zadeh, K. Low-protein diet for conservative management of chronic kidney disease: a systematic review and meta-analysis of controlled trials. *J. Cachexia Sarcopenia Muscle* 9, 235–245, doi:10.1002/jcsm.12264 (2018).

27　Bikbov, B., Perico, N., & Remuzzi, G., on behalf of the GBD Genitourinary Diseases Expert Group. 195 个国家和地区的男性和女性慢性肾病患病率的差异：analysis of the Global Burden of Disease 2016 Study. *Nephron* 139, 313–318, doi:10.1159/000489897 (2018)。

28　Williams, C. D. A nutritional disease of childhood associated with a maize diet. *Arch. Dis. Child.* 8, 423–433 (1933).

29　Agarwal, K. N., Bhatia, B. D., Agarwal, D. K., & Shankar, R. Assessment of protein energy needs of Indian adults using short-term nitrogen balance methodolgy: protein-energy-requirement studies in developing countries: results of international research, in *Food and Nutrition Bulletin Supplement* 10 (eds. W. M. Rand, R. Uauy, & N. S. Scrimshaw), 89–95 (The United Nations University, 1983).

30　Scrimshaw, N. S. History and early development of INCAP. *J. Nutr.* 140, 394–396, doi:10.3945/jn.109.114694 (2010).

31　Waterlow, J. C. & Payne, P. R. The protein gap. *Nature* 258, 113–117 (1975).

32　McLaren, D. S. The great protein fiasco. *Lancet* July 13, 1974, 93–96 (1974).

33　Bressani, R. INCAP studies of vegetable proteins for human consumption. *Food Nutr.*

Bull. 31, 95–110, doi:10.1177/156482651003100110 (2010).

34 Scrimshaw, N. S. Iron deficiency. *Sci. Amer*. October, 46–52 (1991).

35 Lancaster, M. C., Jenkins, F. P., & Philp, J. M. Toxicity associated with certain samples of groundnuts. *Nature* 192, 1095–1096 (1961).

36 Campbell, T. C., Caedo, J. P., Jr., Bulatao-Jayme, J., Salamat, L., & Engel, R. W. Aflatoxin M_1 in human urine. *Nature* 227, 403–404 (1970).

37 Campbell, T. C. & Salamat, L. A., in *Mycotoxins in human health* (ed. I. F. Purchase), 263–269 (Macmillan, 1971).

38 Campbell, T. C. & Stoloff, L. Implications of mycotoxins for human health. *J. Agr. Food Chem*. 22, 1006–1015 (1974).

39 Merrill, A. H., Jr. & Campbell, T. C. Preliminary study of in vitro aflatoxin B_1 metabolism by human liver. *J. Tox. Appl. Pharmacol*. 27, 210–213 (1973).

40 Chittenden, R. H. *The nutrition of man*. (F. A. Stokes & Co., 1907).

41 Fisher, I. *The influence of flesh-eating on endurance*. (Modern Medicine Publishing, 1908).

42 Asp, K. Vegan in the NFL: how 15 Tennessee Titans made the switch. (2018). https://www.forksoverknives.com/tennessee-titans-nfl-teams-shift-veganism/#gs.v_FW3Ho.

43 Hinds, J. Monkeybar Gym–Madison, https://www.linkedin.com/company/monkey-bar-gym-madison/about/(2000).

44 Campbell, T. C. Addendum to Spock, B. Why parents should keep children meat and dairy free. *New Century Newsletter* (1997). https://nutritionstudies.org/why-parents-should-keep-children-meat-and-dairy-free/.

45 Wikipedia. Groupthink. (2018). https://en.wikipedia.org/wiki/Groupthink.

46 Janis, I. L. "Groupthink." *Psychology Today* 5, 43–46, 74–76 (1972).

47 Lush, T. Scandals fester at unhealthy organizations, experts say. *Ithaca Journal* Aug 20, 2018.

48 Respondent's findings of fact, conclusions of law, argument and proposed order. Before Federal Trade Commission, Washington, DC. Docket No. 9175, 214 (New York: Bass & Ullman, 1985).

49 Potischman, N., McCulloch, C. E., Byers, T., Houghton, L., Nemoto, T., Graham, S. et al. Associations between breast cancer, triglycerides and cholesterol. *Nutrition and Cancer* 15, 205–215 (1991).

第6章 相关的谬见、辩论和误区

1   Ansah, G. A., Chan, C. W., Touchburn, S. P., & Buckland, R. B. Selection for low yolk cholesterol in Leghorn-type chickens. *Poultry Sci.* 64, 1–5 (1985).

2   Ignatowski, A. Uber die Wirbung des tierischen eiweiss auf die aorta und die parenchymatosen organe der kaninchen. *Vrichows Arch. Pathol. Anat. Physiol. Klin. Med.* 198, 248–270 (1909).

3   Ignatowski, A. Influence de la nourriture animale sur l'organisme des papins. *Arch. Med. Exp. Anat. Pathol.* 210, 1–20 (1908).

4   Kritchevsky, D., in *Animal and vegetable proteins in lipid metabolism and atherosclerosis* (eds. M. J. Gibney & D. Kritchevsky), 1–8 (Alan R. Liss, 1983).

5   Kritchevsky, D. Dietary protein, cholesterol and atherosclerosis: a review of the early history. *J. Nutr.* 125, 589S–593S, doi:10.1093/jn/125.suppl_3.589S (1995).

6   Newburgh, L. H. & Clarkson, S. The production of arteriosclerosis in rabbits by feeding diets rich in meat. *Arch. Intern. Med.* 31, 653–676 (1923).

7   Newburgh, L. H. The production of Bright's disease by feeding high protein diets. *Arch. Intern. Med.* 24, 359–377 (1919).

8   Newburgh, L. H. & Clarkson, S. Production of atherosclerosis in rabbits by diet rich in animal protein. *JAMA* 79, 1106–1108 (1922).

9   Clarkson, S. & Newburgh, L. H. The relation between atherosclerosis and ingested cholesterol in the rabbit. *J. Exp. Med.* 43, 595–612 (1926).

10 Keys, A. The diet and the development of coronary heart disease. *J. Chronic Dis.* 4, 364–380 (1956).

11 Keys, A., Anderson, J. T., & Mickelsen, O. Serum cholesterol in men in basal and nonbasal states. *Science* 123, 29 (1956).

12 Campbell, T. C. Animal protein and ischemic heart disease. *Am. J. Clin. Nutr.* 71, 849–850 (2000).

13 Campbell, T. C. A plant based diet and animal protein: questioning dietary fat and considering animal protein as the main cause of heart disease. *J. Geriatric Cardiol.* 14, 331–337 (2017).

14 Carroll, K. K., in *Current topics in nutrition and disease, Vol. 8: Animal and vegetable proteins in lipid metabolism and atherosclerosis* (eds. M. J. Gibney & D.

Kritchevsky), 9–18 (Alan R. Liss, 1983).

15   Gallagher, P. J. & Gibney, M. J., in *Current topics in nutrition and disease, Vol. 8: Animal and vegetable proteins in lipid metabolism and atherosclerosis* (eds. M. J. Gibney & D. Kritchevsky), 149–168 (Alan R. Liss, 1983).

16   Joop, M. A. v. R., Katan, M. B., & West, C. E., in *Current topics in nutrition and disease, Vol. 8: Animal and vegetable proteins in lipid metabolism and atherosclerosis* (eds. M. J. Gibney & D. Kritchevsky), 111–134 (Alan R. Liss, 1983).

17   Kim, D. N., Lee, K. T., Reiner, J. M., & Thomas, W. A., in *Current topics in nutrition and disease, Vol. 8: Animal and vegetable proteins in lipid metabolism and atherosclerosis* (eds. M. J. Gibney & D. Kritchevsky), 101–110 (Alan R. Liss, 1983).

18   Kritchevsky, D., Tepper, S. A., Czarnecki, S. K., Klurfeld, D. M., & Story, J. A., in *Current topics in nutrition and disease, Vol. 8: Animal and vegetable proteins in lipid metabolism and atherosclerosis* (eds.M. J. Gibney & D. Kritchevsky), 85–100 (Alan R. Liss, 1983).

19   Sirtori, C. R., Noseda, G., & Descovich, G. C., in *Current topics in nutrition and disease, Vol. 8: Animal and vegetable proteins in lipid metabolism and atherosclerosis* (eds. M. J. Gibney & D. Kritchevsky), 135–148 (Alan R. Liss, 1983).

20   Sugano, M., in *Current topics in nutrition and disease, Vol. 8: Animal and vegetable proteins in lipid metabolism and atherosclerosis* (eds. M. J. Gibney & D. Kritchevsky), 51–84 (Alan R. Liss, 1983).

21   Terpstra, A. H. M., Hermus, R. J. J., & West, C. E., in *Current topics in nutrition and disease, Vol. 8: Animal and vegetable proteins in lipid metabolism and atherosclerosis* (eds. M. J. Gibney & D. Kritchevsky), 19–49 (Alan R. Liss, 1983).

22   Gibney, M. J., & Kritchevsky, D., eds. *Current topics in nutrition and disease, Vol. 8: Animal and vegetable proteins in lipid metabolism and atherosclerosis* (Alan R. Liss, 1983).

23   Meeker, D. R. & Kesten, H. D. Experimental atherosclerosis and high protein diets. *Proc. Soc. Exp. Biol. Med.* 45, 543–545 (1940).

24   Meeker, D. R. & Kesten, H. D. Effect of high protein diets on experimental atherosclerosis of rabbits. *Arch. Pathology* 31, 147–162 (1941).

25   Kritchevsky, D., Tepper, S. A., Williams, D. E., & Story, J. A. Experimental atherosclerosis in rabbits fed cholesterol-free diets. Part 7. Interaction of animal or

vegetable protein with fiber. *Atherosclerosis* 26, 397–403 (1977).

26   Terpstra, A. H., Harkes, L., & van der Veen, F. H. The effect of different proportions of casein in semipurified diets on the concentration of serum cholesterol and the lipoprotein composition in rabbits. *Lipids* 16, 114–119 (1981).

27   Sirtori, C. R., Noseda, G., & Descovich, G. C., in *Current topics in nutrition and disease, Vol.8: Animal and vegetable proteins in lipid metabolism and atherosclerosis* (eds. M. J. Gibney & D. Kritchevsky), 135–148 (Alan R. Liss, 1983).

28   Descovich, G. C., Ceredi, C., Gaddi, A., Benassi, M. S., Mannino, G., Colombo, L. et al. Multicenter study of soybean protein diet for outpatient hypercholesterolemic patients. *Lancet* 2, 709–712 (1980).

29   Mitchell, H. H. A method of determining the biological value of protein. *J. Biol. Chem.* 58, 873–903 (1924).

30   Keys, A. Nutrition for the later years of life. *Public Health Rep* 67, 484–489 (1952).

31   Keys, A. Coronary heart disease in seven countries. *Circulation Suppl.* 41, I1–I211 (1970).

32   Keys, A. Coronary heart disease—the global picture. *Atherosclerosis* 22, 149–192 (1975).

33   US Department of Health and Human Services and US Department of Agriculture. *2015–2020 Dietary guidelines for Americans,* 8th ed. (Authors, 2015).

34   Keys, A. Diet and the epidemiology of coronary heart disease. *J. Am. Med. Assoc.* 164, 1912–1919 (1957).

35   Keys, A., in *Atherosclerosis and its origin* (eds. M. Sandler & G. H. Bourne), 263–299 (Academic Press, 1963).

36   Carroll, K. K., Braden, L. M., Bell, J. A., & Kalamegham, R. Fat and cancer. *Cancer* 58, 1818–1825 (1986).

37   American Heart Association. AHA Dietary Guidelines. Revision 2000: A statement for healthcare professionals from the Nutrition Committee of the American Heart Association. *Circulation* 102, 2296–2311 (2000).

38   O'Connor, T. P. & Campbell, T. C., in *Dietary fat and cancer* (eds. C. Ip, D. Birt, C. Mettlin, & A. Rogers), 731–771 (Alan R. Liss, 1986).

39   Committee on Diet, Nutrition, and Cancer. *Diet, nutrition and cancer.* (National Academies Press, 1982).

40   American Institute for Cancer Research and World Cancer Research Fund. *Food, nutrition and the prevention of cancer: a global perspective*. (Authors, 1997).

41   National Research Council & Committee on Diet and Health. *Diet and health: implications for reducing chronic disease risk*. (National Academies Press, 1989).

42   US Senate, Select Committee on Nutrition and Human Needs. *Dietary goals for the United States*, 2nd ed. (Washington, DC: US Government Printing Office, 1977), 83.

43   Armstrong, D. & Doll, R. Environmental factors and cancer incidence and mortality in different countries, with special reference to dietary practices. *Int. J. Cancer* 15, 617–631 (1975).

44   Willett, W. C., Hunter, D. J., Stampfer, M. J., Colditz, G., Manson, J. E., Spielgelman, D. et al. Dietary fat and fiber in relation to risk of breast cancer. An 8-year follow-up. *J. Am. Med. Assoc.* 268, 2037–2044 (1992).

45   Willett, W. C., Stampfer, M. J., Colditz, G. A., Rosner, B. A., Hennekens, C. H., & Speizer, F. E. Dietary fat and the risk of breast cancer. *New Engl. J. Med.* 316, 22–28 (1987).

46   Carroll, K. K. & Khor, H. T. Effects of dietary fat and dose level of 7,12 dimethylbenz(a) anthracene on mammary tumor incidence in rats. *Cancer Res.* 30, 2260–2264 (1970).

47   Gammal, E. B., Carroll, K. K., & Plunkett, E. R. Effects of dietary fat on mammary carciongenesis by 7,12-dimethylbenz(a)anthracene in rats. *Cancer Res.* 27, 1737–1742 (1967).

48   Hopkins, G. J. & Carroll, K. K. Relationship between amount and type of dietary fat in promotion of mammary carcinogenesis induced by 7,12-dimethylbenzanthracene. *J Natl. Cancer Inst.* 62, 1009–1012 (1979).

49   Dias, C. B., Garg, R., Wood, L. G., & Garg, M. L. Saturated fat consumption may not be the main cause of increased blood lipid levels. *Med. Hypoth.* 82, 187–195 (2014).

50   Gershuni, V. M. Saturated fat: part of a healthy diet. *Curr. Nutr. Re.* 7, 85–96 (2018).

51   Sirtori, C. R., Gatti, E., Mantero, O., Conti, F., Agradi, E., Tremoli, E. et al. Clinical experience with the soybean protein diet in the treatment of hypercholesterolemia. *Am. J. Clin. Nutr.* 32, 1645–1658, doi:10.1093/ajcn/32.8.1645 (1979).

52   O'Connor, T. P., Roebuck, B. D., & Campbell, T. C. Dietary intervention during the post-dosing phase of Lazaserine-induced preneoplastic lesions. *J. Natl. Cancer Inst.* 75, 955–957 (1985).

53 O'Connor, T. P., Roebuck, B. D., Peterson, F., & Campbell, T. C. Effect of dietary intake of fish oil and fish protein on the development of Lazaserine-induced preneoplastic lesions in rat pancreas. *J. Natl. Cancer Inst.* 75, 959–962 (1985).

54 Abdelhamid, A. S., Brown, T. J., Brainard, J. S., Biswas, P., Thorpe, G. C., Moore, H. J. et al. Omega-3 fatty acids for the primary and secondary prevention of cardiovascular disease. *Cochrane Database Syst Rev* 11, CD003177, doi:10.1002/14651858. CD003177.pub4 (2018).

55 Simopoulos, A. P. An increase in the omega-6/omega-3 fatty acid ratio increases the risk for obesity. *Nutrients* 8, 128, doi:10.3390/nu8030128 (2016).

56 Simopoulos, A. P. & DiNicolantonio, J. J. The importance of a balanced omega-6 to omega-3 ratio in the prevention and management of obesity. *Open Heart* 3, e000385, doi:10.1136/openhrt-2015-000385 (2016).

57 Ponnampalam, E. N., Mann, N. J., & Sinclair, A. J. Effect of feeding systems on omega-3 fatty acids, conjugated linoleic acid and trans fatty acids in Australian beef cuts: potential impact on human health. *Asia Pac. J. Clin. Nutr.* 15, 21–29 (2006).

58 Grosso, G., Yang, J., Marventano, S., Micek, A., Galvano, F., & Kales, S. N. Nut consumption on all-cause, cardiovascular, and cancer mortality risk: a systematic review and meta-analysis of epidemiologic studies. *Am. J. Clin. Nutr.* 101, 783–793, doi:10.3945/ajcn.114.099515 (2015).

59 Schwingshackl, L., Hoffman, G., Missbach, B., Stelmach-Mardas, M., & Boeing, H. An umbrella review of nuts intake and risk of cardiovascular disease. *Current Pharm. Design* 23, 1016–1027 (2017).

60 Keys, A. *Seven countries. A multivariate analysis of death and coronary heart disease.* (Harvard University Press, 1980).

61 Kromhout, D., Menotti, A., Bloemberg, B., Aravanis, C., Blackburn, H., Buzina, R. et al. Dietary saturated and trans fatty acids and cholesterol and 25-year mortality from coronary heart disease: the Seven Countries Study. *Prev. Med.* 24, 308–315 (1995).

62 McGee, D. L., Reed, D. M. & Yano, K. Ten-year incidence of coronary heart disease in the Honolulu Heart Program: relationship to nutrient intake. *Am. J. Epidemiol.* 119, 667–676 (1984).

63 Kromhout, D. & Coulander, C. L. Diet, prevalence and 10 year mortality from coronary heart disease in 871 middle-aged men. *Am. J. Epidemiol.* 119, 733–741

(1984).

64   Garcia-Palmieri, M. R., Sorlie, P., Tillotson, J., Costas, R. Jr., Cordero, E., & Rodriguez, M. Relationship of dietary intake to subsequent coronary heart disease incidence: the Puerto Rican Heart Health Program. *Am. J. Clin. Nutr.* 33, 1818–1827 (1980).

65   Morris, J. N., Marr, J. W., & Clayton, O. B. Diet and heart: a postscript. *Brit. Med. J.* 2, 1307–1314 (1977).

66   Hu, F. B., Stampfer, M. J., Manson, J. E., Rimm, E., Colditz, G. A., Rosner, B. A. et al. Dietary fat intake and the risk of coronary heart disease in women. *New Engl. J. Med.* 337, 1491–1499, doi:10.1056/NEJM199711203372102 (1997).

67   Hu, F. B., Manson, J. E., & Willett, W. C. Types of dietary fat and risk of coronary heart disease: a critical review. *J. Am. Coll. Nutr.* 20, 5–19 (2001).

68   Youngman, L. D., Park, J. Y., & Ames, B. N. Protein oxidation associated with aging is reduced by dietary restriction of protein or calories. *Proc. National Acad. Sci.* 89, 9112–9116 (1992).

69   De, A. K., Chipalkatti, S., & Aiyar, A. S. Some biochemical parameters of ageing in relation to dietary protein. *Mech Ageing Dev* 21, 37–48 (1983).

70   Sanz, A., Caro, P., & Barja, G. Protein restriction without strong caloric restriction decreases mitochondrial oxygen radical production and oxidative DNA damage in rat liver. *J. Bioenergetics Biomembranes* 36, 545–552 (2004).

71   Huang, H. H., Hawrylewicz, E. J., Kissane, J. Q., & Drab, E. A. Effect of protein diet on release of prolactin and ovarian steroids in female rats. *Nutrition Reports International* 26, 807–820 (1982).

72   Asao, T., Abdel-Kader, M. M., Chang, S. B., Wick, E. L., & Wogan, G. N. Aflatoxins B and G. *J. Am. Chem. Soc.* 85, 1706–1707 (1963).

73   Wogan, G. N., & Newberne, P. M. Dose-response characteristics of aflatoxin B_1 carcinogenesis in the rat. *Cancer Res.* 27, 2370–2376 (1967).

74   Ayres, J. L., Lee, D. J., Wales, J. H., & Sinnhuber, R. O. Aflatoxin structure and hepatocarcinogenicity in rainbow trout. *J. Natl. Cancer Inst.* 46, 561–564 (1971).

75   Campbell, T. C., Sinnhuber, R. O., Lee, D. J., Wales, J. H., & Salamat, L. A. Brief communication: hepatocarcinogenic material in urine specimens from humans consuming aflatoxin. *J. Nat. Cancer Inst.* 52, 1647–1649 (1974).

76 Campbell, T. C. & Hayes, J. R. The role of aflatoxin in its toxic lesion. *Tox. Appl. Pharm.* 35, 199–222 (1976).

77 Campbell, T. C. Present day knowledge on aflatoxin. *Philadelphia Journal of Nutrition* 20, 193–201 (1967).

78 Campbell, T. C., Caedo, J. P., Jr., Bulatao-Jayme, J., Salamat, L., & Engel, R. W. Aflatoxin M_1 in human urine. *Nature* 227, 403–404 (1970).

79 Campbell, T. C. Chemical carcinogens and human risk assessment. *Fed. Proc.* 39, 2467–2484 (1980).

80 Campbell, T. C., & Hayes, J. R. Role of nutrition in the drug metabolizing system. *Pharmacol. Revs.* 26, 171–197 (1974).

81 Hayes, J. R., & Campbell, T. C., in *Modifiers of chemical carcinogenesis* (ed. T. J. Slaga), 207–241 (Raven Press, 1980).

82 Chen, J., Campbell, T. C., Li, J., & Peto, R. *Diet, life-style and mortality in China. A study of the characteristics of 65 Chinese counties.* (Oxford University Press; Cornell University Press; People's Medical Publishing House, 1990).

83 Campbell, T. C., Chen, J., Liu, C., Li, J., & Parpia, B. Non-association of aflatoxin with primary liver cancer in a cross-sectional ecologic survey in the People's Republic of China. *Cancer Res.* 50, 6882–6893 (1990).

84 Campbell, T. C. Nutrition renaissance and public health policy. *J. Nutr. Biology* 3, 124–138, doi:10.1080/01635581.2017.1339094 (2017).

85 Campbell, T. C. Cancer prevention and treatment by wholistic nutrition. *J. Nat. Sci.* Oct 3, e448 (2017).

86 Weisburger, E. K. History of the bioassay program of the National Cancer Institute. *Prog. Exp. Tumor Res.* 26, 187–201 (1983).

87 International Agency for Cancer Research. Press release: IARC monographs evaluate consumption of red meat and processed meat. (2015).

88 Wikipedia. *Carcinogen.* https://en.wikipedia.org/wiki/Carcinogen (2020).

89 National Toxicology Program. *Report on carcinogens.* 499 (2011).

90 National Toxicology Program. *Ninth report on carcinogens* (rev. January 2001).

91 National Toxicology Program. https://ntp.niehs.nih.gov/.

92 Huff, J. Long-term chemical carcinogenesis bioassays predict human cancer hazards. Issues, controversies, and uncertainties. *Ann. NY Acad. Sci.* 895, 56–79 (1999).

93 Huff, J., Jacobson, M. F., & Davis, D. L. The limits of two-year bioassay exposure regimens for identifying chemical carcinogens. *Environ. Health Perspect.* 116, 1439–1442 (2008).

94 National Toxicology Program. *14th Report on Carcinogens*, Process and Listing Criteria. (November 3, 2016). https://ntp.niehs.nih.gov/pubhealth/roc/process/index.html.

95 Knight, A., Bailey, J., & Balcombe, J. Animal carcinogenicity studies: 3. Alternatives to the bioassay. *Altern. Lab. Anim.* 34, 39–48 (2006).

96 Knight, A., Bailey, J., & Balcombe, J. Animal carcinogenicity studies: 2. Obstacles to extrapolation of data to humans. *Altern. Lab. Anim.* 34, 29–38 (2006).

97 Knight, A., Bailey, J., & Balcombe, J. Animal carcinogenicity studies: 1. Poor human predictivity. *Altern. Lab. Anim.* 34, 19–27 (2006).

98 Wikipedia. *Human genome project*. https://en.wikipedia.org/wiki/Human_Genome_Project (2018).

99 National Cancer Institute. What is cancer? (Updated February 9, 2015). http://www.cancer.gov/about-cancer/what-is-cancer.

100 Appleton, B. S., Goetchius, M. P., & Campbell, T. C. Linear dose-response curve for the hepatic macromolecular binding of aflatoxin B_1 in rats at very low exposures. *Cancer Res.* 42, 3659–3662 (1982).

101 Dunaif, G. E. & Campbell, T. C. Dietary protein level and aflatoxin B_1-induced preneoplastic hepatic lesions in the rat. *J. Nutr.* 117, 1298–1302 (1987).

102 Dunaif, G. E. & Campbell, T. C. Relative contribution of dietary protein level and aflatoxin B_1 dose in generation of presumptive preneoplastic foci in rat liver. *J. Natl. Cancer Inst.* 78, 365–369 (1987).

103 Schulsinger, D. A., Root, M. M., & Campbell, T. C. Effect of dietary protein quality on development of aflatoxin B_1-induced hepatic preneoplastic lesions. *J. Natl. Cancer Inst.* 81, 1241–1245 (1989).

104 Berwyn, B. IPCC: radical energy transformation needed to avoid 1.5 degrees global warming. *Inside Climate News* (2018). https://insideclimatenews.org/news/07102018/ipcc-climate-change-science-report-data-carbon-emissions-heat-waves-extreme-weather-oil-gas-agriculture.

105 Strona, G. & Bradshaw, C. J. A. Co-extinctions annihilate planetary life during

extreme environmental change. *Sci. Rpts.* 8, doi:10.1038/s41598-018-35068-1 (2018).

106 MacFarlane, D. All the species that went extinct in 2018, and ones on the brink for 2019. *Environment* (2019). https://weather.com/science/environment/news/2019-01-02-extinct-animal-species-2018.

107 Sanchez-Bayo, F. & Wyckhuys, K. A. G. Worldwide decline of the entofauna: a review of its drivers. *Biolological Conservation* 232, 8–27 (2016).

108 Goodland, R. & Anhang, J. Livestock and climate change. *World Watch*, 1–10 (2009).

109 Brown, L. R. *Tough choices: facing the challenge of food scarcity.* (W. W. Norton & Company, 1996).

110 Hindhede, M. The biological value of bread-protein. *Biochem. J.* 20, 330–334 (1926).

111 Bridi, D., Altenhofen, S., Gonzalez, J. B., Reolon, G. K., & Bonan, C. D. Glyphosate and Roundup® alter morphology and behavior in zebrafish. *Toxicology* 392, 32–39, doi:10.1016/j.tox.2017.10.007 (2017).

112 United Nations, Food and Agriculture Organization. *Livestock's long shadow: environmental issues and options.* (Food and Agriculture Organization, 2006).

113 Compassion in World Farming. *Strategic plan 2013–2017.* https://www.ciwf.org.uk/media/3640540/ciwf_strategic_plan_20132017.pdf.

114 Oppenlander, R. *Food choice and sustainability.* (Minneapolis: Langdon Street Press, 2013), 46.

115 Hatchett, A. N. Bovines and global warming: how the cows are heating things up and what can be done to cool them down. *William & Mary Environmental Law and Policy Review* 29, 767–780 (2005).

第 7 章 对科学的彻底挑战

1 Gibney, M. J. & Kritchevsky, D., eds. *Current topics in nutrition and disease, Vol. 8: Animal and vegetable proteins in lipid metabolism and atherosclerosis* (Alan R. Liss, 1983).

2 Hill, A. B. The environment and disease: association or causation? *Proc. Royal Soc. Med.* 108, 32–37 (1965).

第 8 章　简化主义营养学的局限性

1　Committee on Diet, Nutrition, and Cancer. *Diet, Nutrition and Cancer*. (National Academies Press, 1982).

2　National Research Council and Institute of Medicine, Committee on Diet and Health. *Diet and Health: Implications for Reducing Chronic Disease Risk*. (National Academy Press, 1989.)

3　US Department of Agriculture. *FoodData Central* (2020). https://fdc.nal.usda.gov/.

4　Reboul, E., Thap, S., Perrot, E., Amiot, M. J., Lairon, D., & Borel, P. Effect of the main dietary antioxidants (carotenoids, gamma-tocopherol, polyphenols, and vitamin C) on alpha-tocopherol absorption. *European Journal of Clinical Nutrition* 61, 1167–1173, doi:10.1038/sj.ejcn.1602635 (2007).

5　Campbell, T. C. Energy balance: interpretation of data from rural China. *Toxicological Sciences* 52, 87–94 (1999).

6　Ornish, D. *Eat more, weigh less*. (HarperCollins Publishers, Inc., 1993).

7　Shintani, T. *Dr. Shintani's eat more, weigh less diet*. (Halpax Publishing, 1993).

8　Russell, R. National Weight Control Registry. Last modified 2020. https://en.wikipedia.org/wiki/National_Weight_Control_Registry.

9　Swann, J. P. The history of efforts to regulate dietary supplement in the USA. *Drug Testing Analysis* 8, 271–282 (2015).

10　Cision PR Newswire. *Dietary supplements market to reach USD 216.3 billion by 2026. Reports and Data.* https://www.prnewswire.com/news-releases/dietary-supplements-market-to-reach-usd-216-3-billion-by-2026-reports-and-data-300969115.html (December 4, 2019).

11　Dietary Supplement Health and Education Act of 1994. Pub. L. No. 103-417, 108 Stat. 4325.

12　US Food and Drug Administration. *Dietary supplement health and education act of 1994*, http://vm.cfsan.fda.gov/~dms/dietsupp.html (1995) (site discontinued).

13　Respondent's findings of fact, conclusions of law, argument and proposed order. Before Federal Trade Commission, Washington, DC. Docket No. 9175, 214 (New York: Bass & Ullman, 1985).

14　Omenn, G. S., Goodman, G. E., Thornquist, M. D., Balmes, J., Cullen, M. R., Glass,

A. et al. Risk factors for lung cancer and for intervention effects in CARET, the Beta-Carotene and Retinol Efficacy Trial. *J. Natl. Cancer Inst.* 88, 1550–1559 (1996).

15   Kelloff, G. J., Crowell, J. A., Hawk, E. T., Steele, V. E., Lubet, R. A., Boone, C. W. et al. Strategy and planning for chemopreventive drug development: clinical development plans II. *J. Cell. Biochem.* 26S, 54–315 (1996).

16   US Preventive Services Task Force. Routine vitamin supplementation to prevent cancer and cardiovascular disease: recommendations and rationale. *Ann. Internal Med.* 139, 51–55 (2003).

17   Omenn, G. S., Goodman, G. E., Thornquist, M. D., Balmes, J., Cullen, M. R., Glass, A. et al. Effects of a combination of beta carotene and vitamin A on lung cancer and cardiovascular disease. *New Engl. J. Med.* 334, 1150–1155 (1996).

18   Peto, R., Doll, R., & Buckley, J. D. Can dietary beta-carotene materially reduce human cancer rates? *Nature* 290, 201–208 (1981).

19   Shekelle, R. B. & Raynor, W. J., Jr. Dietary vitamin A and risk of cancer in the Western Electric Study. *Lancet* 2, 1185–1190 (1981).

20   Morris, C. D. & Carson, S. Routine vitamin supplementation to prevent cardiovascular disease: a summary of the evidence for the U.S. Preventive Services Task Force. *Ann. Internal Med.* 139, 56–70 (2003).

21   Goodman, B. Experts: don't waste your money on multivitamins. *WebMD Health Newsletter* (2013). https://www.webmd.com/vitamins-and-supplements/news/20131216/experts-dont-waste-your-money-on-multivitamins#1.

22   ScienceDaily. Most popular vitamin and mineral supplements provide no health benefit, study finds. *Science News* (2018). https://www.sciencedaily.com/releases/2018/05/180528171511.htm.

23   IBISWorld. Vitamin & Supplement Manufacturing—US Market Research Report. (2018). https://www.ibisworld.com/industry-trends/market-research-reports/manufacturing/chemical/vitamin-supplement-manufacturing.html.

24   Grand View Research. Dietary supplements market size worth $278.02 billion by 2024. (2018). https://www.grandviewresearch.com/industry-analysis/dietary-supplements-market.

25   United States Department of Health and Human Services. *The Surgeon General's Report on Nutrition and Health.* (Superintendent of Documents, US Government

Printing Office, 1988).

26   National Research Council & Committee on Diet and Health. *Diet and health: implications for reducing chronic disease risk.* (National Academies Press, 1989).

27   American Institute for Cancer Research and World Cancer Research Fund. *Food, nutrition and the prevention of cancer: a global perspective.* (Authors, 1997).

第 9 章　整体主义科学的案例分析

1   Carroll, K. K., Braden, L. M., Bell, J. A., & Kalamegham, R. Fat and cancer. *Cancer* 58, 1818–1825 (1986).

2   National Research Council & Committee on Diet and Health. *Diet and health: implications for reducing chronic disease risk.* (National Academies Press, 1989).

3   Campbell, T. C. A plant based diet and animal protein: questioning dietary fat and considering animal protein as the main cause of heart disease. *J. Geriatric Cardiol.* 14, 331–337 (2017).

4   Armstrong, D. & Doll, R. Environmental factors and cancer incidence and mortality in different countries, with special reference to dietary practices. *Int. J. Cancer* 15, 617–631 (1975).

5   Newburgh, L. H. & Clarkson, S. The production of arteriosclerosis in rabbits by feeding diets rich in meat. *Arch. Intern. Med.* 31, 653–676 (1923).

6   Ganmaa, D. & Sato, A. The possible role of female sex hormones in milk from pregnant cows in the development of breast, ovarian and corpus uteri cancers. *Med. Hypotheses* 65, 1028–1037, doi:10.1016/j.mehy.2005.06.026 (2005).

7   Connor, W. E. & Connor, S. L. The key role of nutritional factors in the prevention of coronary heart disease. *Prev. Med.* 1, 49–83 (1972).

8   Jolliffe, N. & Archer, M. Statistical associations between international coronary heart disease death rates and certain environmental factors. *J. Chronic Dis.* 9, 636–652 (1959).

9   Campbell, T. M. I. & Campbell, T. C. The breadth of evidence favoring a whole-foods, plant-based diet. Part II, malignancy and inflammatory diseases. *Primary Care Reports* 18, 25–35 (2012).

10   World Cancer Research Fund/American Institute for Cancer Research. *Food,*

nutrition, physical activity, and prevention of cancer: a global perspective. (American Institute for Cancer Research, 2007), 517.

11 Hildenbrand, G. L. G., Hildenbrand, L. C., Bradford, K., & Cavin, S. W. Five-year survival rates of melanoma patients treated by diet therapy after the manner of Gerson: a retrospective review. *Alternative Therapies in Health and Medicine* 1, 29–37 (1995).

12 Morrison, L. M. Arteriosclerosis. *JAMA* 145, 1232–1236 (1951).

13 Morrison, L. M. Diet in coronary atherosclerosis. *JAMA* 173, 884–888 (1960).

14 Steinberg, D. Thematic review series: the pathogenesis of atherosclerosis: an interpretive history of the cholesterol controversy, part III: mechanistically defining the role of hyperlipidemia. *J. Lipid Res.* 46, 2037–2051, doi:10.1194/jlr.R500010-JLR200 (2005).

15 Ornish, D., Brown, S. E., Scherwitz, L. W., Billings, J. H., Armstrong, W. T., Ports, T. A. et al. Can lifestyle changes reverse coronary heart disease? *Lancet* 336, 129–133 (1990).

16 Esselstyn, C. B., Jr. Updating a 12-year experience with arrest and reversal therapy for coronary heart disease (an overdue requiem for palliative cardiology). *Am. J. Cardiol.* 84, 339–341 (1999).

17 Esselstyn, C. B., Ellis, S. G., Medendorp, S. V., & Crowe, T. D. A strategy to arrest and reverse coronary artery disease: a 5-year longitudinal study of a single physician's practice. *J. Family Practice* 41, 560–568 (1995).

18 Esselstyn, C. B. J., Gendy, G., Doyle, J., Golubic, M., & Roizen, M. F. A way to reverse CAD? *J. Fam. Pract.* 63, 356–364b (2014).

19 Campbell, T. C. Present day knowledge on aflatoxin. *Philadelphia Journal of Nutrition* 20, 193–201 (1967).

20 Campbell, T. C., Caedo, J. P., Jr., Bulatao-Jayme, J., Salamat, L., & Engel, R. W. Aflatoxin M_1 in human urine. *Nature* 227, 403–404 (1970).

21 Lancaster, M. C., Jenkins, F. P., & Philp, J. M. Toxicity associated with certain samples of groundnuts. *Nature* 192, 1095–1096 (1961).

22 Wogan, G. N., in *Methods in cancer research,* Vol. 7 (ed. H. Busch), 309–344 (Academic Press, 1973).

23 Madhavan, T. V. & Gopalan, C. The effect of dietary protein on carcinogenesis of aflatoxin. *Arch. Path.* 85, 133–137 (1968).

24 Schulsinger, D. A., Root, M. M., & Campbell, T. C. Effect of dietary protein quality on development of aflatoxin B_1-induced hepatic preneoplastic lesions. *J. Natl. Cancer Inst.* 81, 1241–1245 (1989).

25 Youngman, L. D. & Campbell, T. C. Inhibition of aflatoxin B_1-induced gamma-glutamyl transpeptidase positive (GGT+) hepatic preneoplastic foci and tumors by low protein diets: evidence that altered GGT+ foci indicate neoplastic potential. *Carcinogenesis* 13, 1607–1613 (1992).

26 Gurtoo, H. L. & Campbell, T. C. A kinetic approach to a study of the induction of rat liver microsomal hydroxylase after pretreatment with 3,4-benzpyrene and aflatoxin B_1. *Biochem. Pharmacol.* 19, 1729–1735 (1970).

27 Nerurkar, L. S., Hayes, J. R., & Campbell, T. C. The reconstitution of hepatic microsomal mixed function oxidase activity with fractions derived from weanling rats fed different levels of protein. *J. Nutr.* 108, 678–686 (1978).

28 Preston, R. S., Hayes, J. R., & Campbell, T. C. The effect of protein deficiency on the in vivo binding of aflatoxin B_1 to rat liver macromolecules. *Life Sci.* 19, 1191–1198 (1976).

29 Prince, L. O. & Campbell, T. C. Effects of sex difference and dietary protein level on the binding of aflatoxin B_1 to rat liver chromatin proteins in vivo. *Cancer Res.* 42, 5053–5059 (1982).

30 Krieger, E. *Increased voluntary exercise by Fisher 344 rats fed low protein diets* (undergraduate thesis, Cornell University, 1988).

31 Krieger, E., Youngman, L. D., & Campbell, T. C. The modulation of aflatoxin (AFB_1) induced preneoplastic lesions by dietary protein and voluntary exercise in Fischer 344 rats. *FASEB J.* 2, 3304 Abs. (1988).

32 Horio, F., Youngman, L. D., Bell, R. C., & Campbell, T. C. Thermogenesis, low-protein diets, and decreased development of AFB_1-induced preneoplastic foci in rat liver. *Nutrition and Cancer* 16, 31–41 (1991).

33 Youngman, L. D., Park, J. Y., & Ames, B. N. Protein oxidation associated with aging is reduced by dietary restriction of protein or calories. *Proc. National Acad. Sci.* 89, 9112–9116 (1992).

34 Chen, J., Campbell, T. C., Li, J., & Peto, R. *Diet, life-style and mortality in China. A study of the characteristics of 65 Chinese counties.* (Oxford University Press; Cornell University Press; People's Medical Publishing House, 1990).

35   Centers for Disease Control and Prevention. *Heart disease.* (2020). https://www.cdc. gov/nchs/fastats/heart-disease.htm.

36   Campbell, T. C., Chen, J., Brun, T., Parpia, B., Qu, Y., Chen, C. et al. China: from diseases of poverty to diseases of affluence. Policy implications of the epidemiological transition. *Ecology of Food and Nutrition* 27, 133–144 (1992).

37   Kannel, W. B., Neaton, J. D., Wentworth, D., Thomas, H. E., Stamler, J., Hulley, S. B. et al. Overall and coronary heart disease mortality rates in relation to major risk factors in 325,348 men screened for the MRFIT. Multiple Risk Factor Intervention Trial. *Am. Heart J.* 112, 825–836 (1986).

第 10 章   建议

1   Campbell, T. C. & Campbell, T. M., II. *The China Study: startling implications for diet, weight loss, and long-term health.* (BenBella Books, Inc., 2005), 417.

2   Campbell, T. C., Chen, J., Liu, C., Li, J., & Parpia, B. Non-association of aflatoxin with primary liver cancer in a cross-sectional ecologic survey in the People's Republic of China. *Cancer Res.* 50, 6882–6893 (1990).

3   Hu, J., Chisari, F. V., & Campbell, T. C. Modulating effect of dietary protein on transgene expression in hepatitis B virus (HBV) transgenic mice. *Cancer Research* 35, 104Abs (1994).

4   Prince, L. O. & Campbell, T. C. Effects of sex difference and dietary protein level on the binding of aflatoxin B_1 to rat liver chromatin proteins in vivo. *Cancer Res.* 42, 5053–5059 (1982).

5   Appleton, B. S. & Campbell, T. C. Effect of high and low dietary protein on the dosing and postdosing periods of aflatoxin B_1-induced hepatic preneoplastic lesion development in the rat. *Cancer Res.* 43, 2150–2154 (1983).

6   Chen, J., Campbell, T. C., Li, J., & Peto, R. *Diet, life-style and mortality in China. A study of the characteristics of 65 Chinese counties.* (Oxford University Press; Cornell University Press; People's Medical Publishing House, 1990).

7   American Institute for Cancer Research and World Cancer Research Fund. *Food, nutrition and the prevention of cancer: a global perspective.* (Authors, 1997).

8   American Association of University Professors. Reports and publications: 1940

statement of principles on academic freedom and tenure. https://www.aaup.org/report/1940-statement-principles-academic-freedom-and-tenure.

9　Liu, M. & Mallon, W. T. Tenure in transition: trends in basic science faculty appointment policies at U.S. medical schools. *Acad. Med.* 79, 205–213 (2004).

10　Barakat, M. Documents show ties between university, conservative donors. (2018). https://www.usnews.com/news/best-states/virginia/articles/2018-04-30/documents-show-ties-between-university-conservative-donors.

11　Green, E. L. & Saul, S. What Charles Koch and other donors to George Mason University got for their money. *New York Times* (2018). https://www.nytimes.com/2018/05/05/us/koch-donors-george-mason.html.

12　US Department of Health and Human Services and US Department of Agriculture. *2015–2020 dietary guidelines for Americans,* 8th ed. (Authors, 2015).

13　Campbell, T. C. Dr. Campbell's recommended dietary guidelines. *T. Colin Campbell Center for Nutrition Studies* (2015). https://nutritionstudies.org/2015-dietary-guidelines-commentary/.

14　Kirkey, S. Got milk? Not so much. Health Canada's new food guide drops "milk and alternatives" and favours plant-based protein. *National Post* (2019). https://nationalpost.com/health/health-canada-new-food-guide-2019.

15　Gulshan, V., Peng, L., Coram, M., Stumpe, M. C., Wu, D., Narayanaswamy, A. et al. Development and validation of a deep learning algorithm for detection of diabetic retinopathy in retinal fundus photographs. *JAMA* 316, 2402–2410, doi:10.1001/jama.2016.17216 (2016).

16　Esteva, A., Kuprel, B., Novoa, R. A., Ko, J., Swetter, S. M., Blau, H. M. et al. Dermatologist-level classification of skin cancer with deep neural networks. *Nature* 542, 115–118, doi:10.1038/nature21056 (2017).

17　Rajpurkar, M., Biss, T., Amankwah, E. K., Martinez, D., Williams, S., Van Ommen, C. H. et al. Pulmonary embolism and in situ pulmonary artery thrombosis in paediatrics. A systematic review. *Thromb. Haemost.* 117, 1199–1207, doi:10.1160/TH16-07-0529 (2017).

附言　改变饮食能帮助我们战胜新冠肺炎疫情吗？

1　Chen, J., Campbell, T. C., Li, J., & Peto, R. *Diet, life-style and mortality in China. A study of the characteristics of 65 Chinese counties.* (Oxford University Press; Cornell University Press; People's Medical Publishing House, 1990).

2　Chen, J., Peto, R., Pan, W., Liu, B., & Campbell, T. C. *Mortality, biochemistry, diet and lifestyle in rural China. Geographic study of the characteristics of 69 counties in mainland China and 16 areas in Taiwan.* (Oxford University Press, 2006).

3　Hu, J., Cheng, Z., Chisari, F. V., Vu, T. H., Hoffman, A. R., & Campbell, T. C. Repression of hepatitis B virus (HBV) transgene and HBV-induced liver injury by low protein diet. *Oncogene* 15, 2795–2801 (1997).

4　Cheng, Z., Hu, J., King, J., Jay, G., & Campbell, T. C. Inhibition of hepatocellular carcinoma development in hepatitis B virus transfected mice by low dietary casein. *Hepatology* 26, 1351–1354 (1997).

5　Hu, J., Chisari, F. V., & Campbell, T. C. Modulating effect of dietary protein on transgene expression in hepatitis B virus (HBV) transgenic mice. *Cancer Research* 35, 104Abs (1994).

6　Gelles, D. & Drucker, J. Corporate insiders pocket $1 billion in rush for coronavirus vaccine. (2020). https://www.nytimes.com/2020/07/25/business/coronavirus-vaccine-profits-vaxart.html.

后记　大自然最后说了算

1　Kagan, J. European Medicines Agency (EMA). *Investopedia* (2019). https://www.investopedia.com/terms/e/european-medicines-agency-ema.asp.

2　Morgan, G., Ward, R., & Barton, M. The contribution of cytotoxic chemotherapy to 5-year survival in adult malignancies. *Clin. Oncol. (R. Coll. Radiol.)* 16, 549–560 (2004).

3　Scheiber, N. Why Wendy's is facing campus protests (it's about the tomatoes). *New York Times,* March 7, 2019, https://www.nytimes.com/2019/03/07/business/economy/wendys-farm-workers-tomatoes.html; Boycott Wendy's homepage, http://www.boycott-wendys.org/.